보건의료인·보건교육사를 위한

보건
조사방법론

소·재·진 지음

보문각

보건의료인·보건교육사를 위한

보건
조사방법론

초판3쇄발행 2020년 10월 7일

초 판 발 행 2016년 10월 26일

지은이 소재진

펴낸이 이호동

발행처 보문각

블로그 http://blog.naver.com/bomungak

e-mail bomungak@naver.com

주소 서울시 서초구 바우뫼로7길 8

등록번호 302-2003-00085

전화 02) 468-0457

팩스 02) 468-0458

값 18,000원

ISBN 978-89-6220-301-1 93510

머리말

"보건학을 처음 접하는 사람들은 보건학이 자연과학인가? 아니면 사회과학인가?"에 대한 의문을 누구나 가져 볼 거라고 생각이 된다. 과학을 크게 분석과학과 경험과학으로 분류할 수 있다. 분석과학에는 방법론과 수학으로 나누어지며, 경험과학은 순수과학과 응용과학으로 나누어진다. 보건학은 경험과학으로서 자연과학과 사회과학적 요소가 혼재된 다학제적 과학(interdisciplinary science))이라고 할 수 있다. 학문연구 대상은 자연과학적 요소인 건강(health)이고, 연구방법은 사회과학적 방법을 사용한다. 보건학을 과학적 학문연구가 가능하도록 하는 도구적 역할을 하는 것이 조사방법론이라고 한다면, 보건조사방법론이야 말로 보건학이 과학적 학문으로 정체성을 확립하는데 필수적 도구임에는 분명한 사실이다. 하지만 이와 같이 학문의 필수적 도구인 보건조사방법론의 난해한 용어와 통계학적 설명으로 인하여 학생들이 이해하기가 매우 어렵다는 것이 일반적인 평가이다. 그렇지만 보건조사방법론은 보건학을 연구하거나, 각종 보건관련 시험(보건교육사)에서 필수과목으로 지정되어 있는 실정이다. 또한 보건의료문제의 복잡화 · 다양화로 인하여 합리적이며 과학적인 지식 산출 과정이 무엇보다도 요청되고 있는 실정이다. 이에 저자는 수년간의 사회조사방법론 강의경험과 〈사회복지조사방법론(김병진 외2인 공저, 2013, 신정)〉을 바탕으로 이 책을 완성하게 되었다.

이 책은 보건학을 전공하는 사람들에게 보건조사방법 이론을 체계적으로 이해시키고, 보건의료 현장에서 요구되는 보건의료 정보의 체계적 수집과 분석 수행능력을 배양시키는 것을 목적으로 하여 구성하였다. 그럼에도 불구하고 조사론 자체가 쉽지 않은 내용이기 때문에 학습자는 반복과정을 통해 각 단계에 대한 이해를 충분히 하고 넘어가기를 권하는 바이다.

이 책은 전체적으로 11장으로 구성되어 있다. 제1장은 보건조사방법론의 개괄에 관한 장으로서 보건학에서 조사방법론의 필요성과 책의 구성체계 등을 기술하였다. 제2장에서는 과학과 보건조사방법에 관한 장으로써 보건의료문제를 해결하는 도구적 학문으로서 보건조사론이 과학적 학문으로 존재하는가에 대한 내용을 기술하였다. 제3장에서는 보건의료문제의 해결을 위한 조사연구설계에 관련된 장으로써 연구문제나 가설에서 제기된 명제들을 경험적으로 검증하기 위해서 어떤 자료들의 필요한지, 자료들을 어떻게 조합할 것인지 등에 대해 기술하였다. 제4장은 측정과 척도에 관한 장으로써 측정의 네 수준에 대해 기술하였다. 제5장은 측정의 질을 위한 기준으로서 신뢰성과 타당성에 대해 기술하였다. 제6장은 표본추출과 표본설계에 관한 장으로써 보건조사에서 과연 누구를 대상으로 조사할 것인가에 관련된 기법을 중심으로 기술하였다. 제7장은 설문조사법과 설문지개발에 대해 기술하였다. 제8장은 자료의 수집에 관한 장으로써 자료수집과 조사연구설계간의 관계, 관찰법, 면접법, 자료수집상의 장애 극복방법 등을 기술하였다. 제9장은 자료처리와 자료분석에 관한 장으로써 자료처리에 대한 과정과 자료분석의 개괄적 내용에 대해서만 기술하였다. 제10장은 통계분석 방법들에 대해 몇 가지를 소개하였다. 어떻게 보면 보건조사론에서 보다는 보건통계학에서 다루어야 할 내용이라 할 수 있다. 보건교육사 시험준비를 하는 수험생들은 개괄적인 내용만 파악하는 것이 좋을 듯하다. 제11장은 연구보고서 작성에 관한 장으로써 연구자가 자칫하면 간과되기 쉬운 연구논문작성의 체계와 방법 등을 중심으로 기술하였다.

최대한 학습자의 입장에서 접근하려고 노력했음에도 불구하고, 부족함이 많은 것을 스스로 느낀다. 향후 보건의료문제를 분석하고 해석하는 데 꼭 필요한 SPSS나 SAS의 도구에 대한 사항들을 보완하여 보건학을 연구하는 연구자들의 동반자가 되게 끔 하기 위해서 최선의 노력을 다 할 것입니다.

부족한 원고한 원고임에도 불구하고 출판에 적극 도움을 준 보문각 이호동 대표님, 편집부 직원들에게 지면을 통해서 나마 감사말씀을 드리고 싶습니다. 뿐만 아니라 인터넷에 자료를 올려 공유하는 것을 허락해 주신 분들과 보건조사방법론을 먼저 출간한 연구자들로 인해 이 책이 완성되었다고 본다. 또한 학부시절 조사방법론에 대한 지식과 연구자의 도리를 전수해 주신 김병진교수님의 과분한 제자 사랑에 대해서도 그리움이 생긴다. 끝으로 본 대학의 보건의료행정과 김항곤교수, 정용기교수, 강훈구교수, 김주경교수, 장정자교수, 이향미교수 등에게도 감사의 말씀을 드리고 싶다. 책의 성격상 자료마다 출처를 밝히지 못하고, 책의 말미에 참고문헌으로 대신한 것에 대해 양해의 말씀을 드린다. 부디 본서가 보건조사방법론을 처음 학습하는 사람이나 보건교육사를 준비하는 사람들에게 좋은 반려자가 되었으면 하는 간절한 소망입니다.

안성 연구실에서

소 재 진 씀

Contents

제5장 측정의 질을 위한 기준(신뢰도와 타당도)

제6장 표본추출과 표본설계

제7장 설문조사법과 설문지개발

제8장 자료의 수집

제9장 자료처리와 자료분석

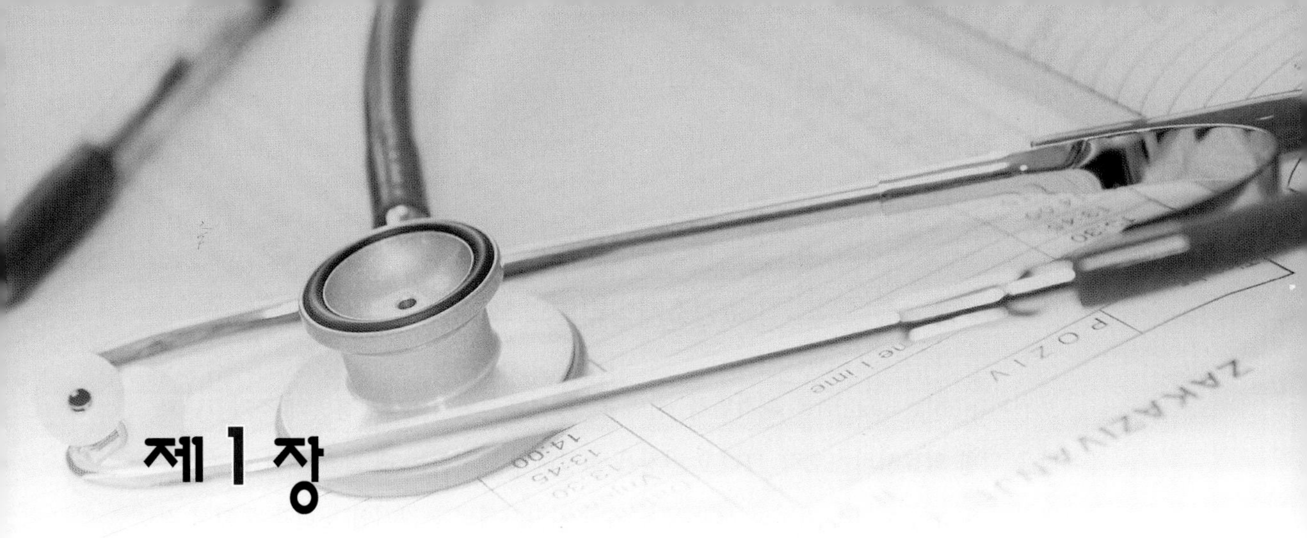

제 1 장

보건조사방법론의 개괄

- 1 보건조사방법론의 의의
- 2 보건조사방법론의 범위
- 3 보건조사방법론의 역할
- 4 보건조사방법론의 용도
- 5 보건조사방법론의 구성체계

1. 보건조사방법론의 의의

보건학(public health)은 환경위생, 전염병 관리, 개인위생 교육, 질병의 조기진단과 예방을 위한 의료서비스조직, 그리고 건강을 적절하게 유지하는 데 필요한 삶의 표준을 보장하기 위하여 사회적 기전의 개발 등을 위한 지역사회의 조직적인 노력을 통해서 질병을 예방하고 수명을 연장하며 건강과 능률을 향상시키기 위한 과학이다.

이 보건학이 다루는 내용들로는 질병관리, 환경위생, 역학, 보건조사 및 통계, 모자보건, 산업보건, 보건교육, 학교보건, 정신보건, 보건영양, 보건행정, 보건정책과 관리, 보건기획, 보건간호, 공해, 가족계획, 국민의료, 의료보장, 지역사회보건, 사고예방, 구강보건, 노인보건, 보건사회사업, 국제보건 등이 있다(네이버 지식백과, 두산백과).

보건학을 전공하는 학도나 연구자 및 현장에서 실천하는 사람들에 있어서는 바로 보건학에서 다루는 보건의료문제를 어떻게 접근하고 해결할 것인가가 당면 문제이다. 보건의료문제의 현상과 원인을 규명하고 그 해결에 유효한 정책과 실천방안을 마련하기 위해서는 반드시 과학적이고 객관적인 연구가 필요하다.

보건조사방법(research methods in public health)은 다양한 보건의료현상에 대한 새로운 사실, 지식이나 사실 지식간의 관계를 논리적, 체계적, 경험적, 객관적으로 찾아내기 위한 방법이라고 할 수 있다(Vogt, 1993 : 196). 즉, 보건조사방법론은 다양한 보건의료문제의 해결을 위한 합리성의 근본이 되는 지식이다. 사물이나 보건의료현상을 어떻게 인식해야 하고, 인식하는 과정을 어떻게 해야 타당성과 신뢰성을 높여 일반화 시킬 수 있는가의 문제를 다루는 것이 보건조사라 하겠다.

2. 보건조사방법론의 범위

보건조사의 범위는 순수한 보건의료의 주제뿐만 아니라 그 학문과 관련된 주제에 걸쳐 있다. 따라서 보건조사의 범위를 한정한다는 것은 매우 어렵다.

보건학은 보다 나은 삶의 질을 추구하고 또한 건강보호와 증진을 위해 인간 집단의 불건강을 초래할 수 있는 모든 분야를 취급하여야 하므로 하나의 종합적 응용과학(應用

科學, applied science)이라고 할 수 있고, 그 범위는 역학(疫學, epidemiology) 및 질병관리(administration of disease) 분야, 환경보건 분야, 보건관리 분야로 대별할 수 있다.

첫째, 역학 및 질병관리 분야로서 전염병 및 비전염성 질환관리, 역학, 기생충 질병관리 등을 들 수 있다. 둘째, 환경보건 분야로서 환경위생, 식품위생, 환경오염, 산업보건 등을 들 수 있다. 셋째, 보건관리 분야로서 보건행정, 인구보건, 모자보건, 가족계획, 보건영양, 보건교육, 학교보건, 정신보건, 보건통계 등을 들 수 있다. 이상과 같은 세 가지 보건 분야의 문제들이 보건조사 범위에 해당된다고 볼 수 있다(네이버 지식백과, 형설출판사).

3. 보건조사방법론의 역할

1) 학문적 역할

학문이란 지식의 체계이다. 지식은 대체로 합의된 형태로 전수된다. 그 합의의 과정이 과학적인 것이 보건조사이다. 보건조사는 사물이나 보건의료현상에서 학문이 될 수 있는 것을 뽑아 이를 관찰하여 일정한 방법으로 측정하고, 수집된 자료를 일정한 형식을 가지고 과학적으로 분석 처리하고 해석하여 이론화 시키는 역할을 담당한다.

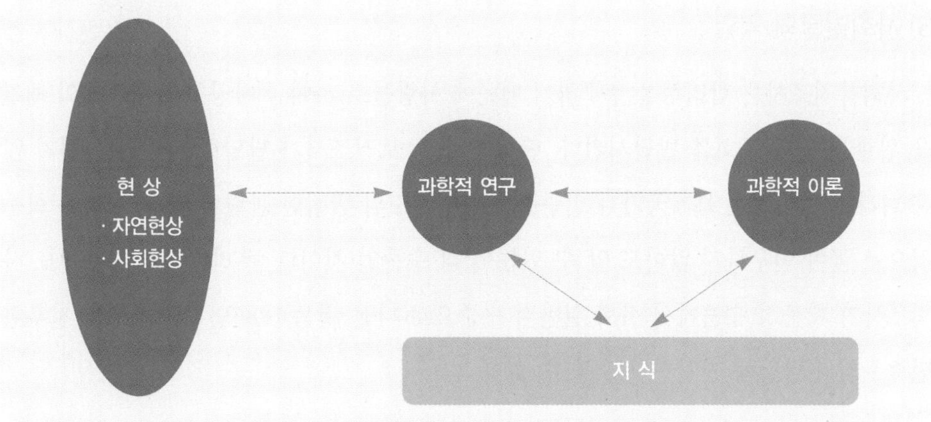

〈그림 1-1〉 현상과 과학적 지식의 관계

서양이 동양보다 학문이 발달한 이유도 따지고 보면 학문의 과학화, 즉 학문하는 방법이 발달되었기 때문이다. 현재 한국의 대학에서 가르치고 있는 대부분의 학문들은 서구 선진국에서 발달된 내용들이다. 우리가 서구에서 발달된 내용들을 가르치는 것은 그들의 학문이 우리보다 발달되었기 때문이다. 결국 학문이 발달되기 위해서는 학문하는 방법이 발달되어야 한다. 보건학 등 응용과학은 현실사회에 직접 적용되는 보건의료 정책을 개발하고 집행하는 것을 다루는 학문이기 때문에 현실을 실증적으로 연구하는 방법인 조사방법이 더욱더 필요하며, 이에 대한 지식이 절실히 요구된다 하겠다(채구묵, 2001 : 47).

2) 응용적 역할

학문은 지식의 합의를 바탕으로 이루어진다고 하였다. 그렇다면 합의되지 않은 특수한 상황에서의 경우는 어떤가? 예를 들면 어떤 학교에 근무하고 있는 보건교사가 학생들의 건강상태를 조사하여 그 결과를 바탕으로 건강증진프로그램을 실시하고자 한다. 이 때 그 학교의 학생들에 대한 건강상태를 어떻게 파악할 것인가? 이런 경우 대체로 일반화된 경험을 가지고 개인의 동물적 감각에 의해 스스로 판단하는 경우가 있다. 그러나 여기에 과학성을 더해 보건조사를 적용한다면 판단의 과오에서 오는 손실을 막을 수 있을 것이다.

3) 사회발달의 역할

사회복지조사는 합리성을 추구하기 때문에 사람들로 하여금 다양한 사회문제의 해결을 위한 토의의 문화를 발달시킨다. 단적인 예로 보건조사가 발달한 나라와 그렇지 않은 나라의 차이점은 복지국가나 민주주의 완성정도와 밀접한 관련이 있다. 이것을 학문적으로 굳이 연구하지 않아도 알 수 있는 상식 수준인 것이다. 우리나라의 경우에도 사회조사가 학문적 수준에서 사회 일반적 수준으로 나온 것은 1986년 6월 항쟁을 전후한 민주주의의 발달에 기인한다고 볼 수 있다.

4. 보건조사방법론의 용도

지식정보사회에서 우리는 점차 심각성을 더해 가고 있는 다양한 보건의료문제들을 경험하고 있다. 예컨대, 도시 인구의 과밀화 문제, 인구의 노령화(老齡化) 문제, 체력 문제, 상업이나 도시 개발에 따른 환경파괴나 공해 문제, 노동 내용이나 방법에 따른 문제, 재해(災害) 사고의 잦은 발생, 지나친 긴장과 스트레스에 따른 정신위생 문제, 약품이나 식품 등의 소비자보건 문제, 성인병 문제, 비만아 문제, 성(性)의 문제, 의학제도나 의료문제, 사회보장과 복지 문제 등 수없이 많다. 이런 보건의료의 다양한 문제들을 과학적으로 해결하기 위한 학문적 도구가 바로 보건조사방법론이라 할 수 있다.

5. 보건조사방법론의 구성체계

보건조사방법론의 구성체계란 보건조사방법론에서 학습할 내용이 무엇이며, 이에 대한 내용들은 어떠한 체계적 절차로 이루어졌는가를 의미하는 것이다. 또한 본 저자는 보건조사방법론의 구성체계에 따라 본 책을 집필하였다. 다음의 〈그림 1-2〉를 통하여 보건조사방법론의 구성체계를 살펴보자.

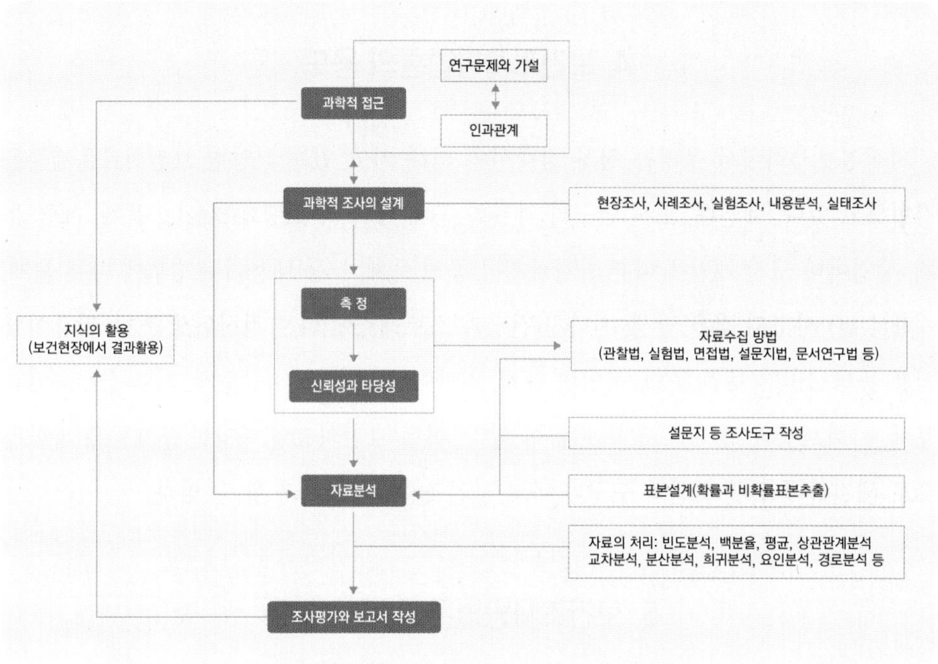

〈그림 1-2〉 보건조사방법론의 구성체계

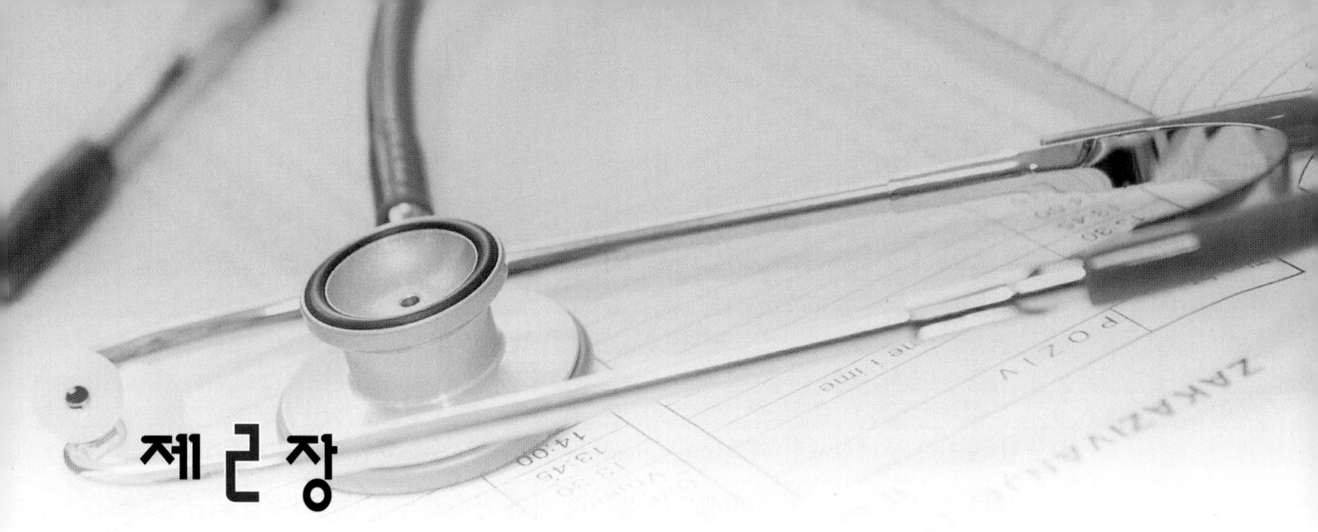

제 2 장

보건조사방법론

과학과 보건조사방법

I. 과학의 본질

오늘날 보건학은 다학제적 과학(interdisciplinary science) 차원으로 진화하고 있다. 현대사회에서는 문화 · 경제의 급속한 발전에 따라 생활양식이 향상되면서 지금껏 볼 수 없었던 새롭고 복잡한 건강 문제가 곳곳에서 발생하고 있기 때문이다.

예를 들면 도시 인구의 과밀화 문제, 인구의 노령화(老齡化) 문제, 체력의 문제, 상업이나 도시 개발에 따른 환경파괴나 공해 문제, 노동 내용이나 방법에 따른 문제, 재해(災害) 사고의 잦은 발생, 지나친 긴장과 스트레스에 따른 정신위생 문제, 약품이나 식품 등의 소비자보건 문제, 성인병 문제, 비만아 문제, 성(性)의 문제, 의학제도나 의료 문제, 사회보장과 복지 문제 등 수없이 많다.

이런 문제는 종래의 의학이나 보건학으로도 해결하지 못하는 측면을 지니고 있다. 이러한 여러 문제들의 빠르고 정확한 해결을 위해서도 보건조사방법론의 학문적 역할은 지극히 크고 다양하다고 할 수 있다(네이버 지식백과, 형설출판사). 앞서서 기술되고 있는 과학이라는 속성은 어떤 것을 의미하는가?

1. 과학의 정의

과학(science)에 대한 정의는 학자들에 따라 다양하다. 어떤 사람은 과학을 '지위 있는 과업'이라고 하였는가 하면, 다른 사람은 '진실된 지식의 체계'라고 하였고, 또 다른 사람은 '실증적 현상에 대한 객관적 조사'라고 정의하였다(Chava Nachmias and David Nachmias, 1981 : 3). 하지만 일반적으로 과학은 지식을 얻기 위한 인간의 체계적인 연구조사활동으로 정의되고 있다.

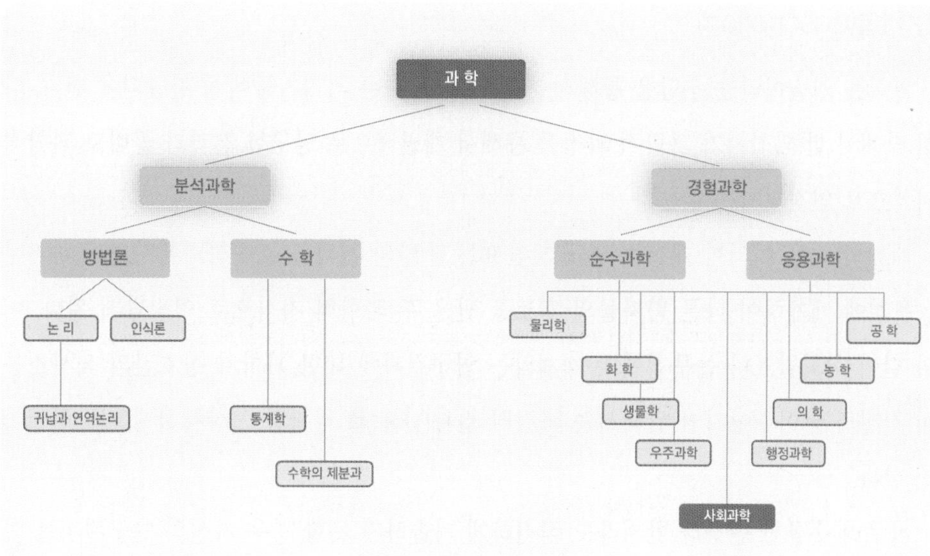

〈그림 2-1〉 과학의 분류체계

········· 참고하기

〈표 2-1〉 자연과학과 사회과학의 비교

구 분	사회과학	자연과학
대 상	인간행동 및 사회현상	사물 내지 사물의 속성
변 수	불안정적	안정적
문화적 요인	영향을 받는다.	영향을 거의 받지 않는다.
가 치	가치가 개입한다.	가치가 배제된다.
통제가능성	통제제도가 낮다.	통제제도가 높다.
과학 : 지식을 얻기 위한 인간의 체계적인 연구 조사 활동		

2. 과학의 목적

인간이 과학을 하는 목적은 무엇보다도 인간생활 속에서 발생하는 사건이나 현상들을 이해하고 설명하며, 나아가서 예측하고 통제하려는데 있다. 다시 말해서 과학은 인간생활을 편리하게 하자는데 그 목적 있다.

1) 기술(description)

과학은 기술이라는 수단을 통해서 기록되고 또 다른 과학자들에게 전달되어 진다. 다시 말해서 한 과학자가 과학적 과정을 통해서 개별적으로 연구한 결과가 곧바로 과학적 지식으로 인정되지는 않는다.

대개의 경우 이러한 개별적 연구(발견 또는 발명)의 결과를 소속학회에서 발표하거나 논문집에 게재하여 다른 학자들의 검토를 받은 후 과학적 지식으로 인정받게 된다. 이와 같이 학회발표나 논문집에의 게재라는 연구결과에 대한 과학자 상호간의 의사소통이 적절하게 이루어지기 위해서는 과정의 결과(산물)를 정확하고 상세하게 기술하여야만 한다.

아무리 훌륭한 연구라 할지라도 적절하게 기술하지 못할 경우 자신의 연구결과를 다른 학자들에게 제대로 전달할 수 없기 때문이다. 이처럼 연구결과에 대한 학자들 상호간의 의사소통이 중요하기 때문에 많은 학자들은 제각기 나름대로의 특수한 개념체계나 도식 등을 개발하여 자신의 연구결과를 기술하는데 사용하기도 한다(Royce Singleton, Jr, Bruce C. Straits, 1988 : 21). 이렇게 볼 때 기술은 과학적 지식을 산출하는 첫 번째 단계로서 중요성을 지닐 뿐만 아니라 사물이나 사물의 관계에 대해서 제대로 이해하고 설명하며, 나아가서 예측을 하기 위해서도 필요하다.

2) 설명(explanation)

설명은 새로운 현상을 기존의 지식체계 속에 통합시키거나 조화시키고, 기존의 지식체계를 새로운 현상에 환원 또는 적용시키는 것을 의미한다. 설명의 유형으로는 크게 귀납적 설명(확률적 설명)과 연역적 설명 두 가지로 분류한 바 있다(Carl G. Hempel, 1966 : 5).

(1) 확률적 또는 귀납적 설명(inductive or probabilitic explanation)

확률적 또는 귀납적 설명이란 사건이나 현상에 대한 설명을 함에 있어 현상들에 대한 과거의 확률적 경험 또는 경향, 즉 과거의 관찰에 기반을 둔 확률적 일반화(probabilitic generalization)에 의거해서 하는 경우를 말한다.

대체로 확률적 설명은 "X의 n퍼센트는 Y이다." 또는 "X는 Y의 경향이 있다."의 형식을 취한다. 예에 적용시켜 보면, "경제적 역경은 이혼가정의 증가를 가져오는 경향이 있다."고 설명할 수 있게 된다. 여기서 우리는 경제적 역경(조건)과 이혼가정(증가)사이의 관계는 확률적 관계로만 성립할 뿐 일반적 법칙(universal general law)으로는 성립하지 않는다는 사실에 주목할 필요가 있다. 이는 모든 경제적 역경이 이혼가정의 증가를 가져오지는 않기 때문이다.

이러한 확률적 설명의 치명적인 약점은 무엇보다도 사건이나 현상 가운데는 과거의 관찰에서 얻어질 수 없는 새로운 것들이나 예외적인 것들이 있을 수 있다는 것을 간과하고 있다는 점이다. 예로서 소년범죄자의 80퍼센트가 결손가정(예 : 이혼가정)에서 나왔다는 사실이 과거의 10년 동안의 연구에서 관찰된 경우라도, 이혼가정 출신의 어떤 특정한 소년이 소년범죄자가 될 확률을 0.8이라고 결론짓는 것은 무리가 될 수 있다. 이는 이혼가정이라는 환경 이외에도 학교교육, 사회여건 등과 같은 다른 요소들이 소년범죄자가 되도록 영향을 미칠 수가 있기 때문이다.

(2) 연역적 설명(deductive explanation)

연역적 설명은 기존의 일반법칙이나 이론을 적용하여 하나의 사건이나 현상을 설명하는 경우를 말한다. 예로서 물리학자가 공중에 던진 물체가 땅에 떨어지는 현상을 설명하기 위해서 만유인력의 법칙(law of gravitation)을 적용시키는 경우가 바로 그것이다. 연역적 설명의 또 다른 예로는 삼단논법에 의한 고전적 설명을 들 수 있다. 즉, 어느 개인이 죽은 사실(예로서 소크라테스의 죽음)에 대해서 삼단논법에 의거하여 다음과 같이 설명할 수가 있는 것이다(Chava Nachmias and David Nachmias, 1981 : 10).

A(논리, 이론, 일반된 설명) : 사람은 모두 죽는다.
B(조작화) : 소크라테스는 사람이다.
C(관찰, 경험) : 소크라테스는 죽었다.

이처럼 삼단논법에 의거하면 'B'의 사실 또는 현상이 'A'라는 보편적 법칙에 의거하여 설명이 가능하게 된다. 이와 같이 일반적(보편적) 법칙이나 이론은 사실이라는 전제에 의존하여 개별적 사건이나 현상을 설명하기 때문에 연역적 설명은 일반법칙이나 이론이 사실일 것에 설명의 근거를 둔다.

따라서 만약에 이들 일반법칙이나 이론이 사실이 아닌 것으로 판명되면 설명의 근거가 무너지고 개별적 사건이나 현상에 대한 설명도 더 이상 성립하지 않게 된다. 특히 이러한 일반법칙이나 이론은 시간과 공간을 초월해서 사실로 성립하여야 하는데 사회과학에 있어서 이러한 조건은 커다란 부담이 된다. 이는 제도와 문화가 상이한 모든 사회에 있어서 하나의 법칙이나 이론이 성립하기는 매우 어렵기 때문이다. 이것이 바로 오늘날 사회과학을 과학화시키는데 있어서 우리 모두가 안고 있는 중대한 과제라 할 수 있다.

(3) 연역법과 귀납법의 관계

연역법과 귀납법의 관계는 상호 대립적이기보다는 상호보완적 관계이다. 왜냐하면 연역적 추론은 논리적 필연성을 갖고, 귀납적 방법은 이론의 공허성을 피할 수 있다는 측면에서 그 중요성이 인정되기 때문이다. 연역법과 귀납법의 실제적 탐구과정은 순환구조를 가진다. 즉 이론과 연구구조는 끊임없는 연역, 귀납, 연역, 등으로 이어지는 순환과정을 통한 상호작용을 거친다.

A(관찰) : 소크라테스도 죽었다.
B(관찰) : K씨도 죽었다.
C(관찰) : P씨도 죽었다.
D(이론) : 그러므로 모든 사람은 죽는다.

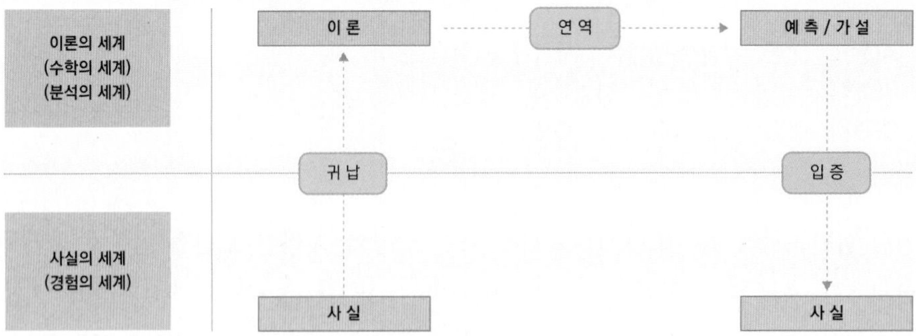

〈그림 2-2〉 연역법과 귀납법의 관계

3) 예측(prediction)

일반적으로 "예측이란 미래의 관찰에 의해서 입증될 수 있는 사회적 형태의 특정한 측면에 관해 진술된 예상이나 기대(stated expectation)"라고 정의되어 있다(Karl F. Schuessler, 1968 : 418). 그리고 예측이란 용어는 두 가지 측면으로 사용되고 있는데, 하나는 개념적으로 정적인 체제 속에서 기지(旣知)의 사건으로부터 미지(未知)의 사건을 연역하는 것이고, 다른 하나는 사건의 발생순서에 기반을 둔 미래의 결과에 관한 진술이라는 측면이다.

과학적 예측은 다음과 같이 세 단계로 구성할 수 있다. 즉, 만약 X가 Y의 원인이 된다는 사실을 알고, X가 나타났다는 사실을 안다면, Y가 나타날 것을 예측할 수 있다. 그런데 이와 같은 세 단계에 의한 예측은 역시 다음과 같은 세 가지 가정에 기반을 두고 있다.

i) "X가 Y의 원인이 된다."는 보편법칙과 확률적 일반화가 진실인 동시에 알 수 있어야 하며, ii) "X가 나타났다."는 선행조건이 충족되어야 하며, iii) "Y가 나타날 것"이라는 예측이 가능하여야 한다. 따라서 법칙이나 일반화가 사실(진실)이 아니거나, 선행조건이 나타나지 않을 경우 과학적 예측은 실패로 돌아가게 된다.

4) 통제(control)

과학의 과정에서 통제란 연구결과를 왜곡시킬 수 있는 제3의 변수, 편견, 그리고 오류 등의 영향을 격리시키는 활동이나 장치를 의미한다. 과학자들은 과학적 과정에서 가능한 편견이나 오류의 근원을 제거시키려고 하지만 언어 등의 여러 가지 문제들로 인해서 이들의 영향을 완전히 격리시키는 일은 거의 불가능하다고 본다. 심지어는 편견이 연구를 위한 문제의 선택에 개입하거나 특정한 연구전략을 선호하도록 작용하기도 한다. 그러나 연구과정 중에도 과학자들이 편견을 줄이고 관찰의 진정한 의미를 확보할 수 있도록 하는 통제방법은 다양하다.

실험설계에서 실험집단과 동등화된 통제집단을 사용하여 편견, 오류, 그리고 제3의 변수의 영향을 통제하는 경우가 바로 그 대표적인 예라 하겠다.

II. 지식습득과 과학적 방법

인간은 누구나 저마다의 특정한 지식습득방법을 지니고 있으며 이러한 방법에 의해서 매일같이 계속적으로 지식을 획득하는 동시에 축적해 가고 있다. 따라서 수많은 인간들이 지닌 다양한 지식습득방법들을 일목요연하게 정리하는 작업은 좀처럼 쉽지 않다. 그러나 인간이 지식습득에 사용하고 있는 방법들을 정리하면 다음과 같이 크게 세 가지로 나누어 볼 수 있다. 즉, ① 경험을 통한 지식습득, ② 합리성에 의한 지식습득, ③ 믿음이나 신념을 통한 지식습득 등 세 가지이다.

1. 경험을 통한 지식습득

경험을 통해서 지식을 습득하는 방법은 인간이 지닌 시각, 청각, 취각, 후각, 그리고 촉각 등의 감각기능을 직접적 또는 간접적으로 사용하여 경험함으로써 지식을 습득하는 방법이기 때문에 경험주의(empiricism)라고 한다.

인간의 감각에 의존해서 지식을 습득하는 경험주의는 완전한 지식습득방법이라고 할 수 없다. 그 이유로 인간의 감각기능이란 원래 불완전하며 나아가서 인간은 저마다 시각, 청각, 취각, 후각, 그리고 촉각 등의 감각기능들을 상이하게 지니고 있기 때문이다. 뿐만 아니라 극히 정상적인 사람들도 자주 경험할 수 있는 착각현상(optical illusion)이나 종종 사막에서 경험할 수 있는 신기루는 바로 이와 같은 경험주의의 한계를 잘 말해주는 예들이라 하겠다.

2. 합리성에 의한 지식습득

합리성에 의한 지식습득은 물질적인 실체보다도 논리적 타당성과 같이 인간의 정신적 통찰에 의해 지식을 습득하는 방법으로서 합리주의(rationalism)라고 더 잘 알려져 있다. 경험주의가 인간의 감각기능에 의거 외면적 경험을 통하여 지식을 습득하는 데 반해서 합리주의는 인간의 내면적인 정신적 사고 작용에 의거하여 지식을 습득하는 방법으로 비교될 수 있다.

우리가 어떤 사건이나 현상을 진실로 받아들이는 이유는 논리적 타당성이 있기 때문이며, 바로 이것이 합리주의에 의한 지식습득이다. 합리주의에 의한 지식습득의 좋은 예로는 수학 또는 통계학을 들 수 있다. 우리는 수학에서 정확하게 만들어진 정육면체 주사위의 한 면이 나올 확률은 6분의 1이라고 믿는데 이는 감각기능의 경험을 통해서 얻어진 지식이 아니다.

일반적으로 논리적 타당성에 의해서 얻어진 지식은 신뢰성과 타당성이 매우 높다. 반면에 논리적으로 얻어낸 지식을 실제생활에 적용해 보면 맞지 않는 경우가 종종 나타나는 것을 경험할 수가 있다. 예를 들어 I.Q가 높은 학생이 학업성적이 우수할 것이라는 면에서 논리적 타당성을 지니지만 I.Q가 높은 학생이 모두 성적이 우수한 것은 아니라는 것을 실제생활에서 많이 볼 수 있다.

논리적 타당성의 또 다른 문제는 우리 삶의 대부분의 감각의 세계로 채워져 있기 때문에 주위에서 합리주의에 대한 순수한 예들을 찾는 것이 쉽지 않다는 점이다.

3. 믿음 · 신념을 통한 지식습득

믿음이나 신념에 의한 지식습득은 인간내심의 반응, 즉 감정에 의존하여 지식을 습득하는 방법으로서 신념주의(fideism)라고도 한다. 예를 들어 어린이가 부모로부터 산타클로스는 크리스마스 날에 선물을 가져다준다는 말을 듣고 산타클로스의 존재를 받아들이게 되는데, 이것은 바로 어린이가 부모를 믿는 감정에서 얻어지는 지식이라 할 수 있다.

즉, 어린이가 산타클로스의 존재를 받아들이는 것은 실제로 산타클로스를 목격해서가 아니고 또한 논리적으로 타당함을 받아들여서도 아니며 오직 부모를 믿기 때문에 부모가 이야기해주는 산타클로스가 존재한다는 지식을 받아들인다는 것이다.

이와 같이 믿음이나 신념을 통해서 얻어진 지식은 감각적 경험이나 논리적 타당성을 통해서 얻어진 지식에 비해서 훨씬 더 마음 속 깊이 새겨지기 때문에 오래 동안 우리의 기억 속에 남게 된다. 그러므로 이렇게 믿음이나 신념을 통해 얻어진 지식에 대해서는 어지간한 반증을 내세울지라도 이를 믿지 않고 기존의 지식을 고집하게 마련이다. 이처럼 잘못 전달되거나 그릇된 지식을 오직 믿음에 의해서 고집하는 것을 맹종(blind faith)이라고 일컫는데, 이러한 맹종은 매우 위험하기도 하다.

4. 혼합적 방법

지금까지 우리는 인간의 지식습득방법을 경험주의, 합리주의, 신념주의 등 세 가지로 구분하여 이들에 관하여 개별적으로 검토하였다. 그러나 이들을 두 가지씩 또는 세 가지 모두들 결합하여 다음과 같은 지식추구방법을 창출할 수가 있다.

1) 경험주의와 합리주의의 결합

경험주의와 합리주의를 혼합하여 지식을 습득하는 방법이란 인간의 외면적 감각기능과 내면적 통찰능력을 결합하여 지식을 습득하는 방법이다. 예로서 사람들이 어제도 오늘도 그날그날 태양이 계속해서 떠오르는 것을 보고(감각적 경험), 어제와 오늘 그리고 매일같이 일어나는 일들은 항상 발생한다는 전제(합리주의)하에, 태양은 앞으로도 매일같이 계속해서 떠오를 것이라는 지식(경험과 합리주의 결합)을 얻게 되는 경우를 말한다.

2) 경험주의와 신념주의의 결합

경험주의와 신념주의의 결합은 감각기능과 믿음이 함께 작용하여 지식을 습득하게 되는 경우이다. 이에 대한 예로는 어떤 사람이 이야기하는 것이 항상 진실로 판명되는 것을 보고(감각적 경험), 그 사람에 대한 믿음이 생겨(신념주의), 그 사람이 말하는 것은 더 이상 확인도 하지 않고 사실로 받아들이는 경우(경험과 신념주의의 결합)가 바로 그것이다.

이솝우화에서 양치기 소년이 심심풀이로 "늑대가 나타났다."고 소리치자 마을사람들이 달려와서 보니 이 소년이 거짓말을 한 것을 두 차례나 경험하고는. 세 번째에는 진짜 늑대가 나타나서 소년이 구원을 청해도 아무도 도와주러 가지 않았다는 일화는 바로 경험과 신념이 결합하여 지식을 산출한 예라고 하겠다.

3) 합리주의와 신념주의의 결합

합리주의와 신념주의의 결합은 인간의 내면적 통찰력과 감정이 함께 작용하여 지식을 산출하는 과정을 의미한다. 이에 대한 예로는 인간의 초자연적인 존재인 신(God)에 대한 신앙심을 들 수 있다. 인간이 초자연적인 존재인 신의 존재를 믿는 신앙심은 단순한 감정적인 믿음에 의해서라기보다는 그와 함께 인간의 내면적 통찰력에 기반을 둔 이성 또는 논거(reason)가 함께 작용함에서 비롯된다고 볼 수 있다.

5. 과학적 지식습득방법 : 경험주의 · 합리주의 · 신념주의의 결합

이상에서 살펴본 결합에 의한 지식습득방법들은 그 앞에서 검토한 개별적 지식습득방법들 보다는 다소 우수해 보이기도 한다. 그러나 이들 역시 부분적인 결합이 있다는 점에서 완전한 방법들로 볼 수 없기 때문에 결국에는 경험주의, 합리주의, 그리고 신념주의 등 세 가지 모두들 결합한 지식습득방법을 검토할 수밖에 없다.

다시 말해서 과학적 방법은 주제를 결정하고 연구 설계를 결정하는 이론과정에서 합리주의가 작용하며, 현실세계에서 자료를 수집하는 과정에서는 경험주의가 작용하며, 그리고 자료를 분석하기 위하여 통계를 적용하는 과정에서는 신념주의가 적용된다.

Ⅲ. 과학 또는 과학적 방법의 한계

과학은 이론과 실증의 두 분야로 나눠질 수 있기 때문에 과학의 한계 역시 이론분야의 한계와 실증분야의 한계 등 크게 두 가지로 분류하여 볼 수 있다. 먼저 이론분야의 한계란 과학적 이론구성을 잘못함으로써 나타날 수 있는 문제점들을 말한다. 가설 속의 용어들에 대한 조작화 과정에서 범한 잘못이나, 가설검증을 위한 조사설계의 핵심이 되는 인과이론상의 오류 등은 모두 이와 같은 이론적 문제 또는 한계라 할 수 있다. 그리고 실증분야의 한계란 대체로 자료를 수집하고 분석하는 과정에서 발생할 수 있는 여러 가지 문제점들을 말한다.

특히 자료를 수집하고 분석하는 실증적 과정에서 인간이 범할 수 있는 인간적 한계의 범주와 종류는 매우 다양하기 때문에 중요시해야 할 필요가 있다. 그러므로 여기서는 실증분야의 인간적 한계로서 E. Babbie가 언급하고 있는 인간적 오류들(human errors)을 살펴보기로 하겠다(Earl Babbie, 1983 : 17).

1) 부정확한 관찰(inaccurate observation)

실증분야에서 자료를 수집하는 조사자는 인간으로서 약점과 한계를 지니기 때문에 관찰에 있어서 부정확성이 나타날 수밖에 없다. 인간 자체가 지니는 한계도 문제이지만, 이와 함께 개별적인 한계가 또한 문제이다. 예를 들면 범죄사건의 용의자 몽타주를 작성할 때 흔히 우리는 목격자들의 부정확한 관찰로 인해 잘못된 몽타주를 배포하는 경우이다.

2) 지나친 일반화(over generalization)

조사자에 따라서는 몇 가지의 유사한 현상들을 발견하면 이를 곧 일반적 현상으로 확대하여 보편화시키는 경향이 있다. 즉 우연히 관찰한 몇 가지 예외적인 현상을 마치 전체 현상 속에 내재하는 규칙적 특성으로 일반화해 버리는 오류를 범하는 것을 말한다. 예를 들면 일본 사람에게 사기를 당한 경험으로 일본사람들은 일반적으로 정직하지 않다는 결론을 내리는 것은 지나친 일반화이다. 지나친 일반화를 방지하기 위해서는 관찰집단의 수를 크게 하거나 동일한 관찰을 반복적으로 해야 할 필요성이 있다.

3) 선별적 관찰(selective observation)

조사자는 일부 자신의 지식이나 이론에 부정적인 현상들은 외면하게 된다. 지나친 일반화는 종종 선택적 관찰로 이어질 수 있다. 조사자가 자신이 믿는 지식이나 이론의 입증을 위해서 그에 맞는 현상들만을 선별하여 관찰하는 경우를 말한다.

예를 들어 일본사람에게 사기를 당해본 경험이 있는 사람은 그 이후에 일본사람들의 부정직한 행동에만 관심을 기울이고 다른 국가 사람들의 부정직한 행동이나 일본사람들의 정직한 행동을 무시하는 경향이 있다.

4) 잘못 연역된 정보(deduced information)

잘못 연역된 정보는 조사자가 때때로 자신의 결론과 상충되는 사건이나 현상을 무시하지 않고 이를 새로운 정보에 의해서 설명하는 경우이다. 예를 들어 일본사람이 부정직하다고 결론을 내렸는데 어떤 일본 말씨의 사람이 자신이 분실한 지갑을 돌려주기 위해 멀리서 집으로 찾아왔다. 이 경우 우리는 우리가 내린 결론을 정당화하기 위해 흔히 정보를 거짓으로 꾸며낸다. 저 사람은 말투가 일본말투이지만 일본사람이 아니라 미국사람일 것이다. 저 사람이 일본사람이라면 지갑을 핑계로 우리 집에 도둑질을 하기 위해 탐색을 하려는 것은 아닐까? 등으로 발전할 수 있다.

5) 논리적 오류의 방어적 사용(illogical reasoning)

논리적 오류의 방어적 사용은 조사자의 결론과 상충되는 사건이나 현상들이 발생할 경우 이를 예외적으로 봄으로써 논리적 오류의 가능성을 방어하는 경우이다.

6) 자기중심적 이해(ego-involvement in understanding)

조사자는 사물이나 현상을 편의상 자기중심적으로 이해하는 경우가 있다. 예로서 직업을 잃거나 진급에 실패한 사람이 스스로의 능력은 돌아보지 않고 자신의 상관이 자신을 미워해서 그렇게 되었다고 결론을 짓는 것은 바로 현상을 자기중심적으로 이해하는 경우이다.

7) 조사의 성급한 종결(the premature closure of inquiry)

조사자의 성급한 종결은 조사자가 사건이나 현상에 대해 충분히 이해하기도 전에 조사를 종결짓는 경우를 의미한다.

8) 설명할 수 없는 현상에 대한 신비화(the mystification of residuals)

조사자가 도저히 이해할 수 없는 사건이나 현상을 만나면 초자연적 또는 신비적 현상으로 처리하려는 경향이 있다. 즉, 이 세상에는 인간이 이해할 수 없고, 인간의 힘으로 도저히 해결할 수도 없는 사건이나 현상들이 많은데, 이들을 모두 초자연적 현상 또는 신비적 현상으로 치부하고 스스로는 설명의 책임을 모면하려는 경우이다.

9) 인간은 잘못을 범하는 존재(to err is human)라는 인식

과학적 조사는 매우 사려 깊은 노력이지만 과학자 역시 인간이기에 과학적 활동의 중 쉽게 잘못을 범할 수밖에 없다.

10) 비논리적인 추론

일상적인 사유로는 비록 그럴 듯한 것처럼 인식되지만, 그럼에도 비논리적인 오류를 내포하는 것들이 많다. 즉 어떤 행운이나 불운이 일관성 있게 계속되면, 그것의 원인을 엉뚱한데서 찾고자 하는 것이다. 예를 들면 고스톱 판에서 몇 회를 연달아 잃은 사람이 다음 판에는 이길 확률이 높아졌다고 믿는 오류나 구석자리에 앉은 사람이 다음 사람이 계속해서 돈을 따면 그 자리에 대한 신념을 가지는 경우 등이다(한승준, 2007 : 30).

IV. 과학적 방법의 일반적 절차와 조사연구 과정

1. 과학적 방법의 의의

앞에서 언급한 바와 같이 과학적 지식습득방법은 경험주의, 합리주의 그리고 신념주의 등 세 가지 지식습득방법을 결합한 방법이라고 할 수 있다. 즉, 과학적 지식산출과정은 합리주의에 의해서 논리적으로 타당한 이론적 전개과정을 거친 후, 경험주의에 의해서 실증적으로 관찰하여 자료를 수집하며, 이렇게 수집된 자료는 신념주의를 통해서 분석하고 보편화시킨다는 점에서 세 가지의 지식습득방법들이 혼합하여 나타나는 과정이다.

합리주의, 경험주의 그리고 신념주의 등 세 가지 지식습득방법들은 다음과 같은 다섯 단계의 보다 구체적인 과학적 방법의 절차 속에서 어떻게 구체적으로 나타나는가에 관하여 검토하기로 하겠다.

2. 과학적 방법의 제 단계

과학적 방법의 제 단계는 다음 〈그림 2-3〉과 같이 구성된다.

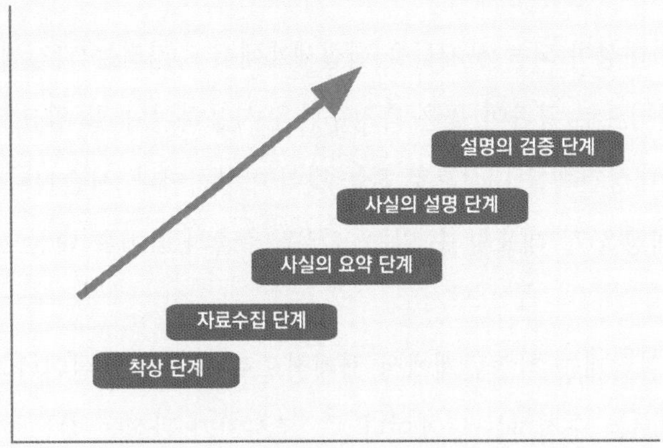

〈그림 2-3〉 과학적 방법의 제 단계

1) 착상단계(getting an idea)

과학적 방법의 첫 단계로서 착상단계는 조사자가 현실세계의 특정한 부분에 관심을 갖고 이를 이론적으로 구체화시키고 체계화하는 단계이다. 착상단계에서는 주제의 선정, 주제에 관한 관련문헌의 검토, 가설의 설정, 가설 속의 용어들에 대한 조작적 정의 그리고 가설검증전략의 수립 등이 이뤄진다. 따라서 착상단계는 과학적 방법의 이론과정이라 할 수 있으며 논리성과 합리성 등 합리주의가 작용하는 단계라 할 수 있다.

조사자가 연구의 주제를 선정하게 되는 동기나 배경은 과거에 행해진 과학적 조사와 관련될 수도 있고 또는 조사자 자신의 과거나 현재의 경험과 관련될 수도 있다. 이 밖에도 조사자가 현실세계의 특정한 부분을 연구의 주제로 연결시키게 되는 동기는 매우 다양하다. 그러나 조사자가 관심을 갖는 모든 부분들이 연구의 대상으로 되기 위해서는 현실적으로 중요한 의미를 지녀야 한다는 점이다.

2) 자료수집단계(getting the facts)

과학적 방법의 두 번째 단계인 사실수집단계는 현실세계 가운데서 조사자가 관심을 가지는 부분을 가능한 한 체계적으로 세분화(specification)하는 단계이다. 세분화 작업은 조사대상으로부터 도출되는 최종적인 결과가 타당성을 갖도록 하기 위해서는 객관성 있는 관찰이나 측정을 통해서 이루어져야만 한다.

즉, 조사연구의 대상이 되는 문제들을 현실세계에서 측정하는 과정에서 오차를 줄이기 위해서는 객관적으로 평판이 높은 측정수단을 사용하여야 할 필요가 있다. 또한 관찰과 측정은 연구대상전체를 대상으로 하는 것이 이상적이나, 시간이나 비용 등의 이유로 인해서 전체 대상을 잘 대표할 수 있는 표본을 추출하고 이를 대상으로 연구를 하게 된다.

이처럼 자료수집단계는 착상단계에서 체계적으로 정리된 가설이나 이론 등을 검증하는데 필요한 자료를 수집하는 단계이다. 즉, 조사자가 관심을 갖는 현실세계의 부분에 대한 논리적 관계를 실제로 경험을 통해서 실증하는 단계이므로 실증주의 단계라 하겠다.

3) 사실의 요약단계(summerizing the facts)

과학적 방법의 세 번째 단계인 사실의 요약단계에서는 두 번째 단계에서 수집된 사실 또는 자료들을 정리하고 자료가 지니고 있는 의미를 분석하여 조리 있게 기술하는 단계이다. 수집된 사실 또는 자료들은 그 자체로는 별 의미를 지니지 못한다.

이는 모아놓은 흙, 모래, 벽돌, 시멘트. 유리, 나무, 못 등과 같은 건축 재료들이 재료로서의 의미만을 지닐 뿐이며 그 자체로는 건물이 되지 못하는 것과 같다. 이들 건축 재료들을 애당초의 건축설계에 따라 체계적으로 정리하고 배열한 후에 비로소 건물의 모습으로 나타나는 것이다. 마찬가지로 수집된 사실이나 자료들도 그 속에 내포된 어떤 의미가 빛을 보기 위해서는 체계적으로 정리되고 분석되어져야만 한다.

이렇게 수집된 자료를 분석하고 정리하는 과정을 통해 첫 번째 단계에서 제시되었던 가설이나 이론들의 사실여부를 파악할 수 있게 된다.

4) 사실의 설명단계(explaining the facts)

과학적 방법의 네 번째 단계인 사실의 설명단계에서는 앞의 단계에 의해서 얻어진 사실에 관해서 구체적으로 설명을 하는 단계이다. 다시 말해서 앞의 단계에서 특정한 상관관계가 발견될 경우 이 관계가 왜 나타났는가에 대해서 설명을 해주는 단계이다.

이와 같은 사실의 설명단계는 개별적인 연구조사에서 발견된 사실을 모든 상황에 적용시키려는 보편화 단계로서 논리성 또는 합리성에 기반을 둔 합리주의가 작용을 하는 단계이다. 이 단계는 또한 부분에서 전체로 나아가는 귀납적 추론(inductive reasoning)이 적용되는 단계로서 과학적 방법의 여러 절차들 가운데 창조적 측면이 가장 높은 단계라고도 할 수 있다.

5) 설명의 검증단계(testing the explanation)

앞의 제4단계까지의 결과를 통해서 조사자는 연구조사를 통해서 검증하고자 하였던 가설이나 이론의 진(眞)·위(僞)에 대한 검증을 완료하고 나아가서 이에 대한 설명까지 시도할 수 있다. 그러나 과학적 방법은 여기서 중단되지 않는다.

지금까지 우리는 지식습득방법으로서 과학적 방법의 여러 단계들에 관하여 간략하게 살펴보았다. 그런데 이와 같은 과학적 방법의 절차들은 앞에서 언급한 바와 같이 크게는 이론영역과 조사의 영역으로 구분되며, 이론영역은 합리주의에 의해서, 조사영역은 실증주의와 신념주의에 의해서 인도된다. 그리고 실제의 연구조사에서는 이와 같은 다섯 단계의 과학적 절차보다 좀 더 구체화된 연구조사의 과정이 적용되는 것이 일반적이다. 그러므로 이하에서는 이들 구체화된 연구조사과정에 관해 검토하기로 하겠다.

〈표 2-2〉 과학적 방법의 제 단계 요약정리

착상단계	• 조사자가 현실세계에 특정 부분에 대해 관심을 갖고 이를 이론으로 구체화시키고 체계화 시키는 단계 • 주제선정, 주제관련 문헌검토, 가설 속의 용어들에 대한 조작적 정의 • 논리성과 합리성 등 합리주의가 작용하는 단계
자료수집단계	• 착상단계에서 체계적으로 정리된 가설이나 이론 등을 검증하는데 필요한 자료를 수집하는 단계 • 실증주의가 적용되는 단계

사실의 요약단계	• 수집된 자료를 정리하고 자료가 지니고 있는 의미를 분석하여 조리 있게 분석하여 조리 있게 기술하는 단계 • 신념주의가 적용되는 단계
사실의 설명단계	• 얻어진 자료에 대하여 구체적으로 인과관계등을 설명하는 단계 • 개별적 연구조사에서 발견된 사실을 모든 상황에 적용시키려는 보편화 단계 • 논리성과 합리성에 기반을 둔 합리주의가 작용하는 단계
설명의 검증단계	• 조사자는 연구조사를 통하여 검증하고자 하였던 가설이나 이론의 진위에 대한 검증를 완료하고 나아가서 이에 대한 설명까지 시도 할 수 있는 단계

3. 연구조사의 과정(research process)

연구조사의 과정은 문제, 가설, 연구 설계, 측정, 자료수집, 자료 분석, 일반화 등 일곱 가지 요소들로 구성되어 있다. 그리고 연구조사의 과정은 이론이 중심이 되고 문제에서 시작하여 가설, 연구 설계, 측정, 자료의 수집과 분석 그리고 일반화를 거쳐 다시 문제로 연결됨으로써 〈그림 2-4〉와 같이 수레바퀴와 같은 모양을 이룬다(C. Nachmias and D. Nachmias, 1981 : 23). 또한 연구자가 사회문제를 해결하기 위한 연구를 실제로 실행할 때 이를 그림으로 표현한다면 〈그림 2-5〉와 같다.

이와 같은 연구조사과정은 크게 이론과정과 실증과정의 두 과정으로 나눌 수 있다. 그리고 이론과정에는 문제의 선택, 가설의 형성, 연구 설계의 결정 등이 속한다고 볼 수 있으며, 이들 이론과정은 앞에서 언급한 착상단계에 속한다. 그리고 실증과정에는 측정, 자료수집, 자료 분석과 해석, 그리고 일반화 등이 속한다.

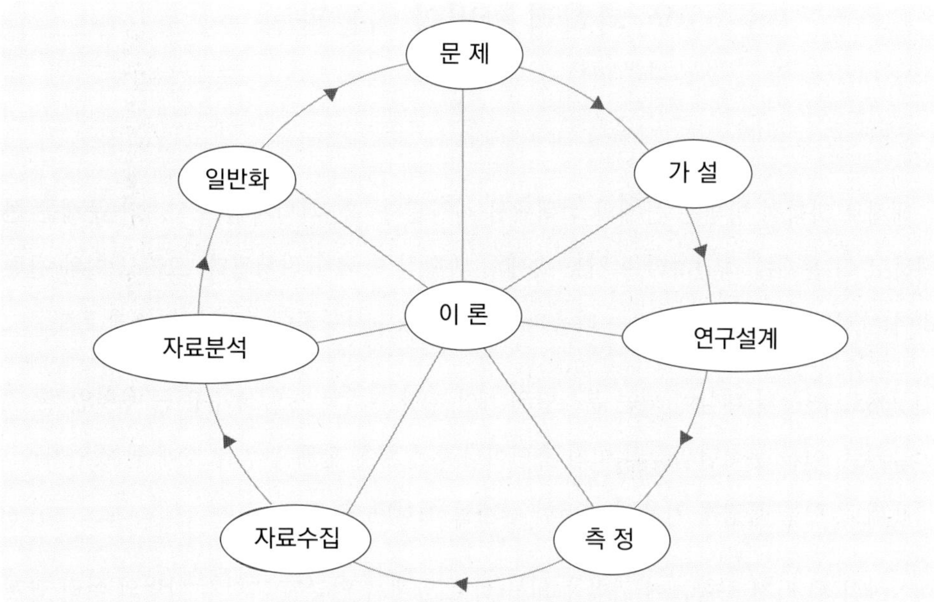

〈그림 2-4〉 조사연구의 과정

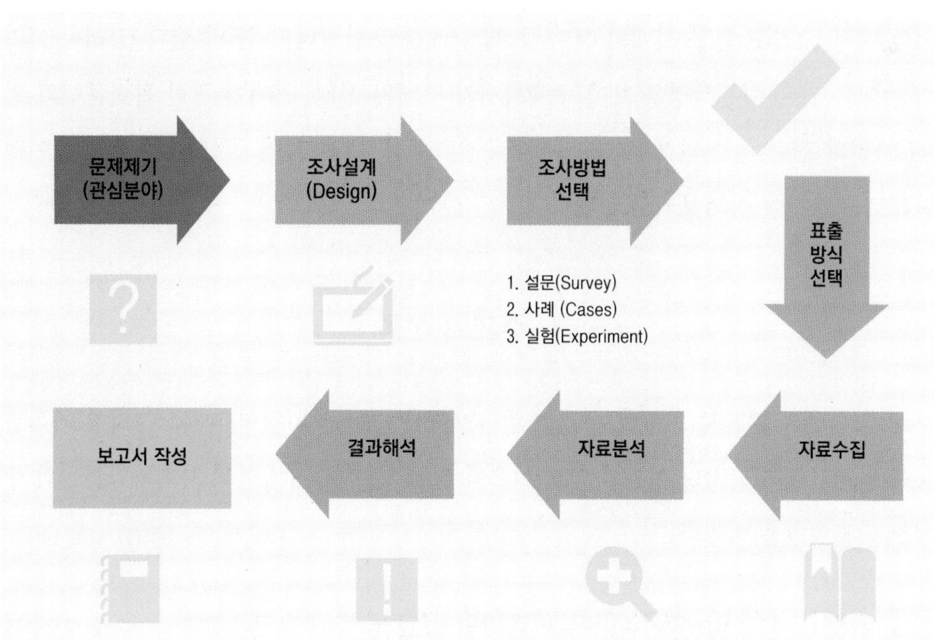

〈그림 2-5〉 조사설계의 진행절차

Ⅴ. 과학적 방법의 이론과정

대체로 과학적 방법은 문제의 선택에서 시작된다. 즉, 과학자인 조사자가 문제를 선택하고 이 문제를 해결하려는 시도 속에서 과학적 연구가 진행된다. 그리고 이와 관련하여 사회과학분야의 조사자는 다음과 같은 몇 가지 사항들에 초점을 맞추게 된다.

첫째로, 연구의 대상이 되는 분석단위(개인, 집단, 공식적 조직, 국가 등)는 무엇인가?

둘째로, 이들 분석단위들의 어떤 측면이나 특징들에 관해 관심을 갖게 될 것인가?

셋째로, 이들 특징들 가운데 어떠한 관계를 예상할 수 있는가?

이상의 세 가지 사항들에 관한 논의는 바로 앞에서 언급된 과학적 방법의 여러 단계들 가운데 그 이론과정이라 할 수 있는 제1단계의 착상단계 속에 편입될 수 있다. 그런데 E. Babbie는 이러한 과학적 방법의 이론과정으로서 착상단계 속에 문제의 형성, 가설의 형성, 그리고 연구 설계의 선택 등 세 단계를 포함한다고 한 바 있다. 그러나 여기서는 이와 같은 이론과정을 보다 구체화시켜 주제의 선정, 주제에 관한 관련문헌의 검토, 가설의 형성, 용어의 조작화, 가설검증전략수립, 그리고 연구 설계의 선택 등 여섯 단계로 구분하여 살펴보기로 하겠다.

1. 주제의 선정

대개의 경우 과학적 연구의 주제는 연구자로서 과학자의 경험, 관심, 그리고 가치관 등에 의해서 결정되지만 이들과 함께 다음과 같은 몇 가지 요소들이 사회과학분야의 주제선정에 영향을 미친다.

1) 과학적 이론의 발전을 위한 주제로서의 중요성

과학자로서 연구자는 자신이 선택하고 연구하고자 하는 주제가 자신의 학문분야의 이론발전에 크게 기여할 수 있다고 믿어질 때는 망설임 없이 주제를 선택하게 된다.

2) 사회적 문제(social problems)

인간의 조건(human condition)에서 야기되는 사회적 문제는 역사적으로 사회과학 가운데 특히 사회학자학자나 보건학자들에게 중요한 연구주제가 되어 왔다.

3) 조사자의 개인적 가치(personal values of the reserarcher)

조사자가 하나의 연구를 완성시키기 위해서는 시간, 비용, 그리고 수많은 장애적 요소들이 앞을 가로 막는다. 따라서 이와 같은 여러 가지 난관에도 불구하고 조사자가 연구를 진행시키기 위해서는 특정한 주제에 대한 조사자의 동기부여가 되어있을 뿐만 아니라 개인적인 가치관이 확립되어 있어야 한다.

4) 실용성(practical considerations)

특정한 주제가 자기가 속한 국가, 사회, 나아가서는 인류의 정치, 경제, 사회 그리고 보건복지 등에 중대한 영향을 미칠 수 있다고 판단될 수 있는 실용성을 갖게 되는 경우 더욱 연구에 의미가 있다.

2. 주제에 대한 과거의 연구검토(literature review)

앞에서 언급한 몇 가지 이유들에 의해서 특정한 주제가 선정되면 조사자는 실증의 세계에 뛰어들어 자료를 수집하기에 앞서 주제에 관한 과거의 연구실적을 검토하여야 할 필요가 있다. 조사자가 주제에 관한 과거의 연구를 검토함으로써 선정된 주제에 관한 과거의 연구가 어느 정도로 이루어졌는가를 검토할 기회를 갖게 된다.

사실 조사자가 주제에 관해 과거의 연구실적을 검토하는 것은 주제의 연구 가치에 관해 알아보는 것 이외에도 연구 방법론적으로도 많은 도움을 얻을 수가 있다. 즉, 주제에 대한 타인의 연구로부터 용어의 조작화 과정, 사용된 연구 설계와 표본추출법 및 측정수단, 그리고 통계기법 등에 관해 많은 도움을 얻을 수가 있게 된다. 뿐만 아니라 타인이 미숙하게 처리하였거나 잘못을 범한 부분에 대해서도 시정할 수가 있게 된다. 이렇게 볼 때 만일 이 주제에 대한 과거의 연구검토를 거치지 않고 직접 조사에 착수한다는 것이 얼마나 어리석은 일인가는 쉽게 말할 수가 있다. 예컨대 타인의 연구로부터 많은 것을 배우고 시행착오를 줄일 수 있는 기회를 상실할 수 있기 때문이다

3. 분석단위(unit of analysis)의 검토

1) 분석단위의 의의

조사자가 연구할 주제에 대해서 과거의 연구들을 검토하고 나면 그 주제에 관해 확신을 갖게 되며, 그 다음 단계로서 분석단위를 검토하게 된다. 분석단위(unit of analysis)는 분석 수준(level of analysis)이라고도 불리우며 사건(events)이나 대상(objects)과 같이 연구의 특성(entities)을 의미한다. 예컨대 분석단위는 조사연구를 위해서 표본추출을 할 경우 추출의 대상이 되는 모집단의 최소단위라고 할 수 있다. 그리고 분석단위는 향후 연구설계, 자료수집 그리고 자료분석에 대한 결정에 영향을 미친다.

2) 분석단위의 종류

분석단위의 종류에는 개인, 사회적 역할, 지위, 관계, 가족, 조직, 도시 등은 물론이거니와 책, 잡지, 정기간행물, 문서 그리고 심지어는 건물 등과 같은 사회적 가공물(social artifacts) 등을 포함한다. 따라서 이들 다양한 분석단위들을 정리하면 E. Babbie가 언급하는 바와 같이 개인, 집단, 조직 그리고 사회적 가공물 등 네 가지로 분류할 수 있다.

(1) 개인(individual)

개인은 사회과학분야에서 가장 많이 사용되는 분석단위이다. 개인을 분석단위로 사용한 조사자들은 먼저 각 개인의 성(姓, sex), 연령, 출생지, 태도, 성격, 그리고 성장배경 등 개인적 특징(characteristics)이 어떻게 차이가 나는가를 기술한다. 그리고 난 후 이들 개인적 특징들을 종합하여 모집단의 특징을 기술하거나 모집단 속의 사회적 역동성(social dynamics)을 발견하려 한다. 예를 들면 “여자들이 남자들보다 TV를 시청하는 시간이 많다. 왜냐하면 남자보다 집밖에서 일하는 시간이 적기 때문이다.”라는 가설에서 분석단위는 개인이고 남자와 여자는 개별적 속성이다.

(2) 집단(group)

사회과학조사에서는 집단도 흔하게 분석단위로 사용된다. 분석단위로 사용되는 집단의 예로는 가족, 갱단, 지역사회, 도시 등을 들 수 있으며 이들 가운데 가장 많이 사용되는 집단은 '가족'(family)이다. 예를 들면 범죄자들에 대해 알기 위해 범죄자의 구성원을 연구한다면 분석단위는 개인이 되지만, 대규모 범죄 집단과 소규모 범죄 집단간의 조직문화 차이를 연구한다면 분석단위는 하나의 사회적 집단으로서 범죄 집단이 된다.

(3) 조직(organizations)

사회과학연구에서는 공식적 사회조직이 분석단위로 되기도 한다. 예로서 기업, 교회, 대학, 군부대, 병원 등이 바로 분석단위로서 조직의 예들이다. 기업이 분석단위로 사용될 경우 조사자는 종업원 수, 연간 순수입, 총자산 등 각 기업의 특징에 관해 기술하게 된다. 예를 들면 전문병원과 종합병원간의 여성인력 고용비율의 차이를 살펴본다면 분석단위가 공식적 사회조직이 되는 것이다.

(4) 사회적 가공물(social artifacts)

분석단위로서 사회적 가공물이란 책, 시, 미술품, 자동차, 건물, 노래, 도자기 등 과학적 발견물과 같이 인간이 생산한 물품들(products of social beings)을 의미한다. 이와 같은 사회적 가공물을 분석단위로 하는 경우, 조사자는 이들의 규모, 무게, 길이, 가격, 내용, 그림의 수, 판매고, 저자에 관한 기술 등에 관해 초점을 맞추게 된다. 예를 들어 어느 병원에 대한 신문사설 논조를 살펴보고자 한다면, 신문사설이 분석단위가 된다.

3) 분석단위를 명확하게 규정해야 하는 이유

조사연구에서 분석단위를 명확하게 규정해야 하는 것은 생태학적 오류, 개체주의적 오류, 환원주의 오류 등을 범하지 않기 위함이다

(1) 생태학적 오류(ecological fallacy)

생태학적 오류란 분석단위를 집단에서 개인으로 바꿀 경우에 발생할 가능성이 있는 문제이다. 즉, 상이한 분석단위를 관찰하여 얻어 낸 정보자료에 근거하여 결론을 도출할 경우 발생할 가능성이 있는 논리적 오류(logical fallacy)를 말한다. 예로서 자살

(suicide)에 관한 연구에서 카톨릭 국가에서 보다 신교 국가에서 자살률이 높다는 관찰에 의거하여 카톨릭 신자보다 신교신자가 자살을 할 가능성이 더 높다고 결론을 내리는 것은 바로 이와 같은 생태학적 오류를 범한 것이다.

생태학적 오류의 사례

"기독교 국가의 자살율이 불교국가의 자살율보다 낮다" 라는 가설에서 분석단위는 국가이다.

이 가설을 검증하기 위해서는 기독교 국가의 한 지역과 불교국가의 한 지역을 표본추출해서 조사할 수 있다. 그 결과 기독교 지역의 자살율은 20%였고, 불교지역의 자살율이 30%로 나타났다면 기독교 국가의 자살율이 불교국가의 자살율보다 낮다고 결론 지을 수 있다. 그런데 만약 위의 명제를 인용해서 "기독교 신자들의 자살율이 불교신자의 자살율에 비해 낮다." 라를 가설을 세운다면 이는 국가라는 집단차원의 분석단위에 근거한 결과를 개인차원의 분석단위에 적용하는 것이다. 이 경우 생태주의적 오류가 발생할 수 있다.
왜냐하면, 기독교 국가라 할지라도 100% 국민이 기독교 신자가 아닐 수 있으며, 불교국가라도 역시 100% 국민이 불교신자가 아닐 수 있다. 따라서 기독교 국가의 자살자 중에서 70%가 기독교이며 이들만의 자살율은 25%이며, 30%는 비기독교인으로 이들만의 자살율은 7%일 수 있다. 또한 불교국가 자살자 중에서 70%만 불교도이며 이들만의 자살율은 20%이고, 30%는 비불교도들로 이들만의 자살율은 53%일 수 있다. 이 경우 분석단위를 개인으로 했다면, 기독교인들의 자살율(25%)이 불교도들의 자살율(20%)보다 더 높다는 결론이 나올 수 있다.

(2) 개체주의적 오류(individualistic fallacy)

개체주의적 오류란 개인적 특성에 대한 정보를 통해 그가 속한 집단이나 사회의 특성을 파악하고자 할 때 발생하는 오류를 말한다. 다시 말해서 개인을 분석단위로 한 연구결과를 토대로 집단 사회 국가의 특성을 추론할 때 발생하는 오류이다. 예를 들어, 제도교육을 받지 않고서도 부자가 된 사람이 있다고 해서, 제도교육을 받을수록 소득이 높다는 일반적 양식을 거부하기는 어렵다.

(3) 환원주의(reductionism fallacy)

환원주의적 오류란 넓은 범위의 인간의 사회적 행위를 이해하는데 필요한 변수 개념의 종류를 지나치게 한정시키거나 한 가지로 환원시키려는 경향을 의미한다. 연구자는 흔히 자신의 학문분야만을 가장 옳고 주요한 것으로 여김으로써 환원주의적 오류를 범하기 쉽다. 예를 들어, 청소년 범죄가 증가하는 원인을 규명하고자 하는 경우 실업률의 상승이 범죄 증가의 원인일 것이라고 주장한다면 이는 경제학적 환원주의, 개인의 인성을 원인이라고 본다면 이는 심리학적 환원주의라고 할 수 있다.

4) 분석단위와 변수

흔히 조사자는 분석단위와 변수를 혼동하는 경향이 있다. 그러나 변수는 분석단위의 특정한 속성일 뿐이다. 예를 들어 교육수준은(변수) 개인 집단의(분석단위) 속성이며, 총인구수는(변수) 도시 국가(분석단위) 등의 속성이다. 같은 가설도 연구목적이나 자료수집의 가능성 여부에 따라 다른 분석단위에 의해 검증될 수 있다.

예를 들어 소득수준과 투표율을 연구할 때, 우리는 개인의 소득과 개인의 투표 여부와의 관계를 검토할 수도 있고, 시 전체의 평균소득과 시 전체의 투표율 간의 관계를 분석할 수도 있다. 전자의 분석단위는 개인이며, 후자의 분석단위는 집단이 된다. 또 다른 예로서 각국 대통령의 교육 수준에 대한 연구에서의 분석단위는 대통령 개인이며 대통령의 교육수준은 변수에 해당된다. 하지만 각국 대통령의 평균 재임기간에 대한 연구에서 분석단위는 개별 국가이며 개별국가의 대통령평균재임기간은 변수에 해당된다.

4. 가설(hypothesis)

1) 가설의 의의

가설에 대해 정의한 학자들이 많지만 그 가운데서 베일리(Bailey)가 "가설이란 검증이 가능하도록 진술된 명제 또는 혹은 둘 이상의 변수들 사이의 관계를 예측하는 명제"라고 한 정의가 비교적 간략하고도 명료한 것 같다. 다시 말해서, 가설이란 보통 둘 이상의 변수 또는 현상간의 관계를 설명하는 검증되지 않은 명제라고 정의하거나 또는 연구의 문제에 관해 검증할 수 있도록 기술된 잠정적인 응답이라고 정의할 수 있다. 그리고 가설은 독립변수와 종속변수와의 관계의 형태로 표명되는 것이 보통이다.

이상에서 우리는 가설을 잠정적인 추측이라고 부르는데 이는 가설에 대한 진 · 위의 여부가 실제적으로 검증된 이후에 평가될 수 있기 때문이다. 따라서 가설은 잠정적인 설명(tentative explanation)이며 연구에서 조사자에 의해서 하나의 가설이 제시될 당시만 해도 조사자는 그 가설의 진 · 위에 관해서 확신을 할 수가 없는 것이 보통이다. 그러므로 제기된 가설(흔히는 영가설)이 거부되면 새로운 가설(대안가설)이 성립하며, 이는 곧 과학적 지식체계 속에 삽입된다.

2) 가설의 근원

가설은 다음과 같은 몇 가지의 원천으로부터 기인된다.

첫째로, 가설은 조사자의 일상생활의 관찰로부터 나온다.

둘째로, 가설은 과거에 수행된 연구조사로부터 기인될 수 있다.

셋째로, 가설은 일반이론으로부터 연역적으로 도출된다.

넷째로, 가설은 조사자의 직관에 의해서 추구되기도 한다.

끝으로, 가설은 이상에서 언급된 요소들 가운데 둘 이상 요소들의 결합에 의해서 도출되기도 한다.

3) 가설의 조건

가설은 흔히 명료성, 가치중립성, 한정성, 그리고 검증가능성 등 네 가지 특징 및 조건들을 지닌다. 따라서 이하에서는 이들 네 가지 특징 및 조건들에 관해 살펴보기로 하겠다.

(1) 명료성(clarity)

가설의 명료성이란 가설 속의 모든 용어들의 의미가 명백하거나 또는 적어도 이들 용어들을 조작적으로 정의하는데 큰 어려움이 없어야 한다는 것을 의미한다. 가설 속의 변수들을 포함한 모든 용어들에 대한 조작적 정의가 가능할 때 가설은 실증적으로 검증할 수가 있는 것이다.

(2) 가치중립성(value free)

가설은 단지 잠정적이고 입증되지 않은 진술일 뿐, 소망적 사고나 가치에 대한 진술은 분명히 아니다. 특히 연구조사의 결과는 과학적 이론의 수립으로 이어진다는 점에서 조사자의 가치, 편견, 그리고 주관적 견해 등을 가설 속에서 배제하여야 하며, 나아가서는 전반적인 조사과정에서 배제하여야 할 것이다. 그럼에도 불구하고 가설이나 연구조사과정에서 조사자의 가치, 편견, 또는 주관적 견해를 완전히 배제시킨다는 것은 거의 불가능하다. 따라서 조사자는 이들의 개입을 최소화 하는 방향에서 최선을 다해야 할 것이다.

(3) 한정성

조사자는 가설을 수립할 경우 먼저 둘 또는 셋 이상 변수들의 상관관계의 방향, 즉 긍정적 또는 부정적 관계에 관해서 정확히 밝혀야 할 필요가 있다. 그리고 상관관계의 방향과 함께 상관관계가 성립하는 조건에 관해서도 명시해야 할 필요가 있다.

예를 들면 "건강과 생활수준은 상관관계가 있다."와 같은 가설은 너무 일반적이다. 따라서 이를 좀 더 한정하여 건강과 생활수준 사이의 관계가 긍정적인지 또는 부정적인지를 밝힐 수 있어야 할 뿐만 아니라, 이러한 상관관계가 시간, 공간 또는 연구분석 단위에 따라 어떻게 성립하며 또한 변화하는가에 대해 한정적으로 밝힐 수 있어야 한다.

(4) 검증가능성

가설이 명료하고, 가치중립적이며, 그리고 한정적이라 해도 이를 검증 할 조사도구가 발달되어 있지 못하거나, 발달되어 있는 경우라도 사용가능하지 못하다면 이 가설에 대한 연구는 불가능할 것이다. 예로서 자(ruler)와 같은 척도가 없다면 "A가 B보다 5cm 내지 6cm가 길다."와 같은 가설은 검증되지 않을 것이다. 따라서 가설을 검증할 수 있는 도구의 존재야 말로 가설을 평가하는 중요한 요소가 된다.

4) 가설의 종류

가설의 종류는 다음 그림에서처럼 기술적 가설(descriptive hypothesis)과 설명적 가설(explanatory hypothesis)의 두 가지로 나누어 볼 수 있다. 기술적 가설은 하나의 변수에 대한 탐구와 기술을 목적으로 하며, 설명적 가설은 둘 이상의 변수들 사이의 상관관계를 검증하는 것을 목적으로 하여 설정된다. 일반적으로 과학적 연구조사의 가설은 설명적 가설에 주로 초점을 맞추게 된다. 그리고 설명적 가설은 다시 영가설(null hypothesis)과 대안가설(alter-native hypothesis)로 나누어진다. 먼저 영가설이란 두 변수 사이에 일정한 상관관계가 성립한다는 것을 내용으로 한다. 일반적으로 조사연구는 영가설에 일차적인 초점을 맞추며, 조사자는 영가설을 거부(reject)함으로써 대안가설을 입증하려고 한다.

(1) 연구의 목적에 따른 분류

① 기술적 가설 : 하나의 변수에 대한 탐구와 기술을 목적으로 하며, 현상의 정확한 기술 즉 사실을 밝히는 것에 관한 가설이다.

② 설명적 가설 : 둘 이상의 변수들 사이의 상관관계를 검증하는 것을 목적으로 하여 설정되며, 사실들 간의 인과관계를 규명하기 위한 가설로서, 영가설(귀무가설)과 대안가설(대립가설)이 있다.

(2) 통계적 검증단계에서의 분류

① 연구가설(research hypothesis, H1) : 연구문제에 대한 잠정적인 해답으로서 변수의 관계성에 대한 일반적 진술을 연구가설이라 하며, 실험가설이나 대안가설(alternative hypothesis, H1) 혹은 작업가설이라고 한다. 두 변수 사이에 일정한 상관관계가 성립한다는 것을 내용으로 한다.

▶ 『차이나 관계가 있다』는 형식. 예) 남녀 보건공무원의 직무만족도에는 차이가 있다.

② 영가설(귀무가설, null hypothesis, H0) : 두 변수 사이에 아무런 상관관계가 없다는 것을 내용으로 한다.

▶ 『차이나 관계가 없다』는 형식. 예) 남녀 보건공무원의 직무만족도에는 차이가 없다.

③ 조사연구는 영가설에 일차적인 초점을 맞추며, 조사자는 영가설을 거부함으로써 연구가설을 입증하려고 한다. 연구가설은 영가설이 직접 채택될 수 없을 때 자동적으로 받아들여지는 가설이므로 직접 검증할 필요가 없지만 영가설은 직접 검증을 거쳐야 되는 가설이다.

5) 가설의 서술형 표현과 통계적 표현

(1) 모집단의 특성에 관한 가설

① 서술형 표현

H0 : 우리 국민의 하루 평균 독서시간은 60분이 넘지 않을 것이다.

H1 : 우리 국민의 하루 평균 독서시간은 60분이 넘을 것이다.

② 통계적 표현

H0 : ($\mu \leq 60$)

H1 : ($\mu > 60$)

(2) 두 모집단의 특성값의 차이에 관한 가설

① 서술형 표현

H0 : 남녀 보건공무원의 직무만족도에는 차이가 없다.

H1 : 남녀 보건공무원의 직무만족도에는 차이가 있다.

② 통계적 표현

H0 : ($\mu m = \mu w$)

H1 : ($\mu m \neq \mu w$)

(3) 변수간의 관계에 대한 가설

① 서술형 표현

H0 : 특정 집단의 사회경제적 지위(X1), 생활수준(X2), 건강검진의 인식도(X3)는 질병예방에 대한 규범적 신뢰도(Y)와 관련이 없을 것이다.

H1 : 특정 집단의 사회경제적 지위(X1), 생활수준(X2), 건강검진의 인식도(X3)가 높을수록 질병예방에 대한 규범적 신뢰도(Y)가 높을 것이다.

② 통계적 표현

H0 : $Y \neq \alpha + \beta 1\ X1 + \beta 2\ X2 + \beta 3 X3\ (\beta 1 = 0\ , \beta 2 = 0, \beta 3 = 0)$

H1 : $Y = \alpha + \beta 1\ X1 + \beta 2\ X2 + \beta 3 X3\ (\beta 1 \neq 0\ , \beta 2 \neq 0, \beta 3 \neq 0)$

5. 변수(variable)

1) 변수의 개념

변수란 연구대상의 경험적 속성을 나타내며 그 속성에 계량적인 수치를 부여할 수 있는 개념 또는 경험적으로 측정 가능한 개념을 의미한다.

2) 변수의 속성

(1) 변수는 일정한 경험적 현상을 대표한다. 즉 변수는 궁극적으로 우리의 감각기관을 통해 지각될 수 있는 현상을 전제한다.

(2) 변수는 현상의 특수한 속성을 가르킨다. 개념이 현상의 일반적 · 전체적 속성을 가르키는데 반해 변수는 현상의 특수한 속성을 가르킨다.

(3) 변수는 계량화가 가능해야 한다. 예를 들면 성별은 여성과 남성, 소득수준은 상 · 중 · 하 등으로 계량화가 가능하다.

(4) 변수는 그 속성(가치)에 있어 연속성을 갖는다.

3) 변수의 종류

(1) 독립변수(independent variable)

일정하게 전제된 원인을 가져다주는 기능을 하는 변수 원인변수, 설명변수, 예측변수 라고도 불린다. 실험설계에서 독립변수는 연구자에 의해 조작된 변수를 의미한다. 예를 들어 실험설계에서 교수법(강의식/토의식)과 같은 변수는 독립변수의 의미를 갖지만, 성별 지역과 같은 속성변수는 독립변수로 정의하지 않는다.

(2) 종속변수(dependent variable)

독립변수의 그 원인을 받아 일정하게 전제된 결과를 나타내는 기능을 하는 변수로서 결과변수, 피설명변수, 피예측변수 라고 불리기도 한다. 실험설계에서는 독립변수의 변화에 따라 변하는 것으로 예측되는 변수이다. 예를 들면 "교수방법(강의식/토의식)에 따라 학업성취도에 차이가 있는가?"라는 질문에서 교수방법은 독립변수이고 학업성취도는 종속변수이다.

(3) 매개변수(intervening variable)

매개변수란 종속변수에 대해 일정한 영향을 주는 변수로서, 그 기능이 일정하게 규정된 독립변수와는 달리 주로 내면적 비가시적 역할을 하는 변수이다. 독립변수 → 매개

변수 → 종속변수로 표시할 수 있다. 즉, 독립변수와 종속변수 사이에서 독립변수 결과인 동시에 종속변수원인이 되는 변수이다.

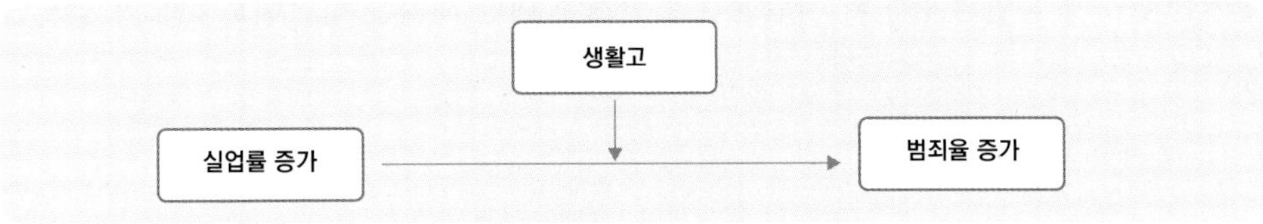

〈그림 2-6〉 매개변수

(4) 외재변수(extraneous variable)

외재변수란 독립변수 종속변수와 관계가 표면적으로 인과관계가 있는 것처럼 보이지는 경우에도 실제로는 두 변수가 우연히 어떤 변수와 연결됨으로써 관계가 있는 것처럼 보이게 하는 제3의 변수이다. 외재변수는 기존 독립변수와 종속변수라 생각했던 변수들보다 시간적으로 선행하고 양자에 동시에 영향을 미치는데 있다.

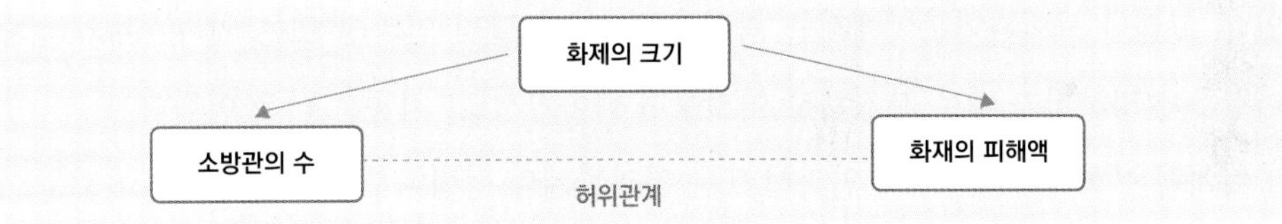

〈그림 2-7〉 외재변수

(5) 억제변수(suppressor variable)

억제변수라 함은 실제는 관계가 있는 변수들인데 외견상 관계가 없는 것처럼 보이게 만드는 변수를 말한다. 예를 들어 고급자동차의 모양과 판매량간의 관계를 알아보려고 시민을 상대로 조사하니 무관계로 나왔다. 이때 부라는 억제변수를 도입하여 통제하고 부유한 사람들을 상대로 조사해 보니 유관계로 나타남을 알 수 있다.

(6) 왜곡변수(distorter variable)

왜곡변수란 외견상 나타난 X변수와 Y변수의 인과관계의 음과 양의 방향을 정반대로 해석해야만 옳은 해석이 되도록 만드는 변수이다. 예를 들어 이전의 학자들이 기혼자의 자살률이 미혼자의 자살률보다 높은 것을 보고 삶의 긴장이 더 높기 때문이라고 해석한 것은 잘못이라 지적한다. 이것은 왜곡변수를 고려하지 않았기 때문이라 본다. 연령을 왜곡변수로 도입하여 통제한 결과 미혼자의 자살률이 기혼자보다 높게 나타났다. 이때 연령이란 변수가 혼인의 유무와 자살률간의 관계에 대한 해석을 정반대로 하도록 만드는 것이다.

VI. 인과관계의 분석(Analysis of Causal Relations)

1. 인과관계의 의의

자연과학에서는 인과성은 매우 단순하다. 예로서 물리학의 경우 물체가 땅에 떨어지는 원인을 설명하는 중력의 법칙(law of gravity)은 시간과 공간을 초월해서 적용력이 있다. 그러나 사회과학분야에서는 자연과학에서와 달리 인과성 또는 인과관계의 성립여부를 설명하기가 매우 복잡하고 어려우며 나아가서 그 적용은 더욱 어렵다.

이처럼 사회과학분야에서 인과성 또는 인과관계의 성립여부를 설명하기가 어려운 이유로는 흔히 '원인에 대한 원인'때문이다. 예로서 '편견'과 관련된 요소로서 그리고 편견을 감소시킬 수 있는 요소들로는 '경제적 경쟁', '종교적 이념', '정치적 관점', '유년기의 경험', '교육량' 등을 들 수 있다 즉, 이들 가운데서 한 요인으로 "교육량의 증가는 편견을 감소시키는 원인이 된다."는 인과관계의 가설적 명제가 수립될 수가 있다. 그런데 이와 같이 '교육과 편견 사이의 인과관계'(즉, 교육이 편견을 감소시키는 경향이 있다)에 대해 일부 사람들은 "교육에 대한 원인이 별도로 있음"을 이유로 반대의사를 펴고 있다. 예컨대 어떤 사람의 교육에 대한 이유(Z)가, 그 사람의 교육적 성취(X)에 영향을 미쳤으며, 이러한 교육적 성취는 다시 이 사람의 편견(Y)에 영향을 미쳤다는 것이다($Z \rightarrow X \rightarrow Y$). 이렇게 볼 때 단순히 교육이 편견에 대한 원인($X \rightarrow Y$)이라고 하는 것은 문제가 있다.

이처럼 사회과학에서 인과관계 또는 인과성의 성립이 어려운 이유가 '이유에 대한 이유' 때문은 아니다. 사회과학의 경우 인과관계에 대한 이론을 수립하거나 또는 증명하기 위한 도구가 적절하지 않은 것도 문제가 된다. 즉, 자연과학에서는 제3의 변수의 영향을 통제할 수 있는 도구로서 실험을 적절하게 사용할 수 있으나, 사회과학에서는 실험에 의한 통제가 완전하지 못하기 때문에 실험이 인과관계를 규명할 수 있는 적절한 도구가 되지 못한다.

········· 참고하기

과학적 개념으로서의 인과관계와 상식적 개념으로서의 인과관계의 구별

① 상식적 개념으로서의 인과관계는 결과를 발생하게 한 원인은 한 가지밖에 없다고 본다. 과학적 개념으로서의 인과관계에서는 여러 가지 원인들이 결합하여 결과를 초래했다고 본다.

② 상식적 개념으로서의 인과관계는 X와 Y의 관계를 확정적 인과관계로 해석하는 데 반하여 과학적 개념으로서의 인과관계에서는 있을 법한 관계, 즉 확률적인 인과관계로 본다.

③ 상식적 개념으로서의 인과관계는 X가 Y의 원인이라는 것을 증명할 수 있다고 본다. 그러나 과학적 개념으로서의 인과관계에서는 X가 Y의 원인이라는 것은 결코 증명할 수 없으며 다만 인과관계가 존재하고 있음을 추론할 수 있을 뿐이라고 본다.

2. 인과관계의 성립을 위한 기준

이상에서 우리는 사회과학연구에서 인과관계의 발전이 매우 어려움을 알 수 있었다. 이에 우리는 인과관계의 성립을 위한 기준으로서 다음과 같은 세 가지의 조건을 기준으로 검토하기로 하겠다.

1) 시간적 순서(time order)

독립변수가 종속변수보다 시간적으로 선행(先行)하거나 또는 독립변수에 나타난 원인에 대한 변화가 시간적으로 종속변수에 나타난 변화보다 선행되어야 한다. 다시 말해서 종속변수에 나타난 추정된 변화가 독립변수에 나타난 변화보다 앞서서 나타날 경우 두 변수 사이에 독립변수와 종속변수의 관계가 무너지게 된다.

2) 공동변화(covariation)

공동변화란 둘 또는 그 이상의 현상이 함께 변화하는가 하는 것을 의미한다. 예로서 교육을 더 받게 되면 편견이 감소하는 것과 같이 교육수준의 변화가 편견수준의 변화를 수반한다면 우리는 교육과 편견은 공동변화한다고 할 수 있다.

인과성의 두 번째 기준은 이처럼 두 변수가 같은 방향 또는 서로 다른 방향으로 함께 '실질적'으로 변화해야만 한다는 것이다. 어느 정도의 공동변화나 상관관계를 '실질적'인 공동변화(substantial covariation)가 있는 것으로 판단하는 여부는 두 변수 사이의 관계가 '통계적으로 강한(statistically strong)' 관계인가의 여부에 의해서 결정될 수가 있다. 먼저 두 변수가 공동변화하는 정도가 통계적으로 충분히 강하다고 판명되면 두 변수 사이에는 인과관계가 성립한다고 볼 수 있다. 그러나 통계적으로 상당히 약하다고 해서 두 변수 사이에 인과관계가 전혀 성립하지 않는다고 할 수는 없다. 사회과학의 경우 측정수단이 매우 모호하고, 또한 사회과학의 대상이 되는 인간의 행동에 영향을 미치는 원인들은 너무나 많고 또한 다양하기 때문이다.

공동변화는 두 변수 사이의 인과관계에 대한 필요조건(necessary condition)은 되지만 충분조건(sufficient condition)은 되지 못한다. 공동변화만으로 두 변수 사이의 인과관계를 설정할 수가 없다. 다시 말해서 독립변수가 변할 때마다 종속변수가 변하는 것이 관찰되었다고 해서 두 변수 사이에 항상 원인과 효과의 관계(a cause and effect relationship)가 성립하는 것은 아니라는 것이다. 이에 대해서 Hubert M. Blalock도 비슷한 견해를 제시하고 있는데 그는 "만약에 X가 Y의 원인이 된다면, X에 대한 변화가 Y에 대한 변화를 초래하는 것을 의미하는 것이지 X의 변화가 단순히 Y의 변화를 수반하는 것은 아니다."라고 함으로써 공동변화만을 가지고는 인과관계를 설정할 수가 없다고 하였다. 따라서 우리는 다음과 같이 제3의 변수가 두 변수의 관계에 어떤 영향을 미쳤는가에 대해 검토해야 할 필요가 있는 것이다.

3) 제3의 변수의 영향부인(no third variable) 또는 무허위상관(non-spurousness) 입증

기존의 관찰된 독립변수와 종속변수 사이의 상관관계가 제3의 변수에 의해서 설명되는 것이 아니어야 한다. 즉, 제3의 변수(Z)를 일정하게 유지하면 X와 Y 사이의 관계가 없어지거나 또는 공동변화가 '현저히' 줄어드는 그러한 제3의 변수 Z가 존재하지 않아야 한다. 여기서 공동변화가 어느 정도 줄어들 때 현저히 줄어들었다고 보느냐 하는 것은 위에서 공동변화의 '실질적'이라는 용어에 대한 판단기준과 같은 정도라고 볼 수 있다.

그리고 제3의 변수가 여러 개가 있다고 생각될 때 이들 제3의 변수를 몇 개까지 찾아내야 하느냐 하는 것은 흔히 추가적인 변수들을 찾아냄으로써 얻을 수 있는 이익과 이들 추가적인 제3의 변수들을 찾아내기 위한 연구나 노력에 투입되는 비용에 따라 결정된다. 즉, 추가적인 제3의 변수를 찾아냄으로써 오는 이익이 이러한 추가적인 제3의 변수를 찾는데 투입되는 비용보다 클 때까지는 제3의 변수를 찾는 연구와 노력을 계속해야 할 것이다.

요컨대 두 변수 사이의 관계가 인과관계임을 입증하기 위해서 조사연구자는 두 변수 사이의 상관관계가 제3의 변수의 영향에 의한 것이 아니라는 사실을 증명할 수 있어야 한다. 그리고 이것이 너무 막연할 경우 적어도 앞에서 설명한 공동변화가 비허위적(nonspurious)이라는 것을 증명해야 한다(노화준, 1992 : 280).

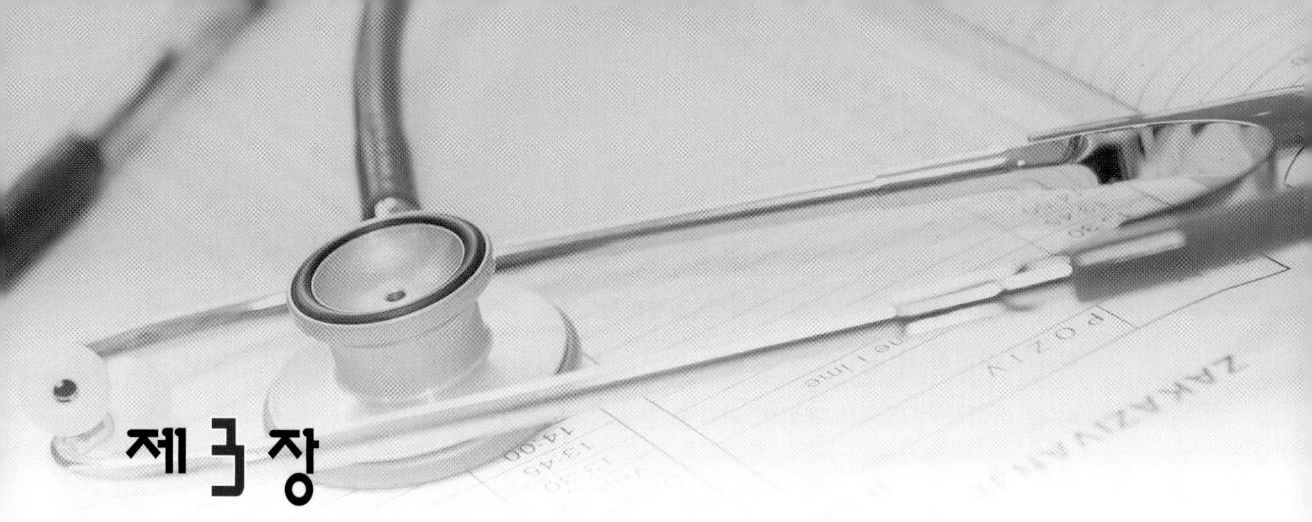

제 3 장

보건조사방법론

연구조사의 설계

조사설계(Research Design)란 연구문제에 답하기 위해 어떤 연구방법을 사용해 연구를 추진해 나갈 것인가를 계획하는 것이다. 예를 들어 '금연집단과 흡연집단간의 체력에는 어떠한 차이가 있는가?'라는 연구문제에 답하기 위해 실험조사, 사례조사, 서베이 중 어떠한 방법론을 택하여 연구를 진행해 나갈 것인지를 계획하는 것이 바로 조사설계이다.

다시 말해서 조사설계는 조사의 다양한 단계에서 조사자에게 필요한 지침을 내려주는 논리적 모델과 같은 것이라고 할 수 있다. 조사설계는 연구문제나 가설에서 제기된 명제들을 경험적으로 검증하기 위해서 어떤 자료들의 필요한지, 자료들을 어떻게 조합할 것인지 등을 계획하는 것이다. 따라서 조사설계는 연구과정의 전반적인 조사과정을 이끌어 주는 나침반이나 집을 짓을 때 설계도와 같은 역할을 한다.

Ⅰ. 연구조사의 종류

흔히 사용되는 연구조사는 다양하게 분류되고 있다. 즉 변수의 조작가능성에 의한 분류로서 실험설계와 비실험설계, 조사상황에 따른 분류로서 실험실연구와 현장연구, 조사목적에 따른 분류로서 탐색적 조사, 기술적 조사 그리고 설명적 조사, 시간적 차원에 따른 분류로서 횡단조사와 종단조사 등으로 분류된다. 다음은 조사목적에 따른 분류와 시간적 차원에 따른 분류에 대해 구체적으로 기술하기로 한다.

1. 조사목적에 따른 분류

1) 탐색적 조사(exploratory research)

연구하려는 문제가 연구자에게 생소하여 사전지식이 부족할 경우 주어진 문제에 대한 예비지식을 넓히고 문제에 익숙해지기 위해서 탐색조사를 한다. 연구문제의 발견, 변수의 규명, 가설의 도출을 위해서 실시하는 조사로서 주로 본 조사를 위한 예비조사로서 실시한다. 탐색적 조사의 유형으로는 첫째, 문헌조사로서 2차 자료를 이용하는 방법으로 각종 학술지, 통계자료집 등과 다양한 분야의 자료를 조사하는 것이다. 둘째, 전문가 의견조사로서 주어진 문제에 대해 전문적인 견해와 경험을 가지고 있는 전문가들로부터 정보를 얻어내는 방법으로 주로 문헌조사에 대한 보완적인 수단으로 이용된다. 셋째, 사례조사로서 연구자들이 현재 직면하고 있는 상황과 유사한 사례들을 찾아 분석하는 조사방법 문제의 규명과 관련된 변수간의 관계를 명확히 해주는 데 매우 효과적이다. 넷째, 면접법으로서 전문지식을 보유한 조사자가 소수의 응답자 집단을 대상으로 특정한 주제를 가지고 자유로운 토론을 벌여 필요한 정보를 획득하는 방법 등이다.

2) 기술적 조사(descriptive inquiry)

먼저 기술적 조사란 연구의 대상이 되는 변수의 특징이나 현황에 대해서 기술을 하기 위한 목적을 가진 조사이다. 특히 기술적 조사는 정확한 정보가 결여된 경우 현상에 대한 탐색(exploration)와 명료화(clarification)를 주목적으로 한다고 할 수 있다. 따라서 기술적 조사는 종종 탐색적 조사(exploratory research)라고 불리기도 한다. 이와 같은 탐구적 조사는 가능한 한 완전한 기술을 목표로 하지만, 종종 탐색적 조사에 뒤따르는 설명적 조사를 위해서 자료를 제공하거나 지침 역할을 하기도 한다. 기술적 조사의 유형으로는 사례조사연구, 실태조사, 내용분석, 시뮬레이션연구 등이 있다.

3) 설명적 조사(explanatory inquiry)

설명적 조사는 변수들 사이의 관계를 설명하는 것을 목적으로 하는 조사이다. 다시 말해서 설명적 조사는 변수들 사이의 가설적 관계를 검증하는 것을 목적으로 하는 조사라고 할 수 있다. 나아가서 설명적 조사는 일반화(generalization)가 가능하거나 또는 적어도 일반화를 추구하는 것을 주목적으로 한다. 따라서 설명적 조사는 단순히 현상의 존재나 상태에 대한 기술에 만족하지 않고 일반화할 수 있는 명제를 한정함으로써 현상을 설명하려고 시도하게 된다. 그리고 무엇보다도 설명적 조사는 인과관계를 추론할 수 있도록 명백하게 진술된 변수들 사이의 관계에 관심을 둔다. 설명적 조사의 유형으로는 실험설계, 실태조사, 시뮬레이션 등이 있다.

2. 시간적 차원에 따른 분류

1) 횡단적 조사(cross-sectional research)

횡단적 조사란 어느 한 시점에서 모든 관련 변수에 대한 자료를 수집하여 한 번에 광범위한 조사를 실시하는 것을 말한다. 어떤 한 사회의 계층이나 연령집단, 지역사회 등 여러 집단들의 특성을 상호 비교하는 연구가 이에 속한다. 사회과학 분야의 대부분의 조사연구가 이에 해당된다. 연구대상이 지리적으로 넓게 분포되었고, 연구대상 수가 많으며, 많은 변수에 관한 자료를 수집하여야 할 필요성이 큰 경우에 적절한 연구방법이다. 예를 들면 전국 65세 이상의 노인들의 1일 평균 운동시간에 대한 조사가 필요할 때이다.

2) 종단적 조사(longitudinal research)

종단적 연구란 연구대상을 일정한 기간 동안 관찰하여 그 대상의 변화를 파악하려는 데 초점을 두는 연구, 즉 둘 이상의 시점에서 동일한 분석단위를 연구하는 것이다. 예를 들면 어떤 당뇨환자의 질병진행 과정을 연구하기 위하여 당뇨발병 시점부터 현재까지 조사하는 것이다. 종단적 연구는 어떤 연구의 동태적 변화 또는 발전과정을 분석하기 위한 연구로는 최상의 연구방법이다.

II. 사례연구(case study)

1. 사례연구의 의의

사례연구는 설명적 조사는 없고 기술적 조사만 있는 점이 특징이다. 사례연구는 대체로 개인(individual)이나 집단(group)을 대상으로 집중적으로 연구를 하는 경우이다. 사회과학백과사전에 의하면 사례연구라는 용어는 원래 의학 또는 심리학에서 기원하였으며, 이들 분야에서는 특정한 질병의 동태나 병리와 같은 개별적 사례를 자세하게 분석 또는 설명하는 것이라고 보았다. 그리고 이처럼 개별적인 사례를 집중적으로 탐구함으로써 현상에 대한 적절한 지식을 얻을 수 있다고 믿은 것이다. 이와 같이 의학과 심리학에서 시작된 사례연구가 오늘날에 와서는 사회복지학을 비롯한 응용사회과학에서도 매우 다양하게 사용되어지고 있다.

사례연구는 기술적 조사유형으로서 조사자가 주제에 관해 예비지식이 전혀 없을 때 사용하면 그 주제 대해 풍부한 지식을 얻을 수 있는 연구방법이다. 그리고 이 사례연구는 설명적 연구와 같은 다른 조사를 위한 아이디어나 실마리를 발견하기 원할 때 사용하는 것이 적절하다(Julian L. Simon, 1967 : 276). 또한 사례연구는 하나의 개별적(individual) 또는 집단적(collective)인 사례(현상)의 실체(entity)를 집중적으로 연구하는 것이며, 비교 또는 통제집단(comparison or control group)이 없고, 모집단이 직접적인 연구의 대상이 되는 연구라 정의할 수 있다. 이러한 사례연구의 특징은 명제나 가설의 검증이 아니고, 오직 연구대상에 대한 기술과 탐구를 주목적으로 한다는 점이다. 특히 분석의 단위의 수가 매우 적다는 점에서 사례연구는 그 자체로서 끝날 뿐 연구의 결과에 대해서 일반화를 시도할 수는 없는 것이다.

2. 사례연구의 종류

사례연구는 분석단위에 따라 개인에 초점을 맞추는 개별적 사례연구(individual case study)와 집단에 초점을 맞추는 집단적 사례연구(group case study)가 있으며, 또한 사례의 수, 연구목적, 용도 등에 따라 분류하기도 한다. 이하에서는 개별적 사례연구와 집단적 사례연구에 대해 구체적으로 살펴보기로 한다.

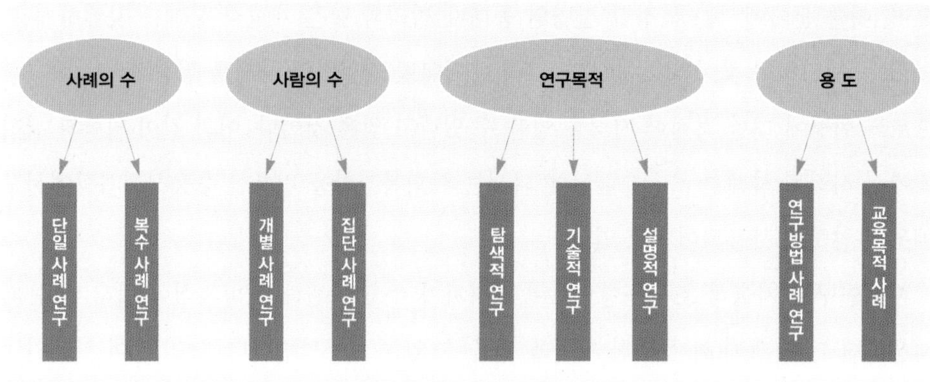

〈그림 3-1〉 사례연구의 종류

1) 개별적 사례연구(individual case study)

먼저 개별적 사례연구는 일기, 편지, 자서전과 같은 개인의 생활과 개인에 관한 기록을 검토하는 연구이다. 개별적 사례연구는 전통적으로 심리학과 사회심리학에서 많이 활용되어 왔다. 예로서 Freud는 수많은 개인들에 관한 집중적인 개별적 사례조사를 축적시킴으로써 인간의 심리적 반응에 관한 이론을 수립한 바 있다(J. Breuer and S. Freud, 1957 : 23).

2) 집단적 사례연구(group case study)와 필드리서치(field research)

집단적 사례연구는 사회집단을 대상으로 그 속에서 함께 생활하거나 또는 함께 생활하지는 않더라도 그와 유사한 상황을 만듦으로써 얻어낸 생생한 재료를 분석하는 연구이다. 집단적 사례연구는 한 사회내의 특정한 집단의 행태분석에 초점을 맞추는 사회학자들에 의해서 지금까지 주로 사용되어 왔다. 따라서 집단적 사례조사는 "필드리서치(field research)"라고도 불리 운다. "필드리서치"란 조사자 자신이 연구의 대상이 되는 사회 집단이나 인종(예 : 원시종족) 속에 참여하여 생생한 자료를 수집하고 분석하여 연구를 완성시키는 조사라고 할 수 있다.

2. 사례연구의 절차

사례연구의 절차를 검토하기 위해서는 앞에서 검토한 과학적 방법을 위한 절차들과 비교할 필요가 있다. 앞에서 과학적 방법의 절차로서 ① 착상단계, ② 사실 또는 자료수집단계, ③ 사실의 요약단계, ④ 사실의 설명단계, 그리고 ⑤ 설명의 검증단계 등 다섯 단계를 든 바 있다. 그런데 사례연구는 기술이나 탐구가 목적이므로 명제나 가설의 검증을 목표로 하는 설명적 조사연구와는 달리 과학적 방법에서 요구되는 모든 단계들을 필요로 하지 않는다. 따라서 이들 절차를 사례연구에 적절하도록 다시 정리하여 보면, ① 착상단계, ② 사실 또는 자료수집단계, ③ 사실 또는 자료의 요약단계, ④ 사실의 설명단계, 그리고 ⑤ 보고를 위한 기술단계 등 다섯 단계가 된다.

3. 사례연구의 평가

사례연구가 지니고 있는 장 · 단점을 검토해 보면 다음과 같다.

1) 장 점

사례연구는 다음과 같은 장점들을 가지고 있다. ① 분석의 단위가 하나이며, 이 대상을 집중적으로 검토하기 때문에 이 대상에 대한 깊이 있고 종합적인 이해를 가져오게 된다. ② 또한 하나의 사례에 관해 처음부터 마지막까지 동태적인 분석을 함으로써 사실의 발견과 문제의 해결에 크게 기여할 수가 있다. ③ 설명적 조사연구를 위한 예비조사(pilot study)로서 사용될 수 있다. ④ 특히 수많은 사례연구들이 축적될 경우 일반화도 가능해질 수 있다.

2) 단 점

한편 사례연구는 다음과 같은 단점들을 가지고 있다. ① 연구의 대상을 선정함에 있어 비확률 표본추출 방법을 사용하기 때문에 연구대상의 대표성(repersentativeness)에 문제가 있다. ② 자료의 신뢰성을 검증하기 어렵다. ③ 연구의 반복이 어렵다. ④ 통제집단이나 비교집단을 사용하지 않기 때문에 변화에 대한 분석이 어렵다. ⑤ 이상의 이유들과 함께, 특히 분석의 단위가 하나이기 때문에 연구의 결과를 일반화할 수가 없다.

이상과 같은 사례연구를 요약하여 평가할 경우 하나의 분석단위(개인적 또는 집단적)에 관해서 집중적으로 검토하는 기술적 또는 탐구적 연구라 하겠다. 특히 분석의 단위의 수가 적고 나아가서는 연구의 반복이 많지 않기 때문에 연구의 결과를 일반화할 수가 없다. 그럼에도 불구하고 하나의 대상에 대해 연구를 무수하게 거듭하여 사례연구를 축적시킬 경우에는 일반화가 가능해진다는 이론이 성립할 수도 있을 것이다.

Ⅲ. 실태조사(survey research)

1. 실태조사의 의의

실태조사는 규모가 비교적 큰 집단을 대상으로 질문지법이나 면접법을 사용하여 집단 사이에 어떤 특징이 존재하는가를 찾아내는 것을 목적으로 하는 연구이다. 대개의 경우 수많은 사람들을 모두 다 대상으로 할 수 없기 때문에 표본추출을 하게 되고, 추출된 표본을 대상으로 계획된 주제와 관련된 질문문항이나 면접절차를 사용하여 얻어 낸 자료는 세련된 각종 통계분석을 사용하여 분석하는 조사방법이다.

조사대상에게 질문을 하고 응답케 하는 과정에서 사용되는 면접법이나 질문지법의 자료수집 방법을 사용하는 등 대체로 다음과 같은 세 가지의 일반적 특징을 갖는 점이 다른 조사방법들과 구별되는 점이라 하겠다. 첫째, 확률적 표본추출절차를 사용하여 모집단으로부터 대규모의 표본을 추출한다. 둘째, 체계적인 질문문항이나 면접절차를 사용하여 연구대상으로부터 신뢰할 수 있고 편견이 없는 자료(정보)를 획득한다. 셋째, 각종 세련된 통계분석방법을 사용하여 자료를 분석한다.

2. 실태조사의 구성요소(the components of survey research)

실태조사는 대체로 표본추출, 질문설계, 조사실시, 통계기법 등 네 가지 요소들로 구성되어 있다. 이하에서 이들에 관하여 살펴보면 다음과 같다.

1) 표본추출(sampling)

실태조사의 첫 번째 구성요소로는 표본추출을 들 수 있다. 이는 대부분의 실태조사가 확률적 표본추출절차를 사용하여 대규모의 모집단으로부터 표본을 추출하는 데서 시작하기 때문이다. 표본추출을 하지 않고 전수조사를 하는 경우 모집단 속의 모든 개인들에 관해 자료(정보)를 수집하여 분석한다. 그러나 모집단의 규모가 방대할 경우 전수조사는 시간적 그리고 금전적 투입에 비해서 결과가 신통치 않을 경우가 많기 때문에 결과적으로 엄청난 낭비가 초래될 수 있다. 따라서 모집단을 잘 대표할 수 있는 표본을 추출하여 이를 분석한 결과를 가지고 모집단에 대해서 추론하는 방법을 택하게 된다. 오늘날처럼 표본추출방법이 잘 발달된 상황 하에서는 비교적 적은 수의 표본을 가지고도 모집단의 특징을 상당히 정확하게 추론할 수 있다.

2) 질문설계(question design)

실태조사의 두 번째 구성요소는 체계적인 질문문항을 사용하여 표본을 측정함으로써 신뢰할 수 있고 편견이 없는 자료를 수집하는 것이다. 초기의 실태조사에서는 체계적인 질문문항이 없이 면접자 등 자료수집자들로 하여금 표본을 측정하도록 함으로써 수집된 자료들 사이에 중대한 차이가 존재할 수밖에 없었다. 그러나 20세기 초 이후 이와 같은 문제를 극복하기 위해서 표준화된 질문(standardized questions)을 사용하여 대상을 측정하기 시작하였다.

3) 조사실시(survey administration)

실태조사의 세 번째 구성요소로서 조사실시란 추출된 표본을 대상으로 질문문항을 사용하여 자료를 수집하는 과정을 의미한다.

실태조사에서 자료를 수집하는 방법에는 개별면접(personal interview), 질문지우송(mail questionnaire), 전화면접(telephone interview), 개별 또는 집단적 질문지 작성(self and group questionnaire) 등 다섯 가지를 들 수 있다. 실태조사의 자료수집방법 가운데 특히 개별적 면접을 사용할 경우 면접자(들)의 역할은 표본에게 질문을 하는 것에서 시작하여 그 결과를 기록하는 등 매우 다양하다. 따라서 이들에 대해서는 다른 자료수집자들에 비해서 보다 더 엄격한 교육과 감독이 필요하다.

4) 통계기법(statistical techniques)

실태조사의 마지막 구성요소로서는 수집된 자료를 분석하기 위한 각종 통계기법들을 들 수 있겠다. 수집된 자료의 종류에 따라서 사용되는 통계기법들도 달라지는데 최근에는 보다 다양한 기법들이 사용되고 있다.

3. 실태조사의 절차

기술적 실태조사는 착상단계, 사실 또는 자료의 수집단계, 사실의 요약단계, 그리고 사실의 설명단계 등 네 단계를 거친다. 그러나 이들 단계는 사로 단절되고 독립된 것들이 아니고 연속적으로 연결되고 중복될 수 있다.

1) 제1단계(착상단계)

연구조사의 준비단계로서 주제의 선정, 가설의 설정, 연구순서 및 조사설계의 결정, 필요한 인적 및 물적 자원의 검토 등이 이뤄진다. 특히 가설 속의 개념이나 변수를 직접적으로 측정할 수 없는 경우 조작적 정의의 과정을 통해서 이들 용어들을 실제상화에서 직접적으로 관찰 할 수 있도록 조작화 시킨다.

2) 제2단계(사실 또는 자료수집단계)

우선 조사가 모집단을 대상으로 하지 않을 경우 표본이 추출되고, 제1단계에서 정해진 대로 실제 자료수집에서 사용될 자료수집방법을 결정한다. 표본이 추출되면 제1단계에서 선정된 자료수집방법(관찰법, 면접법, 질문지법 또는 이들 둘 이상의 복합적 이용)에 의해 자료를 수집한다. 예를 들어 질문지법이 결정되었다면 먼저 질문문항들을 작성하고, 다음에는 작성된 질문지의 신뢰도 및 타당도를 검토하기 위해서 사전검사(pretest)와 조사원의 교육을 실시한다.

3) 제3단계(사실의 요약단계)

먼저 수집된 자료의 분석을 위하여 자료의 부호화(coding) 및 조직화가 이뤄지고 이어서 자료의 분석 및 요약이 진행된다. 특히 자료의 분석을 위해서는 적절한 통계기법이 사용된다.

4) 제4단계(사실의 설명단계)

실태조사의 최후의 단계로서 앞의 세 단계, 특히 제3단계에서 얻어진 결과에 대해 설명하는 단계이다.

5) 제5단계(설명의 검증단계)

실태조사에서 얻어진 결과를 다시 새로운 상황에 적응시켜 조는 단계로서 이는 또 하나의 새로운 연구조사의 시작에로 이어진다.

4. 실태조사의 종류

실태조사의 종류는 매우 다양하며 그 분류방법도 여러 가지이다. 여기서는 실태조사를 ① 기술적 실태조사(소시오메트릭 설계), ② 설명적 실태조사(횡적 실태조사, 종적 실태조사), ③ 문맥적 실태조사 등 크게 세 가지로 분류하여 검토하기로 하겠다.

1) 기술적 실태조사(descriptive survey research)

(1) 기술적 실태조사의 의의

기술적 실태조사는 Herbert Hyman이 말할 것처럼 "한정된 모집단 또는 모집단에서 추출된 표본 속의 하나 또는 둘 이상의 변수(들)에 대한 상세한 측정에 초점을 두는 조사"라고 할 수 있다. 다시 말해서 기술적 실태조사는 변수들 사이의 인과관계를 밝히려 하기 보다는 오직 대상 변수(들)이 지니는 특징과 현황에 대해 측정하는 것에 만족하는 조사이다. 따라서 기술적 실태조사는 궁극적으로 모집단의 특정한 성격, 태도, 경험 등이 어떻게 분포되어 있는가에 대하여 기술하는 것을 목표로 하고 있다.

(2) 기술적 실태조사와 사례조사

이와 같은 기술적 실태조사는 동일한 기술적 조사에 속하는 사례조사(case study)와 상당한 혼동을 일으키기도 한다. 그러나 두 조사는 다음과 같은 몇 가지 측면에서 구별이 된다. 첫째로, 사례조사는 모집단이 연구의 대상이지만 기술적 실태조사는 대개의 경우 표본을 대상으로 연구한다. 둘째로, 사례조사는 분석의 단위(unit of analysis)가 모집단 하나이지만 기술적 실태조사는 분석의 단위가 표본의 수만큼 여러 개다. 셋째로, 사례조사의 경우 표본추출과 모집단에 대한 추론이 아무런 의미를 가지지 않으나, 기술적 실태조사에서는 표본추출과 모집단에 대한 추론이 상당히 중요한 의미를 지닌다.

(3) 기술적 실태조사의 종류

가) 유형 분류

기술적 실태조사에는 각종 인구분포를 내용으로 하는 국세조사(census)와 같이 모집단을 직접적으로 연구하는 경우도 있지만, 대개의 경우 실업률, 평균수명, 교통사고율, 그리고 각종 선거예측과 같이 모집단에서 추출된 표본을 대상으로 하는 유형들이 있다. 이러한 기술적 실태조사를 분류하기 위한 좋은 방법으로는 J. Simon이 한 것처럼 자료의 종류에 따른 분류를 들 수 있다. 즉, Simon은 그의 저서에서 자료의 유형에 따라 다음과 같이 여섯 가지로 분류한 바 있다.

① 인구통계학적 자료

② 인간의 행위에 관한 자료

③ 인간의 장래의 의도적 행위에 관한 자료

④ 인간이 소유한 정보의 양에 관한 자료

⑤ 견해, 태도, 신념, 그리고 관심에 관한 자료

⑥ 인간의 행위의 원인에 관한 자료

나) 소시오메트릭 설계(sociometric designs)

기술적 실태조사의 한 예로서 소시오메트릭 설계를 들 수 있다. 소시오메트릭 설계는 집단 구성원들을 개인적으로 면접하여 상호간의 호 · 불호를 조사하여 구성원간의 우호관계를 분석하는 조사이다. 따라서 이와 같은 소시오메트릭 설계는 앞의 J. Simon의 분류 가운데 다섯 번째의 견해, 태도, 신념, 그리고 관심에 관한 자료유형에 속한다. 이처럼 소시오메트릭 설계는 대상이 되는 집단 내에 있는 모든 개인을 의무적으로 면접하여 가장 친밀한 친구는 누구이며, 가장 함께 일하고 싶은 사람은 누구이며, 또한 조언이 필요한 경우 누구에게 먼저 갈 것인가 등에 관한 정보를 알게 되어 개인적 우호관계에 관한 네트워크를 작성하는 것을 목표로 하고 있다.

(4) 기술적 실태조사의 장 · 단점

가) 장 점

① 표본추출에 의해서 모집단을 잘 대표할 수 있는 표본을 추출할 수가 있다.

② 표준화된 질문문항을 사용하기 때문에 측정이 일관성을 유지할 수 있다.

③ 사전검사를 거치므로 사례조사의 경우보다 자료의 신뢰도가 높다.

④ 이상과 같은 이유 때문에 연구의 반복이 가능하다.

⑤ 설명적 실태조사를 위한 예비조사로 사용될 수 있다.

⑥ 다른 자료수집방법에 의해서 수집할 수 없는 자료(information not available from other source)를 수집할 수 있다는 장점이 있다. 예로서 동기와 태도에 관한 자료는 오직 실태조사에서 만이 가능하다.

⑦ 실태조사에서 사용되는 통계분석이 다른 조사연구로는 도저히 수행 할 수 없는 특수한 목적을 수행할 수 있다.

나) 단 점

① 통제집단이나 비교집단을 사용하지 아니하여 변화에 대한 분석이 가능하지 않다.

② 사례조사와는 달리 분석의 단위가 많아서 연구의 깊이와 집중력이 약해질 수가 있다.

③ 표본의 수가 많고 지역적으로 산재해 있을 경우 사례조사에 비해서 조사비용이 많이 들 수가 있다.

2) 설명적 실태조사(explanatory survey research)

(1) 설명적 실태조사의 의의

설명적 실태조사는 둘 이상의 변수들 사이의 상관관계를 조사하고, 궁극적으로는 이들 상관관계를 인과관계적 용어로 설명하려고 시도한다. 즉 두 변수들 사이에 원인과 효과의 관계가 성립하는가를 알아보고자 하는 것이다.

(2) 설명적 실태조사의 종류

설명적 실태조사는 설계유형에 따라 횡적 실태조사, 종적 실태조사, 그리고 문맥적 실태조사 등 크게 세 가지로 구분된다.

가) 횡적 실태조사(cross-sectional designs)

횡적 실태조사는 동일한 시점(one point in time)에서 둘 이상의 집단으로부터 표본을 추출하여 얻은 자료를 검토하여 차이점과 유사점을 찾아내고 차이점에 대한 원인을 분석하려고 시도한다. 이와 같은 횡적 실태조사는 설명적 실태조사 가운데서 오늘날 가장 보편적으로 사용되는 유형이라 하겠다. 횡적 실태조사의 특징은 '동일한 시점(one point in time)'과 '둘 이상의 집단의 비교(comparison)'에 있다. 먼저 동일한 시점이란 엄격하게 '어느 한 순간에 동시적으로' 발생하는 것이 아니고 '단지 가능한 짧은 시간 내'에 면적이나 질문문항의 응답이 이뤄지는 것을 의미한다. 그리고 둘 이상의 집단들에 대한 비교를 통해서 상관관계에 대한 추론을 시도한다.

나) 종적 실태조사(longitudinal designs)

종적 실태조사는 횡적 실태조사의 경우와 달리 동일한 집단을 대상으로 하여 장기간 동안(extended period of time)에 걸쳐 자료를 수집하는 것을 특징으로 한다. 즉, 종적 실태조사는 동일한 집단에 대해 시간을 달리하여 측정함으로써 나타나는 변화의 원인이 무엇인가를 분석하려는 연구이다. 종적 실태조사에서 강조되는 '장기간'은 몇 개의 동일한 기간들로 구성된다. 그리고 종적 실태조사의 유형에는 경향적 조사(trend studies)와 패널식 조사(panel studies)의 두 가지가 있다.

a) 경향적 조사(trend studies) : 경향적 조사는 시간이 지남에 따라 어떤 변수(variables)가 변화하는가를 식별하는데 목표를 둔다. 이를 위해서 경향적 조사에서는 매번 측정을 하고 자료를 수집할 때마다 동일한 모집단으로부터 새로운 표본을 독립적으로 추출한다. 그러나 매번 자료 수집을 위해서 새로운 표본을 추출할지라도 추출된 표본은 근본적으로 동일하다는 것을 전제로 하는데 이는 모집단이 동일하기 때문이다. 그러므로 새로운 표본을 측정하여 변화가 나타났다 할지라도 이 변화는 새로운 표본에서 기인된 것이 아니라 모집단의 변화나 경향을 반영한 것이라 하겠다. 이와 같은 경향적 조사는 타임시리즈(time series studies)라고도 불리운다.

b) 패널식 조사(panel studies) : 패널식 조사는 경향적 조사와는 달리 처음에 추출한 표본을 계속해서 사용하여 시간이 지남에 따라 나타나는 측정상의 변화를 찾아내고 그 변화의 원인을 찾아내는 것을 목표로 한다. 그러므로 패널식 조사는 경향적 조사와는 달리 매 측정시 마다 동일한 표본을 사용하는 것을 특징으로 한다. 즉, 패널식 조사가 완료될 때까지 일정한 기간적 간격을 두고 맨 처음 추출한 표본으로부터 자료를 수집한다.

다) 문맥적 실태조사(contextual designs)

앞의 횡적 실태조사와 종적 실태조사에서는 개인에 관해 정보를 수집하지만 문맥적 실태조사에서는 집단에 초점을 맞춘다. 문맥적 설계는 사회적 환경의 특정한 성격과 그 환경 내의 개인의 특징이나 행태와의 관계를 연구한다. 문맥적 설계의 한 예로는 노동조합원의 정치활동과 작업장 유형과의 관계를 검토한 것을 들 수 있다.

(3) 설명적 실태조사의 장 · 단점

가) 장 점

① 확률적 표본추출(probability sampling)에 의해서 편견이 없는 표본을 추출

할 수 있으며, 또한 그로부터 매우 상세한 자료를 획득할 수 있다는 확신을 가질 수 가 있다.

② 표준화된 측정(standardized measurement)에 의해서 모든 측정대상(표본)을 일관성 있게 측정할 수 있다. 이와 같이 표준화된 측정이 없을 경우 변수들 간의 분포와 상관관계를 분석한다는 것은 가능하지 않다.

③ 다른 자료수집방법에 의해서 수집할 수 없는 자료(information not available from other source)를 수집할 수 있다는 장점이 있다. 예로서 동기와 태도에 관한 자료는 오직 실태조사에서 만이 가능하다.

④ 위 실태조사에서 사용되는 통계분석이 다른 조사연구에서는 도저히 수행할 수 없는 특수한 목적을 수행할 수 있다.

⑤ 두 개 이상의 변수들 사이의 관계를 검토함으로써 변수들 사이의 인과관계를 분석할 수가 있다.

⑥ 연구대상을 있는 그대로 두고 연구함으로써 자료의 실제성이 높고 연구결과가 모집단을 대표할 가능성이 매우 높다.

나) 단 점

① 대체로 조사의 비용이 너무 많이 든다.

② 조작적 정의에 따라서는 타당성 문제가 등장할 가능성이 매우 높다.

③ 지나치게 모든 것을 실태조사에 의존하는 경향이 있다.

3) 실태조사와 사례조사의 비교

실태조사와 사례조사를 비교하여 표로서 나타내면 다음과 같다.

〈표 3-1〉 실태조사와 사례조사의 비교

사례조사	실태조사
1. 조사대상을 질적으로 파악하고 기술	1. 양적인 측면에서 파악하고 기술
2. 소수대상의 여러 지복합적 요인에 대한 복합적 관찰	2. 많은 대상의 특정차원을 획일적으로 조사

3. 조사대상 개개의 특수성/미묘한 대표성을 추구	3. 조사집단의 공분모적인 성질인 대표성을 추구
4. 조사대상을 내면적/동태적 양상을 수직적으로 파고드는 조사	4. 조사대상의 표면적 구조 단면을 수평으로 전개하는 조사
5. 사례조사는 미시적	5. 실태조사는 거시적

IV. 실험설계(experimental design)

1. 실험설계의 개념

1) 실험의 의의

실험설계는 실험을 통해서 독립변수를 조작(처리)하고 종속변수 상에 나타난 변화가 독립변수(실험변수)의 영향 때문인지를 알아보는 설계이다. 이처럼 종속변수 상에 나타난 변화가 독립변수(실험변수) 때문에 나타난 효과인지에 대해서 확신을 가지기 위해서 실험설계에서는 무엇보다도 다른 변수들의 영향력을 통제(control)하는 것을 특징으로 한다.

2) 실험설계의 종류

실험설계는 실험이 이뤄지는 장소에 따라 실험실 실험설계와 야외 실험설계로 나누어 질 수 있는가 하면, 실험시의 통제수준에 따라 진실험 설계, 전실험 설계, 그리고 준실험 설계 또는 유사실험 설계 등으로 분류될 수 있다.

(1) 실험 장소에 따른 분류

먼저 실험실 실험설계는 실험실에서 실험이 이뤄지는 만큼 자연환경에서 발생할 수 있는 여러 가지의 자극들을 잘 통제할 수 있는 장점이 있다. 나아가서 실험실 상황은 독립변수들을 차례대로 소개하고 이들 조작의 효과가 종속변수에 나타나는 변화에 대해서 세심한 관찰이 가능하다는 장점이 있다. 반면에, 실험실 실험설계의 큰 결점은 무엇보다도 실제 생활상황에 얼마나 잘 적용될 수 있는가 하는 문제이다.

이에 비해서 야외 실험설계(field experiments)가 실험실 실험과 다른 점은 무엇보다도 실험의 장소가 야외라는 점이다. 야외 실험설계의 경우 실험자가 아무리 세심한 주의를 기울여가며 실험처리를 하더라도 자연환경이라는 한계를 극복하는 데에는 많은 어려움이 따르게 된다. 무엇보다도 야외 실험설계의 경우 실험실 실험설계에 비해서 내적 타당도를 저해하는 요소들을 통제하는 데에 큰 어려움을 가지게 된다.

(2) 통제정도에 따른 분류

실험설계는 실험상황에 대한 통제가 어느 정도 이뤄질 수 있는가에 따라 진실험 설계(true experimental design), 전실험 설계(pre-experimental design), 그리고 유사실험 또는 준실험(quasi-experiment)의 등 세 가지로 나눠볼 수 있다.

먼저 진실험 설계에서는 실험조작(또는 처리)에 대한 완전한 통제가 가능하고 실험집단과 같은 정도의 동일성이 유지되는 통제집단을 확보한 상태에서 실험을 하는 경우를 말한다. 반면에, 유사실험 또는 준실험 설계는 실험처리에 대한 완전한 통제도 가능하지 않거나, 실험집단과 동등한 통제집단의 확보에도 어려움이 있는 상황에서 실험을 하는 경우를 말한다. 이들 두 가지 실험설계들에 비해서 전실험 설계는 실험조작에 대한 통제도 제대로 할 수 없으며, 실험설계 자체도 매우 단순하여 종속변수 상에 나타난 변화가 실험조작(처리) 때문인지도 알 수 없는 매우 초보적인 실험설계라 할 수 있다.

사회과학의 분야에서는 실험처리에 대한 통제의 어려움이라는 점에서나 또는 실험집단과 완전하게 동질적인 통제집단을 구하기가 어렵다는 점에서 진실험 설계보다도 유사실험 또는 준실험 설계, 나아가서 전실험 설계가 더 많이 사용될 수밖에 없는 것이 특징이라고 할 수 있다.

3) 실험설계의 유용성

Earl Babbie에 의하면 실험설계의 사용이 적절한 연구의 경우를 다음과 같이 몇 가지의 경우로 한정하고 있다(Earl Babbie, 1981 : 187). 첫째, 실험설계는 비교적 제한되고 잘 정의된 개념이나 명제들을 포함하는 연구 프로젝트에 잘 맞는다. 둘째, 실험설계는 가설검증(hypothesis testing), 특히 기술적 가설보다도 설명적 가서의 검증에 더 유용하다. 셋째, 실험설계는 소집단의 상호작용에 관한 연구에 적절하며 또한 성공적일 수가 있다.

2. 진실험 설계(true experimental design)

진실험 설계에 어떠한 실험설계들을 포함시킬 것인가에 관해서 학자들간에 약간의 견해 차이를 보이고 있다. 그 예로서 D. Nachmias와 같은 사람은 고전적 실험설계(the classic experimental design), 솔로몬 네 집단설계(the Solomon four-group design), 통제집단 후 비교설계(the post program-only comparison group design) 그리고 factorial design 등을 들고 있다.

이에 비해서 Campbell과 Stanley는 통제집단 전후 비교설계(the pretest-posttest control group design), 솔로몬 네 집단설계, 그리고 통제집단 후 비교설계의 세 가지를 진실험 설계의 유형 속에 포함시키고 있다.

이상의 두 종류의 진실험에 대한 유형화는 대체로 유사한 점이 많기도 하지만 그 가운데서도 우리는 이들 두 종류의 유형화에서 공통적인 것들이라고 할 수 있는 고전적 실험설계와 솔로몬 네 집단설계에 관해서만 초점을 맞추어 검토하기로 하겠다.

1) 고전적 실험설계

(1) 고전적 실험설계의 내용

고전적인 실험설계는 실험집단(experimental group)과 통제집단(control group)의 두 개의 비교가 가능한 집단으로 구성되어 있다. 이들 두 집단들은 실험집단이 독립변수(independent variable) 또는 실험처리에 노출되는 데 비해 통제집단은 이러한 노출로부터 금지된다는 점에서의 차이 이외에는 모든 면에서 동등하다.

실험집단과 통제집단의 동등화는 매칭(matching)이나 무작위 배치(random assignment)에 의해서 이뤄지는데 흔히 매칭에 의한 완전 동등화는 거의 불가능하다. 매칭에 의해서 완전 동등화를 이루려면 관련되는 모든 요소들을 찾아내고 이들 모두를 매칭 시켜야만 되는데 이는 거의 불가능하다고 할 수 있기 때문이다. 따라서 우연 또는 확률적 근거에 의존하는 무작위 배치가 더 경제적이고 사용가능하다는 점에서 조사자들이 더 많이 이용한다.

고전적 실험설계에서 실험처리의 효과를 평가하기 위해서는 조사자가 실험처리 전·후의 두 번에 걸쳐 양 집단의 종속변수 상에 점수로 나타난 변화를 측정한다.

실험처리의 전·후에 있은 두 번의 측정에서 나타나는 점수상의 변화가 양 집단에서 어떻게 다른가도 비교된다. 만약 실험집단에 있어서의 변화가 통제집단에 있어서의 변화보다 심각할 정도로 클 경우 독립변수가 종속변수와 인과적으로 관련되어 있다고 추론하게 된다. 이와 같은 고전적 실험설계는 〈표 3-2〉과 같은 형태를 취하며, 여기서 T는 독립변수를, O는 종속변수상의 측정을, R은 실험집단과 통제집단이 무작위 배치(random assignment)되었음을, 그리고 d는 양 집단에 있어서 실험처리 전 · 후의 차이를 의미한다.

〈표 3-2〉 고전적 실험설계

	실험 전 측정	처리	실험 후 측정	결과변 수상의 차이
실험집단 R	0_1	T	0_2	0_2-0_1 = de
통제집단 R	0_3		0_4	0_4-0_3 = dc

고전적 실험설계의 실험변수 효과는 de − dc가 된다.

(2) 고전적 실험설계의 네 요소

고전적 실험설계의 경우 인과관계를 입증하는 데에 특히 장점이 있다고들 하는 데 그 이유는 무엇보다도 이 설계가 인과관계의 입증에 필수불가결하다 할 수 있는 비교, 조작처리, 그리고 통제에 초점을 맞추기 때문이라 할 것이다. 다시 말해서 고전적 실험설계가 초점을 맞추는 비교, 조작처리, 그리고 통제 등은 인과분석의 핵심이 되는 동시변화, 제3변수의 영향 통제, 그리고 독립변수와 종속변수의 시간적 순서 등 세 가지 요소들과 관련이 많기 때문이다.

고전적 실험설계에는 이 밖에도 인과관계에 직접적으로는 관련이 없으나 이들 세 가지에 못지않게 설계의 구성요소로서 중요한 일반화에도 미흡한 상태에서나마 관심을 지니고 있다. 그러므로 이하에서는 이들 네 가지의 고전적 실험설계가 초점을 맞추는 설계의 구성요소들에 관해서 검토하기로 한다.

가) 비교(comparison)

학문의 근본은 어느 경우에나 적용이 가능한 보편화되고 일반화된 이론을 정립하는 것인데 이와 같은 목적을 수행하기 위해서는 여러 가지 연구방법이 있을 수 있다. 이와 같은 여러 가지 방법들 가운데 하나의 방법으로서 비교방법(comparison method)은 해당 학문분야의 현상간에 체계적인 비교·분석을 통해서 현상에 관한 이해를 고양하고 더 나아가서는 과학적 이론을 정립하고자 하는 것이다.

사회과학의 경우 자연과학에서와는 달리 비교를 통해서 차이를 발견하게 되는 경우가 많고, 또 이러한 차이가 어디에서 비롯되는가를 찾아내는 것이 매우 중요하다. 예로서 각 국가의 보건의료제도나 사회현상이 나라마다 달라지는가를 비교한 후, 이러한 차이가 어떤 경우에서 비롯되는가를 알아보는 것이 그것이다.

비교는 변수들이 서로 관련이 있다는 것을 보여주기 위한 작업이다. 실험에서 비교의 과정은 두 변수 사이의 동시변화를 분석할 수 있는 수단이 되기도 한다. 예로서 흡연을 하면 폐암의 가능성을 크게 높이게 된다고 할 경우 흡연과 폐암의 상관관계가 있다고 본다. 그리고 이와 같은 가설을 입증하기 위해서는 간암이 비흡연자들에게서 보다 흡연자들에게서 더 많이 나타난다고 비교를 하거나, 비흡연자들 가운데 흡연을 한 후 폐암에 걸리는 숫자가 어느 정도가 되는가를 비교하면 된다. 즉, 조사대상이 비흡연에서 흡연으로 변화할 경우 폐암의 가능성도 변화한다면 이를 동시변화라고 부르며, 이와 같은 동시변화는 비교를 통해서 분석할 수 있는 것이다.

나) 조작(manipulation)

조작, 특히 실험조작이란 실험변수, 즉 독립변수를 소개하는 작업을 말한다. 실험은 독립변수인 실험변수를 소개하여 종속변수 상에 어떤 변화가 나타나는가를 알아보고자 하는 목적을 가진다. 만약에 종속변수에의 변화가 실험처리(조작)의 결과로 나타났다면, 독립변수를 변화시키면 종속변수도 같은 변화가 나타난다는 것을 의미하며 이는 곧 실험조작이 결정(영향)변수이며 종속변수는 영향을 받는 변수가 됨을 의미한다. 또한 이와 같은 관계가 성립하기 위해서는 무엇보다도 실험조작에의 변화가 종속변수 속에 나타나는 변화보다도 시간적으로 먼저 일어나야만 된다. 이러한 시간적 변화는 인과관계를 입증하는 세 가지 요소들 가운데 하나이다.

다) 통제 또는 내적 타당도(control or internal validity)

고전적 실험설계가 초점을 맞추는 세 번째의 요소로서는 통제를 들 수 있다. 여기서 통제란 실험조작(즉, 실험처리)과 종속변수들 간의 관계에 대한 관찰된 설명을 무효화시키거나, 또는 이 설계가 추구하려는 인과관계의 입증에 대한 노력을 무산시킬 수 있는 여러 가지 요소들을 통제하는 것이다.

내적 타당도란 종속변수의 변화가 독립변수에 의해 일어난 것임을 확신할 수 있는 정도를 말한다. 예를 들어 우울증 노인에 대한 의료사회사업적 개입이 노인의 우울증 점수에 의미 있는 변화를 가져왔다는 확신의 정도를 의미하는 것이다(최일섭 외 2공저, 2001 : 109).

Campbell과 Stanley는 이와 같은 통제를 내적 타당도(internal validity)의 문제라고 지적하고 이와 같은 내적 타당성을 위태롭게 할 수 있는 요소들에는 크게 조사과정의 외적 요소들과 조사과정의 내재적 요소들의 두 가지로 구분될 수 있다고 하고 이들을 모두 다음과 같이 여덟 가지의 요소들로 구분하였다(Campbell & Stanley, 1962 : 6).

a) 실험의 내적 타당성을 위태롭게 하는 외적 요소들

첫째, 역사적 요소(history)를 들 수 있다. 이것은 실험처리를 전·후로 해서 조사기간 동안에 일어날 수 있는 모든 사건들로서 평가연구에 영향을 미칠 수 있는 요소이다. 따라서 조사기간이 길면 길수록 이러한 역사적 요소가 영향을 미칠 가능성은 그만큼 커지는 것이다. 예를 들어 흡연자가 보건소의 금연프로그램에 참여하여 금연을 결심한 것이 아니라 우연히 병원을 지나다 흡연으로 인한 폐병환자를 보고 금연을 결심하였다면 이는 보건소의 금연프로그램에 의한 사회사업적 개입이 때문이 아니라 우연히 보게 된 폐병환자(역사적 요인) 때문인 것이다.

둘째, 성장요소로서 시간의 경과에 따라 연구에 참여하는 대상자의 생각이 바뀔 수 있고, 이러한 변화가 종속변수에 영향을 미치는 경우를 말한다. 다시 말해서 실험처리의 전 · 후시기, 즉 첫 번째 측정과 두 번째 측정 사이의 기간에 조사대상의 내부에서 발생하는 요소로서 예를 들면 '나이가 든다.', '점점 더 배가 고파진다.', '점점 더 피곤해진다.' 등의 요소들을 말한다. 그러므로 이들 요소들을 제대로 통제하지 않을 경우 실험결과가 영향을 받을 수 있다. 예를 들어 요양병원에서 일하는 '의료인의 서비스 수준'을 측정하기 위해 '노인들의 건강 상태 호전 정도'를 그 기준으로 삼았다. 일 년 후 대상 연구 집단 노인들의 건강을 측정한 결과 일 년 전과 비교해서 건강 상태가 호전되지 않았거나, 오히려 악화되었다고 해서 의료인들의 서비스 수준이 낮다고 결론짓기에는 어려움이 있다. 왜냐 하면 노인들의 건강 악화가 노령으로 인한 자연적 악화일 수도 있기 때문이다.

셋째, 검사요소를 들 수 있다. 이것은 첫 번째 측정의 결과로 말미암아 두 번째의 측정에서는 조사대상이 민감해지고 경우에 따라서는 향상된 결과를 얻을 수도 있다는 것을 말한다. 예를 들어 동일한 I.Q검사를 2회 실시하였을 때, 두 번째 검사에서는 첫 번째 검사의 점수나 내용을 전혀 알려 주지 않고 실시하였는데도, 첫 번째 검사의 점수보다 우수한 것이 보통이다.

넷째, 측정수단의 변이요소란 첫 번째 측정과 두 번째의 측정 사이에서 측정과정이나 수단을 변화시키는데서 오는 영향이다.

다섯째, 통계적 회귀요소란 조사대상의 추출이 극단적인 점수에 근거 했을 경우 실제 실험측정에서는 정상적인 점수로 회복할 수 있는 경우에 연구에 미치는 영향을 말한다. 예를 들어 대학교에서 보건조사론 시험을 실시해 성적이 나쁜 학생들만 보충수업을 실시한 후에 다시 보건조사론 시험을 치렀을 때 성적이 향상되었다. 그런데, 첫 번째 보건조사론 시험에서 피곤이나 병 혹은 우연히 낮은 점수를 보인 학생이 존재할 경우, 두 번째 보건조사론 시험 성적 향상은 과연 보충수업의 영향 때문인지 판단하기가 어렵다.

여섯째, 피험자의 상실(실험대상의 소멸)이란 첫 번째의 측정과 두 번째의 측정 사이의 기간에 실험집단과 통제집단 내의 조사대상의 일부 또는 전부가 바뀌는 경우로서 특히 양 집단간의 바뀌는 정도가 많이 차이가 날 경우 실험처리에 중대하게 영향을 미칠 수 있다는 것을 말한다. 다시 말해서 실험대상의 소멸이란 실험 기간 중에 실험 대상이 소멸하거나 실험으로부터 이탈함으로써 실험결과에 영향을 미치는 현상이다. 예를 들어 금연프로그램에서 중도 탈락자보다 수료자는 성공률이 높다. 이렇게 중간에 그만 두는 대상자들로 인해 금연프로그램이 끝난 후 실시한 검사가 영향을 받는다.

일곱째, 실험집단과 통제집단의 상이성과 성장요소의 상호작용이란 실험집단과 통제집단의 동등화가 이루어지지 않은 상황 하에서 양 집단 사이의 성숙도에 상이한 차이를 보이는 경우이다. 예로서 남자집단과 여자집단 사이의 성숙도에 상이한 차이를 보이는 경우이다. 즉, 남자집단과 여자집단 사이에 인식개발(cognitive development)에 대해 실험처리를 전 · 후로 해서 두 번의 측정을 하여 비교한다면 여성 집단의 개발속도가 남성의 그것보다도 훨씬 빠를 수가 있다.

여덟째, 실험집단과 통제집단의 상이성(selection) 요소는 조사대상의 선발과 배치의 잘못으로 인해서 실험집단과 통제집단을 동등화시키지 못했기 때문에 발생할 수 있는 편견으로서 이를 제대로 통제하지 못할 경우 실험처리의 분석에 문제가 발생한다. 그리고 이러한 선택요소는 앞의 일곱 가지의 요소들이 평가조사의 내부적 또는 과정적 요소들임에 비해 조사과정 외적 요소라는 점에서 차이가 난다.

b) 내적 타당도를 저해하는 요소들에 대한 통제

인과적 추론을 위한 내적 타당도를 저해하는 조사과정의 외적 · 내적 요소들에 대한 통제는 몇 가지의 방법에 의해서 수행될 수가 있다. 먼저 조사과정의 외적요소들을 통제하기 위해서는 매칭(matching)과 난선화(randomization)의 두 가지의 방법이 사용될 수 있다. 이들 두 가지 가운데 매칭은 조사자가 사전에 조사대상에 대해서 충분한 정보를 가지고 있어야 하기 때문에 비용의 측면에서나 시간적인 측면에서 수행이 매우 어렵다는 문제를 지니고 있다. 뿐만 아니라 매칭은 조사자가 매칭에 사용한 변수들이나 요소들에 한해서만 통제가 가능할 뿐이다. 이에 비해서 난선화는 조사대상을 표본으로 선택하고 또한 실험집단이나 통제집단에 배정함에 있어서 모집단 구성원 각자에게 동등한 기호를 줌으로써 내적 타당도를 저해할 수 있는 모든 조사과정 외적 요소들을 통제할 수가 있다. 이와 같은 난선화를 통해서 독립변수나 종속변수에 관련이 있을 수 있는 조사과정 외적 변수에서 발생하는 모든 체계적 오류(systematic error)의 효과를 제거할 수가 있는 것이다. 이와 같은 난선화의 장점은 무엇보다도 조사자가 통제과정에서 알지도 못하는 무수한 요소들을 일시에 적은 비용으로 통제를 할 수 있다는 점이다.

그리고 실험의 내적 타당도를 저해할 가능성이 있는 조사과정의 내적요소들을 통제하기 위해서는 통제집단(the control group)을 사용하기만 하면 된다. 이 경우 통제집단이란 물론 난선화에 의해서 실험집단과 동등화가 이뤄지고 단지 실험처리에 의해서만 노출이 금지되어지는 집단이어야 한다. 이와 같이 실험집단과 동등화가 이뤄진 통제집단을 사용할 경우 실험처리의 효과 이외의 모든 외적 타당도를 저해할 수 있는 조사과정의 내적 요소들이 실험집단과 통제집단에 똑같은 정도로 영향을 미치게 됨으로써 이들을 쉽게 통제할 수가 있는 것이다.

고전적 실험설계에서는 난선화와 통제집단을 사용함으로써 인관관계의 추론에 영향을 미칠 수 있는 내적 타당도를 위태롭게 하는 조사과정의 내적 · 외적 요소들을 대체적으로 통제할 수 있다.

라) 일반화 또는 외적 타당도(external validity)

앞에서 검토한 내적 타당도는 실험에 있어서 매우 중요한 요소이다. 이는 곧 내적 타당도가 유지되지 않은 경우, 실험의 결과로 얻어진 효과를 오직 실험조작의 효과라고 확신할 수가 없기 때문이다. 이제 이러한 내적 타당도 문제에 이어서 우리의 초점은 실험처리의 결과로 발견된 것을 보다 큰 모집단이나 다른 환경에도 적용이 가능한가를 알아보는 문제에 맞춰진다. 이러한 문제를 조사의 외적 타당도(external validity)라고 부른다. 즉 외적 타당도란 종속변수의 변화가 상이한 대상이나 상이한 상황에서도 나타날 수 있는 것인가, 즉 일반화 할수 있는가에 관한 문제이다. 예를 들어 아산병원에서 시행한 우울증 노인에 대한 의료사회사업적 개입이 노인의 우울증을 개선하는 효과를 가져왔다면 제3의 지역에서 우울증을 앓고 있는 또 다른 노인을 대상으로 이 개입방법을 사용해도 우울증을 개선하는 효과를 가져 올 것인가의 문제이다.

이하에서는 일반화 또는 외적 타당성의 문제와 관련해서 Nachmias 등에 의해서 제시되고 있는 표본의 대표성 문제와 반응적 배열 등의 두 가지의 중요한 문제에 관해서 검토하기로 한다.

a) 표본의 대표성 문제

일반적으로 실험설계에서는 무작위 배치(random assignment)에 의해서 실험집단과 통제집단에 조사대상을 할당함으로써 양 집단간의 동등화를 이루고 또한 내적 타당화에 기여할 수가 있다. 그러나 이러한 무작위 배치가 관심의 대상이 되는 모집단의 대표성을 보장하는 것은 아니다. 특히 내적으로 타당하다고 입증된 결과라 해도 이것은 해당 연구를 위해 선택된 표본에만 한정될 수도 있다. 이것은 실험에 표본을 추출하기가 어려운 경우에 나타날 가능성이 매우 높다. 그러므로 표본의 대표성을 높이기 위해서는 실험집단과 통제집단에의 무작위 배치만이 중요한 것이 아니라 모집단으로부터 표본을 추출할 경우에도 확률적 방법을 조심스럽게 사용할 필요가 있다. 예를 들어 중학생들의 흡연과 학습능력을 파악하기 위해 전체 중학생 중 노원지역 학생들 100명만을 실험대상으로 선정하여 조사하였다면 이 조사결과의 외적 타당성은 문제시될 수 있다.

b) 반응적 장치문제

평가연구의 결과는 보다 큰 모집단에만 일반화시켜야 할 뿐만 아니라 실제 생활환경(real-life setting)에도 적용될 필요가 있다. 그럼에도 불구하고 이와 같은 보편화는 좀처럼 달성하기가 쉽지 않은데 그 이유는 연구가 고도로 인위적이고 계획적인 환경에서 수행되는 경우가 많기 때문이다. 그리고 이와 같은 실험환경의 인위성 말고도 실험환경 속의 다양한 특성이 연구의 외적 타당성에 민감하게 반응을 나타내거나 또는 영향을 미칠 수도 있는 것이다.

2) 솔로몬 네 집단설계

(1) 의 의

앞에서 검토한 고전적 실험설계의 치명적인 약점으로는 외적 타당도(external validity)를 저해하는 요소들을 통제함에 있어 비교적 약하다는 점이다. 진실험의 범주에 들어가는 설계들로서 이와 같은 고전적 실험설계의 약점을 보완해 줄 수 있는 설계로서 솔로몬 네 집단설계와 통제집단 후 비교설계를 들 수 있다. 그러므로 이하에서는 이들 두 가지 설계에 관해서 검토하기로 하겠다.

(2) 내 용

고전적 실험설계의 경우에서처럼 실험조작처리 이전에 행하는 측정은 실험 전 측정이 시간적 순서와 비교의 기준에 대한 평가를 가능하게 하는 장점이 있지만 이 측정이 심각한 반응적 효과(reactive effects)를 일으킬 수가 있다는 단점이 있다. 즉, 실험 전 측정 때문에 조사대상이 민감하게 됨으로써 실험조작의 효과가 영향을 받을 수가 있는 것이다. 고전적 실험설계의 이와 같은 문제점이 바로 이 설계의 보편화에 대한 한계요인으로 작용한다.

〈표 3-3〉 솔로몬의 네 집단 실험설계

	실험 전 측정	처리	실험 후 측정	결과변 수상의 차이
실험 1 R	O_1	T	O_2	$O_2 - O_1$
실험 2 R		T	O_3	O_3
통제 1 R	O_4		O_5	$O_5 - O_4$
통제 2 R			O_6	O_6

솔로몬의 네 집단설계의 실험변수 효과는$[(0_2 - 0_1) + 0_3]/2 - [(0_5 - 0_4) + 0_6]/2$ 이다.

〈표 3-3〉에서 소개되는 솔로몬 네 집단설계는 이와 같은 고전적 실험설계의 문제점을 극복하기 위해서 사전측정을 하는 두 집단과 사전측정을 하지 않는 두 집단을 비교하도록 고안되어 있다. 도표에 의하면 R은 난선화에 의한 배치를 의미하는 등 고전적 실험설계에서와 같은 두 집단으로 구성되어 있으며 나머지 두 집단은 사전측정을 하지 않은 실험집단과 통제집단으로 구성되어 있다.

3) 통제집단 후 비교설계(posttest-only control group design)

앞에서 설명된 솔로몬 네 집단설계는 내적 타당도와 외적 타당도를 저해하는 대부분의 요소들을 통제할 수 있다는 점에서 효용성이 매우 높은 설계라 할 것이다. 그럼에도 불구하고 이 설계는 너무 정교하기 때문에 비용이 많이 들어야 하므로 실용적이지 못하다. 뿐만 아니라 뒷부분의 두 집단에 의해서 실험처리 전의 측정이 생략됨으로써 사전측정에서 오는 반응효과를 방지하도록 설계되어 있음에도 불구하고 전체적인 설계상 사전측정의 반응효과가 작용할 가능성이 남아 있는 점이 문제이다. 따라서 이와 같은 솔로몬 설계의 약점을 보완하면서도 장점을 유지할 수 있는 설계의 개발이 필요한데 이러한 설계가 바로 통제집단 후 비교설계이다. 즉, 사전적 측정이 없는 고전적 실험설계의 형태를 지니며 솔로몬 네 집단설계의 뒷부분의 두 집단과 동일하다. 그리고 이 설계에서는 각 개인이 실험집단과 통제집단에 무작위적으로 배치되고 실험 진행 중이거나 실험이 끝난 후에 측정이 이뤄진다.

〈표 3-4〉 통제집단 후 비교설계

				실험 후 측정
실험집단 R				O_1
통제집단 R				O_2

이와 같은 통제집단 후 비교설계에 의해서 실험이 이뤄진 사례를 D. Nachmias는 다음과 같이 들고 있다. 즉, 먼저 조사자가 인종편견에 관한 인종차별 영화의 효과(the effects of a racist film on racial prejudice)를 검토하고자 하여 실험집단과 통제집단에 무작위로 표본을 선택하여 배치하였다. 그리고는 실험집단에는 인종차별 영화를 보여주고 통제집단에는 이 영화를 보여주지 않은 후 실험집단과 통제집단에 있어서의 인종편견이 어떻게 차이가 나는가를 비교하여 만약에 중대한 차이가 나타날 경우 이 영화가 편견에 대해 효과가 있다고 주장하게 되는 것이다. 이와 같은 통제집단 후 비교설계의 경우 실험 전의 측정인 사전측정이 없이 단지 실험 후에 양 집단에 나타난 차이만 가지고 실험처리의 효과라고 주장할 수 있는 근거는 애당초 양 집단을 무작위로 배치함으로써 두 집단간에 동등화가 이루어졌기 때문이다.

따라서 이와 같은 통제집단 후 비교설계는 고전적 실험설계나 솔로몬 네 집단설계에서처럼 비교, 조작, 통제에 의해서 실험의 내적 타당도를 저해할 수 있는 모든 요소들을 통제할 수 있다. 뿐만 아니라 무작위적 배치에 의해서 선택의 외부적 요소가 통제되고 실험 전 측정을 생략함으로써 사전측정의 반응효과를 통제하고 실험결과의 일반화에 다소 기여할 수 있음이 장점이다.

3. 전실험과 유사실험 설계

1) 전실험 설계(pre-experimental design)

(1) 의의

모든 실험설계들 가운데서도 전실험 설계는 가장 문제가 많은 설계인데 그 이유는 이 설계가 대부분의 내적 그리고 외적 타당도의 근원들을 통제할 수가 없기 때문이다. 즉 통제집단도 없으며, 무작위 할당도 하지 않는다. 따라서 전실험 설계에 의해서 얻어진 결과를 인과관계의 추론에 사용하거나 또는 보다 큰 모집단에 보편화 또는 일반화 시키는 것은 위험스럽기 짝이 없는 노릇이다. 그러므로 될 수 있으면 전실험 설계에 의해서 실험처리를 하지 않는 것이 좋으며 만약에 부득이 하게 전실험 설계를 사용해야만 했을 경우 연구의 결과를 해당 사례에만 국한시켜야 할 것이다. 이와 같이 전실험 설계가 중대한 문제점을 지닌 설계임을 알면서도 조사자가 이를 사용해야만 하는 이유에는 여러 가지가 있겠으나 무엇보다도 간편하고 비용이 적게 들기 때문이라 하겠다. 그리고 이와 같은 전실험 설계에는 여러 가지가 있으나 여기서는 단일사례연구(the one-shot case study), 단일집단 전 · 후 비교설계(one group pre-test and post-test design), 그리고 정태적 집단 비교설계(the static group comparison design)의 세 가지에 관해 검토하기로 한다.

(2) 단일사례연구

단일사례연구(the one-shot case study)란 하나의 집단을 선정하여 실험처리를 한 후 측정을 하여 한 번에 실험처리의 효과를 알아보고자 하는 설계로서 실험설계의 여러 가지 유형들 가운데서 가장 단순한 것이다. 예를 들면 조사대상자들에게 광고를 보여준 후 광고의 선호를 조사하는 경우나 금연프로그램에 참여한 대상자에게 단 1회 상담을 실시한 후 태도 변화를 사후에만 측정하는 것이다. 단일사례연구는 아래와 같이 도식화될 수 있다.

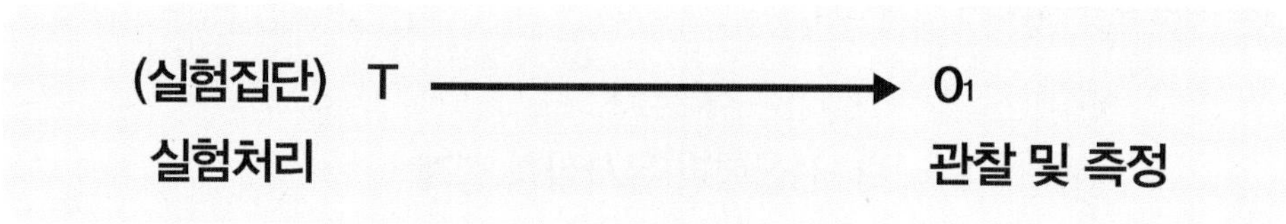

〈그림 3-2〉 단일사례 연구

위의 도식에서 T는 실험설계에서처럼 실험처리, 즉 독립변수를 의미하며 O는 관찰 또는 측정을 나타낸다. 이러한 실험설계는 앞에서도 언급한 바대로 사용이 매우 용이하다는 장점이 있으나 비교, 통제, 그리고 통제집단을 사용하지 않음으로 인해서 실험처리의 일반화는 말할 것도 없거니와 실험처리의 효과에 대해서도 아무런 확신을 가질 수가 없는 것이다. 한 예로서 미성년자에게 금연영화를 관람케 한 후 이들의 행태를 측정해보니 금연에 대한 행태가 발견되었다고 하였을 때 조사자가 측정에서 나타난 흡연 행태를 금연영화를 관람했기 때문이라고 확신을 가지고 말할 수는 없는 것이다. 이 설계의 치명적인 약점은 무엇보다도 측정에서 나타난 결과가 실험조작에서 기인된 것 이라고는 할 수 없다는 점이다. 다시 말해서 측정에서 나타난 행태가 이미 실험처리 이전에 존재했었는지 또는 실험 이외의 다른 요소들의 영향 때문인지를 전혀 구별할 수가 없는 것이다.

(3) 단일집단 전 · 후 비교설계

단일집단 전 · 후 비교설계(one group pre-test and post-test design)는 앞의 단일사례연구가 실험처리 이후에 한 번만 측정을 발생하는 변화를 비교할 수가 없었던 문제점을 해소시키려는 시도라고 할 수 있다. 그리하여 이 설계에서는 비록 동일집단이기는 할지라도 실험조작을 전 후 해서 두 번에 걸쳐 측정함으로써 비교하는 장점을 지닌다. 예를 들면 보건소에서 금연 서비스를 받으러 온 클라이언트에게 흡연에 대한 인식정도를 먼저 측정하고, 단 1회에 걸쳐 금연교육을 실시한 후 다시 흡연의 인식정도를 측정하는 것이다. 단일집단 전 · 후비교설계는 아래와 같이 도식화될 수 있다.

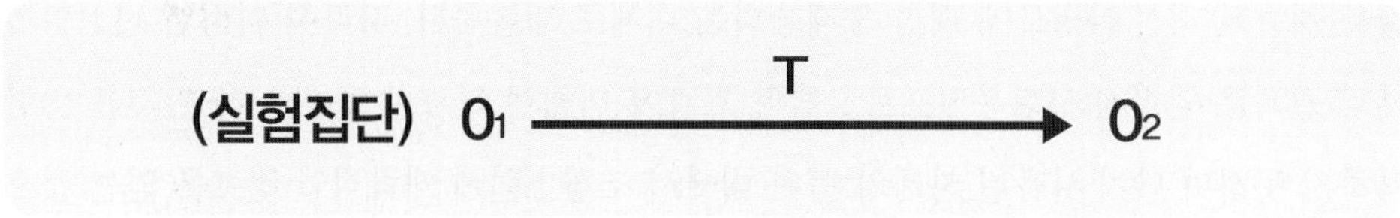

〈그림 3-3〉 단일집단 전 · 후 비교 설계

여기서 O은 실험처리 이전의 측정을 , O는 동일한 집단에 대한 실험조작 이후의 측정을 의미한다. 그리고 이 설계는 O와 O의 차이를 독립변수인 T의 영향이라고 간주한다.

그럼에도 불구하고 이 실험설계의 약점은 실험조작을 전 후로 한 기간에 있었던 측정상의 차이가 반드시 실험처리의 영향이라고 확신할 수 없다는 점이다. 다시 말해서 실험이나 실험조작 이외의 변수들인 역사적(history) 요소, 성장(maturation)요소 등의 내적 타당도를 저해하는 요소들의 영향력이 통제되지 않았다. 뿐만 아니라 이 설계의 경우 실험 전 측정과 실험 후 측정 사이의 기간이 길 경우 문제는 더욱 심각해질 수가 있는데 이는 이 기간 동안에 실험변수 이외의 영향력이 개입할 가능성이 크기 때문이다.

(4) 정태적 집단 비교설계

정태적 집단 비교설계(static group comparison design)는 C. Nachmias & D. Nachmias에 의해서 후 측정 비교설계(the posttest design)라고도 불리우는 것인데, 이는 어떤 측면에서는 이전의 두 설계보다는 일보 전진한 것이라 할 수 있다. 다시 말해서 이 설계는 아래에 도식된 것처럼 비교의 형태를 취하는 두 집단을 대상으로 하여 한 집단에는 실험조작을 하고 다른 집단에 대해서는 실험조작을 통제하고 있는 점이 특징이라고 하겠다.

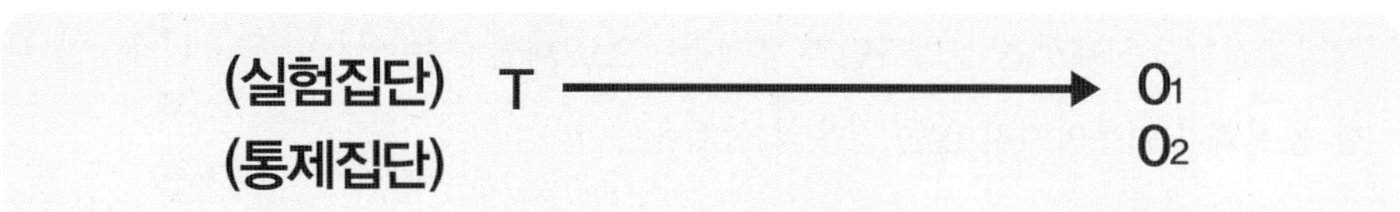

〈그림 3-4〉 정태적 집단 비교설계

이상에서 검토한 바와 같이 이들 전실험 집단설계(the pre-experimental designs)의 경우 조사과정 내적 외적 요소들에 대한 통제가 제대로 이뤄지지 않았기 때문에 이들 설계들의 내적 타당도에 대한 통제능력은 대체로 미흡하다. 따라서 이러한 전실험설계의 결과로 얻어진 사회복지프로그램의 효과에 대해서 인과적 추론을 하는 것은 바람직하지 못하며 단지 사용된 사례의 범위 내에서 조심스럽게 개략적인 정보를 얻는 것으로 만족하여야 할 것이다.

3) 유사실험 또는 준실험 설계

(1) 의의

유사실험 또는 준실험 설계는 독립변수의 조작, 즉 실험조작을 함에 있어서 실험조작에 대한 시기, 대상, 그리고 집단의 무작위적인 선택에 있어서 충분한 통제가 가능하지 않은 경우 적절하게 사용될 수 있다. 특히 자연적인 사회적 환경의 경우에는 진실험 설계를 사용할수 없으므로 대안적으로 사용할 수 있는 설계이다. 그러나 유사실험의 상황에서 조사자가 실험상황에 대한 완전한 통제를 할 수 없으므로 가운데 제대로 통제 되지 못한 변수를 발견하는 데에 확신을 가질 수가 없다. 그러므로 이와 같은 유사실험설계는 내적 타당도의 측면에서 진실험 설계 보다는 훨씬 열등하지만 전실험 설계(the pre-experimental designs)보다는 훨씬 더 월등하다. 사회과학의 실험환경에는 실험실 실험을 주로 하는 진실험 설계보다는 실외 실험환경의 경우가 더 많으므로 유사실험 설계에는 여러 가지가 있으나 여기서는 다음의 몇 가지에만 초점을 맞추어서 검토하기로 하겠다.

(2) 종류

① 비동질적 통제집단설계

실험조건상 조사대상을 실험집단과 통제집단으로 나눌 수는 있으나 무작위배정을 통한 동질화가 이루어지지 않는 경우의 설계유형이다.

〈표 3-5〉 비동질적 통제집단 설계

	실험 전 측정	처리	실험 후 측정	결과변수상의 차이
실험집단	0_1	T	0_2	$0_2 - 0_1 = de$
통제집단	0_3		0_4	$0_4 - 0_3 = dc$

비동질적 통제집단 설계의 실험변수 효과는 de - dc가 된다. 예를 들면 보건공무원의 해외 연수프로그램의 효과 분석 시 연수 참가자 집단, 비참가자 집단을 짝짓기에 의해 선정하는 경우, 우유급식효과 분석의 사례 등에 사용된다.

전형적인 비동질적 통제집단 설계 사례

재가노인의 우울증 예방 프로그램의 효과성을 검토한 연구(김미혜, 정순돌, 이금룡, 2000)의 예이다. 본 연구 대상은 노인복지관을 이용하고 있는 노인들이며, 이들을 대상으로 우울척도검사를 실시하여 우울증 경계선에 있는 노인들을 선정하여 실험집단에 참여하도록 하였다. 실험집단에 대한 비교집단으로는 우울증 점수가 실험집단과 비슷하면서 여러 가지 특성이 실험집단의 노인들과 유사한 노인병원 외래환자를 택하여 사전 사후 검사를 실시하였다. 우울증 예방프로그램을 실시한 후 우울증 점수를 비교해 본 결과 실험집단 노인들의 우울증 점수가 낮아지고 있는 것으로 나타났다(최일섭 외2인공저, 2001 : 121).

② 회귀불연속 설계

회귀불연속 설계는 실험집단과 통제집단에 실험대상을 배정할 때 분명하게 알려진 자격기준을 적용하는 방법이다. 예를 들면 장학금을 받은 학생이 지급 받지 않는 학생에 비하여 성적이 상승하였는지를 판단시 평점 3.5가 장학금 지급 비지급 구분점이라 하면 장학금 지급의 효과를 두 회귀 직선의 불연속의 크기를 나타낸다.

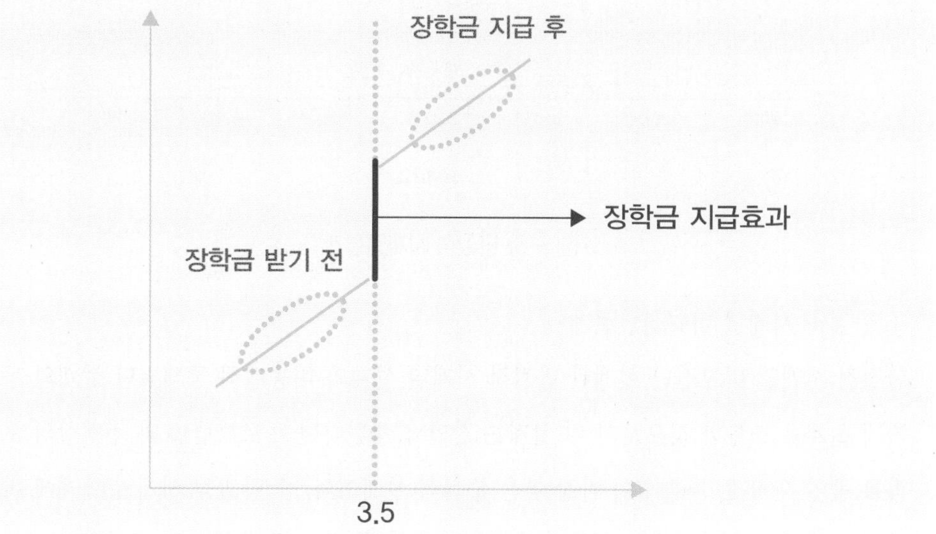

〈그림 3-5〉 회귀불연속 설계

③ 단절적 시계열 설계

단절적 시계열 설계란 각 시점에 대하여 하나의 자료가 주어져 있기 때문에 시계열이라고 불리고 독립변수가 조작되는 점에서 분명한 구분선이 존재하기 때문에 단절적 시계열이라고 불리다. 단절적 시계열설계는 각 시점에서 관찰된 단일단위가 정의될 수 있고, 계량적인 관찰이 가능하며, 이러한 관찰이 정책을 실시하기전과 후의 여러 시점에 걸쳐서 가능할 때 적용 가능한 방법이다. 즉 여러 시점에서 관찰되는 자료를 통하여 실험변수의 효과를 추정하기 위한 방법이다. 단절적 시계열 설계의 실험효과는 일정기간동안의 추세선상에서 실험변수가 도입된 시점을 중심으로 나타난 변화이다. 예를 들어 우리나라의 공공장소에서 실내금연이 국민건강 증진에 어떠한 영향을 미쳤는가를 조사하고 분석하는 연구를 들 수 있다.

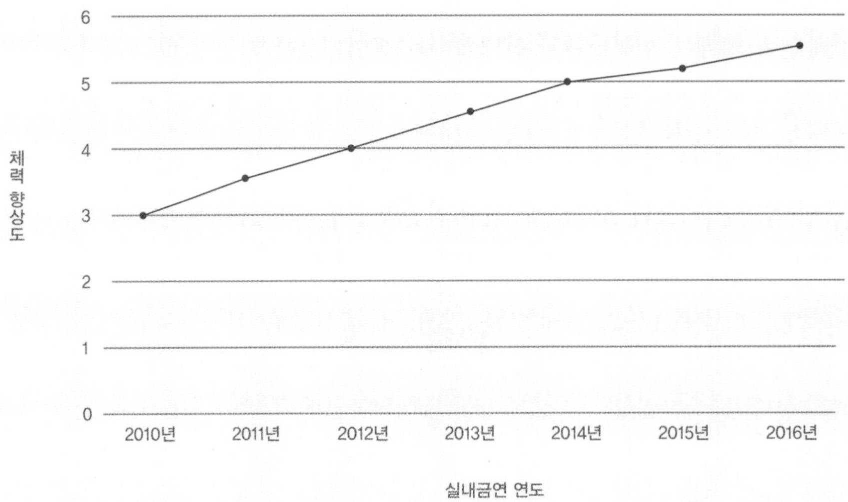

〈그림 3-6〉 단절적 시계열설계

④ 단절적 시계열 비교집단설계

단절적 시계열 비교집단 설계란 단절적 시계열 설계와 비동질적 통제집단 설계의 두 가지 설계를 조합한 것으로서 이 설계는 잘만 집행된다면 프로그램 효과 추정상의 오차를 줄일 수 있는 가능성이 가장 높은 준실험 설계이다. 즉 단절적 시계열 설계에 비동질적 통제집단 설계를 도입한다면 프로그램의 효과에 대한 인과적 해석을 위하여 좀 더 믿을 수 있는 증거를 얻을 수 있다. 단절적 시계열 비교집단 설계의 특징으로는 이 설계를 사용하게 되면 실험집단과 통제집단이 공유하는 역사, 성숙, 테스트 효과 등을 통제할 수 있다는 장점이 있다.

〈표 3-7〉 단절적 시계열 비교집단 설계

실험집단	O_1	O_2	O_3	O_4	T	O_5	O_6	O_7	O_8
통제집단	O_9	O_{10}	O_{11}	O_{12}		O_{13}	O_{14}	O_{15}	O_{16}

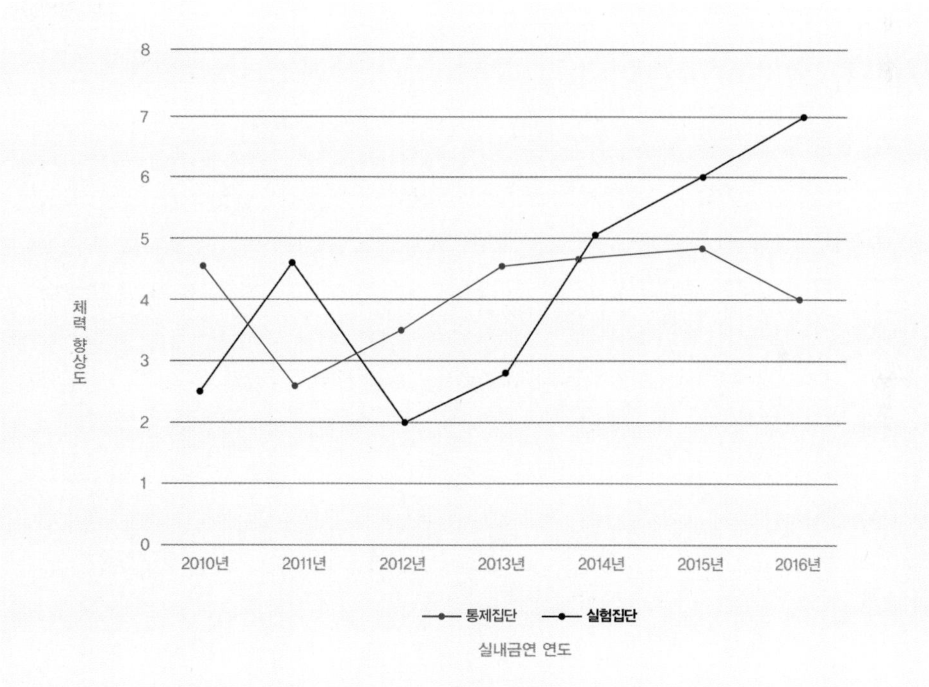

〈그림 3-7〉 단절적 시계열 비교집단 설계

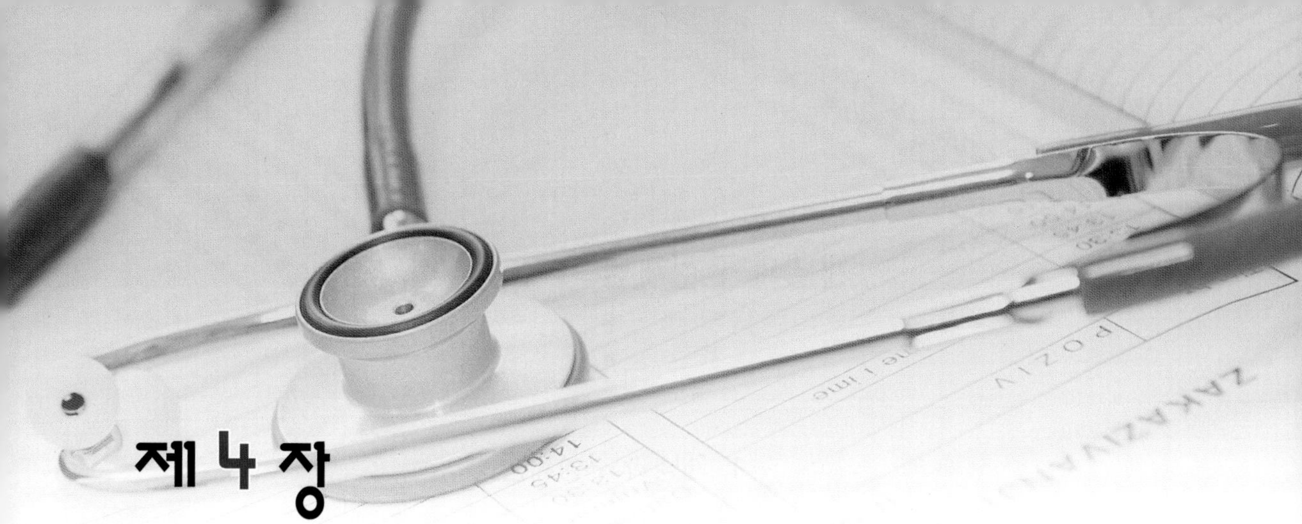

제 4 장

보건조사방법론

측정 및 척도

- Ⅰ. 개념과 구성개념 그리고 측정과정
- Ⅱ. 측정의 수준(level of measurement)
- Ⅲ. 지수와 척도
- Ⅳ. 척도의 종류

Ⅰ. 개념과 구성개념 그리고 측정과정

1. 개념과 구성개념

조사를 통해 수집된 자료는 실제 현상에 대한 관찰의 결과이다. 연구자는 산재해 있는 실제 현상들 중에서 연구를 위해 무엇을 관찰할지 결정해야 한다. 이러한 결정은 연구문제에 의해 이루어진다. 연구문제는 연구자가 연구를 위해 관찰할 현상에 대한 추상적 개념들로 이루어진다. 연구문제를 통해 규정된 추상적 개념은 연구대상을 구체화시키는 시작점인 동시에 관찰된 현상이나 사건을 개략하게 표현(Selltiz, 1976) 해주는 표현도구이다. 케링거(Kerlinger, 1986)는 개념을 '구체적인 것으로부터 일반화시켜 형성한 추상관념'으로 정의하기도 하였다. 예를 들어, 키, 몸무게, 혈압, 심장박동 수는 수치화가 가능한 측정기구에 의해 바로 수치화가 가능한 개념이다. 하지만 건강평가는 키나 몸무게에 비해 훨씬 더 추상적인 개념이다. 연구자는 건강상태를 경험적 현상과 연결하기 위해 추상적 개념의 건강평가보다 구체화된 개념의 건강평가로 개념화를 시도해야 한다. 이와 같이 연구문제에 포함된 추상적 개념을 구체화하는 과정을 개념화(conceptualization)라고 한다(1998). 건강평가의 개념화는 건강평가를 의미하는 추상성이 낮은 개념들에 의해 재구성된다. 이 개념을 구성개념(construct)라고 한다. 즉 건강평가는 키, 몸무게 혈압, 심장 박동 수, 체질량지수, 운동능력, 자기관리 정도, 일상생활 정도, 통증이나 불편정도, 불안이나 우울한 정도, 주관적 건강평가 등의 구성개념으로 구체화될 수 있다(이주열 · 신승배, 2009).

2. 측정의 개념

1) 측정의 개념

측정은 대상, 사건 그리고 변수들과 같은 실증적 속성들에 수나 상징 등의 규칙에 의거하여 할당하는 과정이라고 할 수 있다(S.S. Stevens, 1981 : 8). 여기서 측정에 사용되는 규칙이란 예를 들어 설명하면, "의료기관에서 받은 서비스가 가장 만족하는 경우에는 '5'를 그리고 가장 불만족 하는 경우에는 '1'을 그리고 중간 정도의 경우에는 '3'을 할당하여 서비스의 만족도에 따라 '1'부터 '5'까지를 할당할 것"과 같다. 따라서 규칙은 측정의 질을 결정하기 때문에 측정 과정에서 가장 중요한 요소가 된다. 다시 말해 측정이란 과학 또는 과학적 방법의 근본이 되는 것으로서 사물이나 현상, 즉 가설 속에 나타난 개념에 체계적으로 숫자나 가치를 부여하는 활동이라고 할 수 있다.[1] 측정이 과학적 연구에서 중대한 의미를 지니는 이유는 가설 속에 나타난 현상간의 상관관계를 측정에 의존하지 않고는 정확하게 검증할 수가 없기 때문이다.

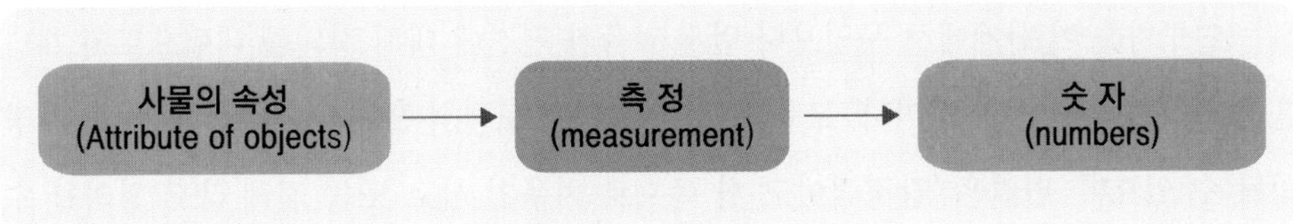

〈그림 4-1〉 측정이란?

이처럼 사물이나 현상에 대해 숫자나 가치를 부여하는 일을 보다 체계적으로 수행하기 위해서 Singleton 등이 제시하고 있는 측정과정에 관해 살펴보기로 한다(Royce Singleton, 1988 : 100).

3. 측정과정(measurement process)

측정과정은 연구자가 연구문제와 가설을 수립함과 동시에 시작된다. 모든 연구문제와 가설은 연구자가 관심을 가지는 현실의 측면에 관련이 있는 개념이나 변수와 같은 용어들을 포함하고 있다. 문제 형성은 한결같이 그 속에 포함된 용어들이 각각 이론적 측면과 실증적 측면에서 무엇을 의미하는가에 대해 사고하게 된다. 그리고 측정의 최종

1) 측정의 대상은 사람이나 사물(대상)이 아니라 그 대상이 지니고 있는 특성(속성)이다. 즉, 측정은 측정대상자나 대상물 자체를 측정하는 것이 아니라 측정대상이 지니고 있는 속성에 일정한 수치를 부여하는 과정인 것이다. 【예 : 성인(대상)의 키(속성), 사람(대상)의 성(속성)】

목적은 가설속에 포함된 용어들을 명확하게 측정하도록 한정하는 것이라고 할 수 있다. 따라서 측정과정 전체는 추상에서 실제로의 이동을 포함하게 된다. 이와 같은 이동과정은 개념화, 변수와 지표의 구체화, 조작화 등 세 단계로 세분화 될 수 있다.

1) 개념화(conceptualization)

개념화란 개념을 개발시키고 명확하게 하는 것을 말한다. 개념의 의미가 분명해지지 않을 경우 개념에 대한 관찰이 가능하지 않기 때문에 개념을 명확하게 하는 것이 측정과정의 첫 단계 작업이다. 예를 들면 한 연구자가 보건지식이 풍부한 사람과 보건지식이 부족한 사람간에 차이가 있을 것이라고 생각되어 다음과 같은 가설을 세웠다고 생각해 보자. "교육(education)이 편견(prejudice)을 감소시킨다."는 가설을 검증하기를 원하는 연구자는 이 단계에서 무엇보다 먼저 교육과 편견에 대해 정의를 내림으로써 개념을 명확하게 하여야 할 것이다. 교육은 '지적 그리고 도덕적 훈련과 지식의 정도'라고 정의될 수 있으며, 편견은 '감정적이고 한 쪽으로 치우친 사고 또는 견해'라고 정의될 수 있다. 만약 연구자가 초보자인 경우 백과사전 등에서 정의된 바와 같은 기존의 정의를 사용하는 것도 하나의 요령이라고 할 수 있다. 그러나 개념에 대한 통일된 정의가 존재하지 않는 경우 연구자가 이를 새롭게 정의하여야 할 것이다.

위의 예에서 교육은 공식적 교육과 비공식적 교육 등으로 나누거나 학교교육, 가정교육, 그리고 사회교육 등으로 세분화 할 수 있다. 그리고 편견은 부정적 감정(negative feelings), 고정관념(stereotypes), 차별화 경향(tendencies to discriminate) 등으로 세분화하거나, 편견의 대상에 따라 인종적 편견, 여성에 대한 편견 등으로 유형화 할 수 있다.

2) 변수와 지표의 구체화(specification of variables and indicators)

다음과 같은 개념의 두 가지 측면 때문에 측정의 제2단계로의 이동이 필요하게 된다. 첫째로, 하나의 개념이 '남성' 또는 '편견이 있는'과 같은 단일의 카테고리를 의미하거나, '성'이나 '편견의 정도'와 같은 복수의 카테고리 또는 가치를 의미할 수 있다는 측면이다. 이 경우 동일한 분석단위에 대해 상이한 측정을 할 가능성이 있다. 둘째로, 사회과학 분야의 많은 개념들은 직접적으로 측정이 가능하지 않다는 측면이다. 예컨대 교육이나 편견과 같은 개념은 있는 그대로는 직접적인 측정이 불가능한 것이다.

이와 같은 두 가지 측면들로 인해서 개념을 변수로 전화시켜야 할 필요가 발생한다. 먼저 교육은 '공식적 교육량'과 '지식량' 등의 변수로 전환 시킨다. 그리고 편견은 '질병에 대한 경멸적 행위여부'와 '특정 부류의 질병을 앓고 있는 사람들과는 상호작용을 회피하는 정도' 등의 변수들로 전환시킨다.

이처럼 연구자가 개념을 변수로 전환시키고 나면 분석의 단위들에 대한 측정에 어느 정도로 접근하게 된다. 그러나 아직까지도 정확한 측정과는 다소 거리가 있다. 따라서 변수의 추상성을 더욱 구체화시킨 단계라 할 수 있는 지표에로 나아가야 한다. 이를 단계별로 기술하면 다음과 같다.

(1) 개념을 변수로(from concepts to variables)
- 교육 – 교육의 정도
- 편견 – 질병에 대한 편견의 정도

(2) 변수를 지표로(from variables to indicators)
- 교육의 정도 – 학교교육 년 수
- 질병에 대한 편견의 정도 – 질병을 극복할 수 있는지의 여부

교육과 같이 복잡하지 않은 개념의 경우 하나의 지표만을 사용해서도 충분히 측정할 수가 있다. 그러나 편견과 같이 복잡한 개념은 하나의 지표만을 사용해서 측정하는 것이 충분하지 못할 수가 있다.[2)]

특히 지표에 따라서는 다음과 같은 두 가지 이유들 때문에 종종 개념을 정확히 측정하는데 실패할 수가 있다. 첫째로, 개념을 적절하게 분류하는데 실패함으로써 오류를 범할 수가 있다. 둘째로, 지표가 개념이 지니고 있는 모든 의미(imagery)를 포함하는데 따른 어려움으로 인해서 문제가 발생할 수 있다.

이와 같은 이유들 때문에 하나의 지표를 사용하여 개념을 측정하기보다는 두 개 이상의 지표를 사용하는 것이 권장되기도 한다. 두 개 이상의 지표에 의해서 개념을 측정하

2) James Davids는 개념을 측정함에 있어서 하나의 지표를 사용할 것인가 혹은 두 개 이상의 지표를 사용할 것인가를 결정하기 위해서 다음과 같은 규칙을 제시하였다. 즉, "핵심적 개념을 측정함에 있어서 숙고를 해야할 경우, 두 개 또는 그 이상의 지표를 사용할 필요가 있다."고 하였다.

는 것을 지수(index) 또는 척도(scale)라고 부른다. 예로서 편견과 같은 복잡한 개념을 측정하기 위해서 연구자는 편견을 측정할 수 있는 일련의 질문들과 관련된 편견척도(prejudice scale)를 작성할 수 있다.

3) 조작화(operationalization)

측정과정의 맨 마지막 단계는 조작화 단계로서 분석의 단위를 카테고리별로 분류하는 과정을 의미한다. 즉, 조작적 정의(operational definition)는 각 분석의 단위를 변수들의 카테고리로 할당하는 작업 또는 과정이라 할 수 있다. 하나의 완전한 조작적 정의는 흔히 분석단위를 상대로 하는 일련의 질문들과 응답 카테고리들 그리고 자료수집과 개별 사례들을 카테고리에 할당할 지침 등을 포함하는 것이 보통이다. 예로서 응답자들의 공식적 교육량을 측정하기 위한 조작적 정의는 다음과 같이 질문부분과 네 개의 응답 카테고리로 구성되는 응답부분 등 두 부분을 포함할 수가 있다.

문) 당신이 공식적으로 학교교육을 받은 년 수는 얼마인가?
답) ① 6년 미만 ② 6년 이상 - 12년 미만 ③ 12년 이상 - 16년 미만 ④ 16년 이상

하나의 개념을 측정하기 위한 조작적 정의 또는 지표로서 질문문항은 하나인 경우도 있으나 경우에 따라서는 둘 이상의 질문문항으로 구성될 수 있다. 즉, 둘 이상의 질문문항과 각 문항에 대한 카테고리들로 구성된다.

II. 측정의 수준(level of measurement)

측정이란 분석단위들에 숫자나 명칭을 부여하여 변수들의 카테고리에 할당하는 것을 말한다. 이처럼 가설 속의 핵심적 용어라 할 수 있는 개념이나 변수를 조작화하고 조작된 정의나 지표를 통해서 분석단위에 숫자나 명칭을 부여하는 측정에는 명목측정, 서열측정, 등간측정, 비율측정 등 네 가지 수준(종류)이 있다.

1. 명목측정(Nominal Measurement)

1) 개요

명목측정이란 측정의 여러 수준 또는 종류 가운데 가장 단순한 것으로서 측정대상을 유사성과 상이성에 따라 구분하고 구분된 각 집단 또는 카테고리에 숫자나 부호 또는 명칭을 부여하는 것을 말한다. 다시 말해서 명목수준의 측정(nominal level measurement)이란 측정대상의 속성을 단순히 분류하거나 확인할 목적으로 수치를 부여하는 것을 말한다. 이러한 수준의 측정을 명목수준의 측정, 이러한 수준의 측정을 수행하는 측정도구를 명목척도(nominal scale), 이러한 척도에 의해서 측정되는 변수를 명목변수(nominal variable)라 한다. 명목측정은 측정대상인 사물이나 현상을 유사성(likenesses)과 상이성(differences)에 따라 분류하고 분류된 각 집단에 명칭을 부여하는 작업인 것이다. 명목측정에 의하면 동일한 집단 내의 구성요소는 상호 동등하게 간주되며 상이한 집단의 구성요소는 차별되게 간주된다.

명목측정을 할 수 있는 변수들은 성(gender), 의료기관 이용할 때 보험종류, 질병종류, 인종, 결혼여부 등을 들 수 있다. 이 경우 부여된 숫자는 연구자가 자료를 수집하고 분석하는데 편리하도록 하기 위한 명칭이나 부호로서의 의미만을 지닐 뿐이다.

〈표 4-1〉 명목측정의 예

변수	범주와 측정값
성별	남자 = 1, 여자 = 2
질병종류	고혈압 = 1, 당료 = 2, 암 = 3, 기타 = 4
보험종류	국민건강보험 = 1, 민간의료보험 = 2, 자동차보험 = 3, 기타 = 4
결혼여부	기혼 = 1, 미혼 = 2

위의 예에서처럼 명목측정을 하는 과정에서 숫자가 사용되기도 하지만 이는 단순히 명칭으로만 사용되기 때문에 숫자들의 계산은 아무런 의미를 지니지 않는다. 명목측정은 대상인 사물이나 현상을 유사성이나 상이성에 의해 분류하는 것으로서 유사성이나 상이성을 지적하는 자체가 곧 측정이 된다. 유사성과 상이성에 의한 명목측정의 이러한

분류 구분은 때로는 질적(qualitative) 또는 불연속적(discrete) 측정이라고 불리운다. 여기서 불연속적 측정이란 명목측정의 카테고리 사이에 연속성이 결여됨을 말한다.

2) 명목측정의 조건 또는 속성

이상과 같은 명목측정은 다음과 같은 세 가지 조건 또는 속성을 갖는다. 먼저 이들 세 가지가 조건이 되는 이유는 이들 조건들이 충족되어야 명목측정이 성립하기 때문이다. 그리고 이들이 또한 속성이 되는 이유는 이들 세 가지가 오직 명목수준의 측정에서만 얻어질 수 있기 때문이다. 이들 세 가지 조건 또는 속성들에 관해 살펴보면 다음과 같다.

첫째, 명목척도의 경우 유사한 분석의 단위들은 동일한 카테고리에 할당하고 상이한 분석단위들은 상이한 카테고리에 할당할 수 있는 실증적 원칙(empirical rule)을 유지해야 한다는 것이다. 둘째, 변수들의 카테고리들은 완전성(exhaustiveness)을 지녀야 한다는 것이다. 여기서 완전성이란 질문에 대한 카테고리들이 충분히 많아서 개인이나 사건과 같은 분석단위들을 하나도 빠짐없이 카테고리들 가운데 어느 하나에 할당하는 것이 가능해야 한다는 것이다. 다음의 예는 명목측정의 조건인 완전성을 지킨 것과 지키지 못한 예를 제시하였다.

문 : 당신의 성(gender)은 무엇입니까?
답 : 가) 남자　나) 여자

문) 귀하는 하루 평균 몇 시간 동안이나 보건조사방법론을 학습하는가?
가) 0시간 - 3시간 미만　나) 3시간 이상 - 6시간 미만
다) 6시간 이상 - 9시간 미만　라) 10시간 이상
▶ 위의 질문에 대한 응답항목을 보면 9시간 이상 10시간 미만인 경우가 제외되어 있기 때문에 완전성(총망라성의 원칙)을 제대로 지키지 못하고 있다.

셋째로, 변수들의 카테고리는 분석의 단위가 이중적으로 할당되지 않도록 상호배타성(mutually exclusiveness)을 유지해야 한다는 것이다. 다시 말해서 상호배타성이란 개인이나 사물과 같은 분석단위가 하나 이상의 카테고리에 할당되지 않도록 카테고리를 배열해야 한다는 것을 의미한다. 즉, 위의 성에 대한 질문과 응답카테고리는 어떠한 분석단위

도 이중적으로 할당하지 않는다는 점에서 상호배타성을 유지할 수 있는 것이다.

문) 귀하가 좋아하는 교과목은?

가) 보건학　나) 공중보건학　다) 해부생리학　라) 의학용어　마) 기타

▶ 위 질문의 경우 보건학과 공중보건학은 동일한 카테고리에 포함될 수 있어 상호배타성의 원칙을 지키지 못하고 있다.

2. 서열측정(Ordinal Measurement)

1) 개요

서열측정은 명목측정에서 처럼 측정대상인 사물이나 현상을 분류하고 명칭을 부여할 뿐만 아니라, 나아가서는 순서 또는 서열까지 부여한다. 따라서 명목측정에서는 불가능한 집단간 또는 카테고리간의 비교가 서열측정에서는 가능하게 된다. 다시 말해서 서열측정에서는 한 집단이 다른 집단보다 '더 높다'(higher), '더 탁월하다'(greater), '더 바람직하다'(more desired) 그리고 '더 어렵다'(more difficult) 등으로 비교하거나 또는 하나의 대상(집단)에 대해서도 "가장 좋아한다, 좋아한다, 그저 그렇다, 싫어한다, 매우 싫어한다." 등으로 서열화하여 비교적인 판단을 할 수가 있다. 서열측정은 태도, 병원에 대한 선호도, 사회계층, 국가간의 GNP 순위, 병원의 만족도 등을 측정하기 위해 사용된다.

〈표 4-2〉 서열측정의 예

변수	측정값
사회계층	상류 = 1, 중류 = 2, 하류 = 3
병원의 선호도	가장 좋아함 = 1, 다음으로 좋아함 = 2, 싫어함 = 3
학력	초등학교졸업이하 = 1, 중졸 = 2, 고졸 = 3, 대졸 = 4, 대학원 = 5
아산병원의 만족도	매우 만족 = 1, 만족 = 2, 보통 = 3, 불만족 = 4, 매우 불만족 = 5

명목측정의 경우 카테고리에 부과된 숫자는 분류 또는 구분 이상의 의미를 지니지 않았으나, 서열측정의 경우 카테고리에 부과된 숫자는 1〈2, 2〈3, 1〈3 과 같이 순서 또는 서

열(rank)을 부과할 수 있다. 그러나 이러한 숫자가 거리나 간격(interval)의 의미를 지니지는 않는다. 그러므로 서열측정의 경우에도 명목측정의 경우와 마찬가지로 '가감'과 같은 수학적 조작이 가능하지 않다.

2) 서열측정의 조건 또는 속성

서열측정은 명목측정의 조건 또는 속성인 완전성과 배타성 이외에 이행성(transitivity)과 비대칭성(asymmetry)의 두 가지 조건 또는 속성들을 더 요구한다. 여기서 이행성이란 X 〉 Y이고 Y 〉 Z인 경우, X 〉 Z이란 것을 말하며, 비대칭성이란 X 〉 Y이고 Y 〉 Z이면, Z는 결코 X보다 클 수 없음을 의미한다.

3. 등간적 측정(Interval Measurement)

1) 개요

등간적 측정의 대상인 사물이나 현상을 분류하고 서열을 정할 수 있을 뿐만 아니라, 이들 분류된 부분(카테고리)간의 간격(거리)까지도 측정할 수 있는 것을 특징으로 한다. 그러므로 이러한 등간적 측정을 가능하게 하기 위해서는 연구자가 변수를 배타적으로 분류하고 낮은 부분에서 높은 부분으로 서열을 정할 수 있을 뿐만 아니라 부분과 부분간의 간격(거리)의 차이를 측정할 수 있는 자료를 가져야만 한다. 예로서 서열측정을 하는 다섯 카테고리 사이의 거리가 같을 경우 등간적 측정이 가능하게 된다. 위의 예 가운데서 '매우 호황이다'와 '호황이다' 사이의 거리가 '불황이다'와 '매우불황이다' 사이의 거리와 같을 경우 이 자료는 서열적 측정의 수준을 넘어서 등간적 측정이 가능한 것이다. 요컨대 변수간 카테고리 사이의 거리 또는 가치가 동일할 경우 등간적 측정이 가능해진다.

등간적 측정이 가능한 대표적인 척도로는 I.Q점수와 온도를 들 수 있다. 먼저 I.Q테스트에서 얻어지는 점수 가운데서 90과 110 사이의 거리는 120과 140 사이의 거리와 같다. 그리고 섭씨 10도와 15도 사이의 거리는 섭씨 20도와 25도 사이의 거리와 같다는 측정이 가능하다. 이러한 등간적 척도로서 온도의 경우 섭씨 15도는 섭씨 10도 보다 더 덥다는 것을 말할 수 있을 뿐만 아니라 5도 만큼 더 덥다는 측정까지 가능하다.

〈표 4-3〉 등간적 측정의 예

변수	측정값
학점	가) 1.0 나) 1.5 다) 2.0 라) 2.5 마) 3.0 바) 3.5 사) 4.0 아) 4.5
인사고과 평점	가) 4.0 나) 3.0 다) 2.0 라) 1.0
온도	----0,----10,----20,-----
I.Q	가) 90 미만 나) 90 이상-100 미만 다) 100 이상

이와 같은 등간적 측정은 가감(addition and substraction)과 같은 수학적 조작을 가능하게 하는 양적 자료를 상대로 한다. 그러나 등간적 측정의 경우 승제(multiple or divide)는 가능하지 않다. 다시 말해서 섭씨 20도가 섭씨 10도보다 두 배 덥다라는 표현은 가능하지 않다. 이처럼 등간적 척도에서 승제가 가능하지 않은 이유는 이 척도가 진정한 그리고 절대적인 '영'(零, true or absolute zero)을 가지지 않고 오직 임의적인 '0'만을 가지고 있기 때문이다. 다시 말해서 이 척도가 가지고 있는 '0'은 '아무것도 없는'의 상태가 아니라 '0℃만큼 있는'을 의미한다. 온도에서 '0℃'는 '온도가 하나도 없는' 상태가 아니라 '0℃ 만큼 있는' 상태를 의미한다.

2) 등간적 측정의 조건 또는 속성

등간적 측정은 명목측정과 서열측정의 조건 또는 속성인 완전성, 상호배타성, 이행성 그리고 비대칭성 이외에 추가적으로 부가성(additivity)을 지닌다. 여기서 부가성이란 실제로 덧셈이나 뺄셈을 할 수 있는 것을 말한다. 예로써 두 점 A와 B 사이의 간격 또는 거리에 두 점 B와 C사이의 거리를 더한 것은 두 점 B와 C 사이의 거리에 두 점 C와 D 사이의 거리를 더한 것과 같으며, 이는 다음과 같은 공식으로 표시할 수가 있다.

$$\overline{A-B}+\overline{B-C}=\overline{B-C}+\overline{C-D}$$

4. 비율적 측정(Ratio Measurement)

1) 개 요

비율적 측정은 명목측정에서처럼 사물이나 현상을 분류하고 서열측정에서처럼 서열을 정할 수 있을 뿐만 아니라, 등간적 측정에서처럼 이들 분류된 부분(카테고리)간의 간격(거리)까지 측정할 수 있으며, 나아가서 실증적 현실과 일치하는 절대적인 '零'을 측정할 수 있다는 것을 특징으로 한다. 그러므로 비율적 측정은 네 가지의 측정들 가운데 가장 세련된 측정수준이 된다. 절대적 '영'(零)의 측정이야 말로 비율적 측정을 다른 측정들과 구분하는 특징이 되며, 이로 인해서 비율적 측정에서 처음으로 "'4'는 '2'의 두 배가된다."와 같이 배수의 개념이 성립한다. 즉, 등간적 측정의 경우와 같이 점들 사이의 거리를 측정할 수 있음으로써 성립된 수학적 가감계산 이외에, 새로이 절대적인 '영'을 측정할 수 있음으로 인해서 곱하고 나누는 계산이 가능하게 된 것이다. 요컨대 비율적 측정이 가능하게 된 것이다.

공식적 교육이나 소득에 대한 측정은 비율적 수준의 측정이다. 교육의 경우 '영'(零)이 의미하는 바는 공식적인 교육을 전혀 받지 않은 상태를 의미하며, 소득의 경우 '영'(零)이 의미하는 바는 한 푼의 소득도 없음을 의미한다. 이와 같이 절대적 영(零)의 측정과 함께, A라는 사람이 12년의 교육을 받았고 B라는 사람은 6년의 교육을 받았을 경우 A는 B보다 2배의 교육을 더 받았다고 말할 수 있다. 또한 갑이 500,000원의 월 소득을 올리고 을이 250,000원의 월 소득을 올릴 경우 "갑은 을보다 2배의 소득을 올리고 있다."라고 할 수 있다.

개인보다 사회적 집단(social group)이 분석의 단위가 되는 사회학의 경우 비율적 측정을 위한 비율적 척도가 더 많이 사용된다. 이들 사회적 집단의 구성에 대하여 백분율(percentage)로 분류한 집단의 특성을 파악할 수가 있는 것이다. 이처럼 백분율은 비율척도로서 사회적 집단을 분석할 수 있는 강력한 도구가 된다(Dennis P. Forcese and Stephen Richer, 1973 : 71). 그리고 비율적 척도의 유형으로는 앞에서 언급한 교육, 소득, 퍼센테이지 이외에도 연령, 가족구성원의 수 등을 들 수 있다. 이 밖에도 비율적 수준의 측정은 자동차 경적의 수, 형제자매의 수, 집단의 사람 수 등에서 처럼 단순한 집계(counting)에 의해서도 얻어질 수 있다.

〈표 4-4〉 비율적 측정의 예

변수	측정값
연령	0, 1, 2, 3, 4,-----
무게	0, 1, 2, 3, 4,-----
신장	0, ----150,----160, ----180,----
자녀수	0, 1, 2, 3, 4,-----

2) 비율적 측정의 조건 또는 속성

비율적 측정의 특징은 명명적 측정의 조건 또는 속성인 완전성과 상호배타성, 서열적 측정의 속성인 이행성과 비대칭성, 등간적 측정의 속성인 부가성(additivity)을 지녔을 뿐만 아니라 이외에도 절대적 '영'(零)을 지닌다는 점이다. 따라서 비율적 측정은 사물이나 현상을 분류하고, 명칭을 부여하며, 서열을 정하고, 가감과 같은 수학적 조작을 할 수 있을 뿐만 아니라, 나아가서는 승제(multiply and divide)와 같은 수학적 조작까지 가능하게 됨으로써 가장 고차원적인 측정이라고 불리게 되는 것이다.

5. 측정의 네 수준비교

대부분의 조사연구에서 등간적 수준의 측정과 비율적 수준의 측정을 구별하는 것은 등간 측정과 서열측정을 구별하는 것만큼 그리 중요한 것이 못 된다. 등간측정이 서열측정과 극적으로 구별되는 이유는 무엇보다도 등간측정은 양적 변수들(quantitative variable)을 취급하는데 비해서, 서열측정은 질적 변수들(qualitative variable)을 다루기 때문이다.

보건학에서 사용되는 통계들은 대체로 명목측정에 적합한 것들과 등간측정에 적합한 경우의 두 가지로 구분될 수 있다. 따라서 조사자들은 변수들을 양적(등간적 비율적) 변수들과 질적(명목적) 변수들의 두 가지로 구분한다. 그리고 서열적 수준의 측정을 위한 통계기법들도 별도로 개발된 것들이 있지만, 이것들은 보건학 분야의 연구자들에 의해서

별로 선호되고 있지 않는 실정이다. 따라서 서열적 수준의 변수들의 경우 서열적 수준의 정보들을 무시하고 단순히 질적(명목적) 수준으로 낮춰서 측정하거나 혹은 서열적 카테고리에 등간적 성격을 부여하여 양적(등간적) 변수로 취급하기도 한다.

변수에 대한 측정의 일반적 요령은 가능한 한 높은 수준의 측정을 하여 이 수준의 척도를 사용할 것이며, 낮은 수준의 측정에 만족하지는 말아야 한다. 이는 다음 〈표4-6〉에서와 같이 높은 수준의 측정은 더 많은 유형의 정보들을 제공하기 때문이다.

〈표 4-5〉 키를 여러 척도화시킨 경우

척도 대상	명목척도	서열척도	등간척도	비율척도
가	1	4	20	150cm
나	2	5	25	155cm
다	1	3	15	145cm
라	1	2	10	140cm
마	2	8	40	170cm
바	2	7	35	165cm
사	2	6	30	160cm
아	2	9	45	175cm
자	1	1	0	130cm
차	2	10	55	185cm

〈표 4-6〉 측정의 네 수준에서 얻어질 수 있는 정보들의 비교

측정수준	예	범 주 의 범 위			
		분류와 명칭 (category)	서열비교 (order)	등간적 거리 (interval)	절대적 영의 존재 (absolute zero)
명목측정	성별, 학년별	0	×	×	×
서열측정	사회계층, 학력, 만족도	0	0	×	×
등간측정	지능, 섭씨, 화씨 온도	0	0	0	×
비율측정	연령, 키, 몸무게	0	0	0	0

자료출처 : Singleton, et. al, op. cit., p. 110을 재작성.

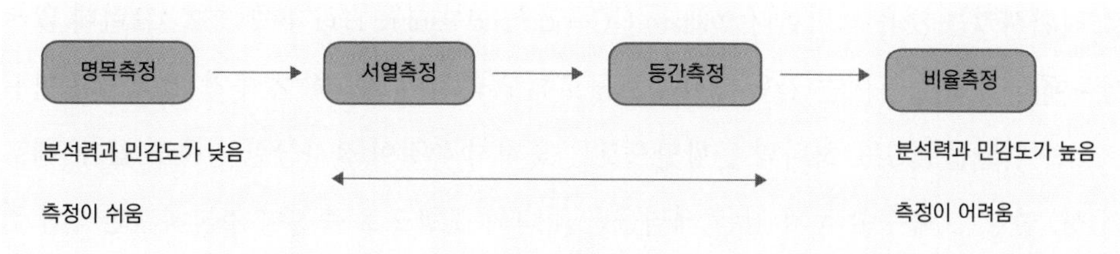

〈그림 4-2〉 분석력 · 민감도 · 자료분석상의 효율성 : 측정상의 난이도

Ⅲ. 지수와 척도

모든 개념들이 다 관찰 가능한 것은 아니다. 특히 사회복지 연구에서 사용되는 개념들의 경우 추상적인 경우가 많기 때문에 여러 가지 어려움이 있다. 예를 들어 '클라이언트의 만족도'와 같은 개념은 클라이언트에게 만족한지 만족하지 못한지에 대해 여러 가지 측면에서 물어보지 않고는 관찰이 불가능한 속성을 가지고 있다. 따라서 이러한 내면적인 속성을 알고자 할 때는 이를 나타낼 수 있는 지료를 사용하여 간접적으로 측정을 하게 된다. 그런데 '학업성취도'와 같은 개념은 '학점'이라고 하는 하나의 지표만 사용해서 측정이 가능하지만, 좀 더 복잡한 개념들은 하나의 지표로 나타내기가 매우 어렵다. 예를 들어 '가정생활 만족도'와 같은 개념의 경우 '부부관계 만족도'나 '소득수준' 같은 하나의 지표만으로 측정하기엔 부족한 점이 많다. 이렇게 부족한 점을 보완하기 위해 여러 지표들을 결합한 복합측정도구를 만들어 사용할 수 있는데 이러한 측정도구로는 지수와 척도가 있다(최일섭, 2001 : 81).

1. 척도의 성격

사물이나 현상에 대해 일정한 규칙을 적용하여 수치를 부여하는 것을 측정이라고 할 때, 척도란 측정의 도구 또는 수단이 된다. 또한 척도는 양적 변수(Quantitative variable)

로 전환시키는 것을 의미한다(William J. Goode and Paul K. Hatt, 1952 : 232). 그런데 많은 경우에 개념이나 용어는 간단한 측정도구로서도 측정이 가능한 경우가 있겠으나 한편으로는 단일문항척도, 하나의 문항만으로는 도저히 측정이 불가능한 경우도 있다. 예로써 성, 연령, 교육수준 등과 같은 개념들은 하나의 문항으로 측정이 가능하지만 민주주의, 권위, 질서, 국가발전 등과 같이 사회과학에서 흔히 사용되는 개념이나 용어의 대부분은 하나의 지표(또는 질문문항)로는 도저히 측정할 수가 없다. 척도란 이와 같이 하나의 질적 속성 또는 변수를 측정함에 있어서 하나의 지표에 의지하지 않고 두 개 이상의 지표(또는 질문문항)에 의한 혼합적인 측정방식(composite measures)을 사용하여 수행하는 경우를 말한다. 그리고 이와 같이 혼합적인 측정방법이 사용되는 이유에 대해서 Earl Babbie는 다음과 같이 몇 가지로 정리하고 있다(E. Babbie, 1983 : 367).

첫째, 무엇보다도 측정의 대상이 되는 개념이나 변수가 너무 복잡하기 때문에 하나의 지표로서는 타당성 있고 신뢰할 만한 측정이 가능하지 않기 때문이다. 특히 태도(attitudes)나 경향(orientations)과 관련된 변수들의 경우 이와 같은 현상이 두드러진다.

둘째로, 혼합적인 측정방법을 사용함으로써 하나의 측정항목에서는 제공될 수 없는 변이성(또는 다양성)을 측정하는데 유리할 수 있다. 즉, 세련된 서열적 측정방법에 의해서 편견을 측정하는 경우라도 '매우 약한'에서 시작하여 '매우 강한'까지 다양하게 측정함으로써 본래의 의미를 파악하는데 도움이 될 수가 있는 것이다.

끝으로, 혼합적인 측정방법을 사용하는 지수나 척도는 자료 분석에 있어서 매우 능률적인 장치라 할 수 있다. 다시 말해서 어떤 개념을 측정함에 있어서 하나의 측정항목만 사용하는 경우 '개략적인 측정'만이 가능하겠으나 여러 개의 혼합적인 측정방법을 사용하는 경우 '보다 포괄적이고 정확한 측정'이 가능하다는 것이다.

2. 척도와 지수(scales versus indexes)

척도나 지수는 하나의 개념이나 변수를 측정함에 있어 두 개 이상의 지표(indicators)를 결합하여 사용하는 방법이라는 점에서 유사하다, 그리고 일부 사회과학자들은 척도가 다소 모호한 측정과정(vague measurement)을 포함한다고 인식하고 있기도 하지만 이는 분명히 잘못된 것이다(H. W. Smith, 1981 : 296). 그리고 지수는 일정한 과정과 규칙을 통해서 두 개 이상의 지표를 하나의 측정으로 결합시킨 것이라는 점에서 척도와 매우 유사하다. 따라서 보건학분야에서 지수와 척도는 상호 교호적으로 사용되기도 하며 양자 간의 구별은 매우 불분명하다. 그러므로 여기서는 E. Babbie가 제시한 바와 같이 이들 두 개념간의 공통점과 차이점에 관해 검토해 보고자 한다.

1) 공통점

먼저 지수와 척도는 대체로 서열적 변수들을 측정하는 수단이라는 점에서 유사성을 지닌다. 예로서 지수와 척도는 한 조사대항의 편견이나 사회경제적 지위 등과 같은 서열적 변수들을 측정함에 있어서 다른 대상(들)과의 상대적 비교를 한다. 또한 지수와 척도는 변수들을 하나 이상의 자료항목(more than one data item)을 사용하여 혼합적으로 측정한다는 점에서 공통점을 지닌다. 예로서 어떤 사람의 IQ점수와 같은 지수는 이 사람이 응답한 여러 개의 질문문항을 평가함으로써 얻어 낼 수가 있는 것이다.

2) 차이점

지수와 척도가 다른 점은 무엇보다도 문항들에 대한 점수를 할당하는 방법에 있다 하겠다. 먼저 지수는 지수를 구성하고 있는 각 개별속성에 대해 점수를 균등하게 할당한다는 특징을 지닌다. 그러나 척도의 경우 이와는 다르게 척도를 구성하는 속성들의 특성에 따라 상이한 점수를 할당한다. 따라서 척도의 경우 지수와는 달리 척도를 구성하는 속성들 사이에 존재할 수도 있는 강도구조를 보다 용이하게 파악할 수 있다는 장점이 있다.

Ⅳ. 척도의 종류

앞에서 우리는 척도를 측정항목들 사이에 존재하는 강도구조(intensity structure)에 기반을 둔 혼합적 측정(composite measure)이라고 정의한 바 있다. 이와 같은 척도는 개인별 수준의 분석에 가장 흔하게 사용되는 측정수단이라 할 것이다. 이하에서는 사회조사에서 많이 사용되는 여러 척도들 가운데 특히 써스톤 유사등간척도, 거트만척도, 리커트척도, 어의차척도 등을 중심으로 검토하기로 한다.

1. 써스톤 척도(Thurstone equal-appearing scale)

1) 써스톤 척도의 의의

써스톤(유사등간)척도는 일단의 평가자(judges)를 사용하여 척도에 포함될 문항들이 척도상의 어느 위치에 속할 것인가를 판단케 한 다음 조사자가 이를 바탕으로 하여 척도에 포함될 적절한 문항들을 선정하여 척도를 구성하는 방법이다. 그리고 써스톤(유사등간)척도는 써스톤의 여러 척도들 가운데 가장 많이 사용되는 것으로서 대부분의 척도의 분석수준이 서열적 수준(ordinal level)인 것과는 달리 등간적 수준(interval level)의 측정을 목표로 한다는 특징을 지닌다(Louis Thurstone and E.J. Chave, 1922 : 121). 이와 같은 써스톤 척도는 다양한 강도를 서열적으로 측정하는데 유용하기 때문에 심리학에서 많이 사용되어진 바 있다. 이하에서는 먼저 이 척도의 작성과정에 관해 살펴본 후 장 단점을 검토하기로 하겠다.

2) 써스톤 척도의 작성

써스톤 척도를 작성하기 위해서는 다음과 같은 일련의 단계들을 거치게 된다.

(1) 관련문항의 수집

척도에 포함시킬 질문문항(항목)들을 얻어내기 위해서는 먼저 측정의 대상이 되는 변수와 관련이 있다고 생각되는 진술들과 의견들을 광범위하게 수집한다. 이 경우 사용될 수 있는 방법으로는 문헌조사를 들 수 있다. 이와 같이 수집된 진술이나 의견들 가운데서 측정의 대상이 되는 변수의 지표로서 적절한 것들만을 100개 정도로 정리한다.

(2) 평가자들에 의한 문항들의 분류

일련의 평가자들(judges)[3]에게 앞에서 정리된 문항들 하나하나를 자신들이 느끼는 대로 11개의 카테고리 가운데 적절한 위치에 서열적으로 배치하도록 요청한다. 여기서 11개의 카테고리는 〈그림 4-3〉에서 볼 수 있는 것처럼 '매우 비우호적'(extremely unfavorable)에서 시작하여 가운데에는 '중립적'인 것이 있고 오른쪽의 극단에 '매우 우호적'인 것 사이에 11개의 범주가 성립하게 된다. 그리고 이들 11개의 카테고리는 이 척도의 명칭이 말해주듯이 대체적으로 비슷한 간격을 지니도록 조정된다. 이와 같은 서스톤의 척도는 평가자로 하여금 각 질문문항에 대해 우호성의 정도를 객관적으로 결정하도록 하기 때문에 다른 척도에서 평가자들이 질문문항에 대한 자신의 태도를 우호적 또는 비우호적인 것에 따라 직접적인 구분을 하는 경우와는 크게 차이가 난다 하겠다. 따라서 써스톤척도는 흔히 응답추론적이라기 보다는 판단적이라고 불린다.

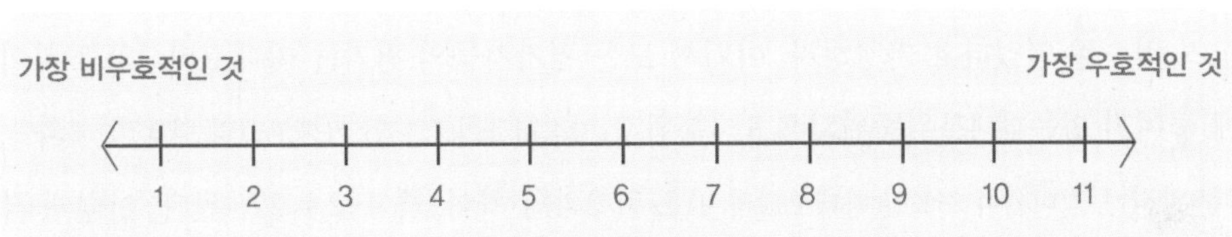

〈그림 4-3〉 써스톤 척도

(3) 척도가치의 설정

각 진술(질문문항)에 대해 평가자들이 척도상의 위치를 판단한 것을 근거로 하여 척도값을 계산한다. 각 문항에 대해 전체 평가자들이 배정한 위치(점수)들의 중앙위치 또는 중앙값(median position)을 계산하여 그 문항이 〈그림 4-3〉과 같은 척도상에서 가장 근접하는 위치를 이 문항의 척도값으로 삼는다.

(4) 척도문항의 선정

앞의 절차에 의해서 수많은 진술(질문문항)들 가운데서 척도에 포함될 문항들을 결정함에 있어서 다음과 같은 두 가지 점들을 고려하여야 한다. 첫째로, 평가자들이 배정한

3) 학자에 다라서는 일련의 평가자를 대상 모집단을 잘 대표하는 표본(representative of the target population)이라고 하기도 한다.

점수분포가 지나치게 분산된 진술(질문문항)은 평가자들 간에 의견의 불일치가 있는 것으로 보아 척도에 포함시키지 않는다. 둘째로, 진술(질문문항)들 가운데 측정하고자 하는 변수의 개념과 너무도 무관하다고 인정되는 것들은 제외시킨다. 여기서 써스톤은 특히 전자를 모호성의 기준(criterion of ambiguity)에 의한 척도문항의 선정이라고 부르는데 이에 대해서는 이하에서 좀 더 상세히 살펴보기로 하겠다. 써스톤이 제시한 모호성이란 평가자의 평가에 대한 변이(variation)에 의해서 측정될 수 있다. 다시 말해서 평가자들의 평가결과가 매우 광범위하게 분산되어 있거나 변이가 다양한 진술은 모호하거나 부적합하다고 가정하여 제외시키는 것이다. 평가자들이 평가의 변이를 판단하기 위해서는 항목의 4분위중위값(interquartile dispersion value)이나 표준편차(standard deviation)를 사용하기도 한다. 표준편차에 대해서는 나중에 다시 검토하기로 하고 여기서는 4분위중위값을 구하는 방법을 소개하기로 하겠다.

〈표 4-7〉에서와 같이 100명의 평가자를 사용하여 한 항목(질문문항)에 대한 각 카테고리 점수를 얻었다고 가정하자. 여기서 모든 평가자들의 편가는 카테고리 2와 5 사이에 놓여져 있는데 4분위중위값은 3, 4분위값(누적비율이 75%인 카테고리의 번호)인 4와 1, 4분위값(누적비율이 25%인 카테고리의 번호)인 2와의 차이, 즉 4-2 = 2가 된다. 이렇게 각 항목(진술 또는 질문문항)의 4분위중위값이 모두 계산되며, 최종척도에는 이 4분위중위값이 가장 적은 항목을 골라서 그 중위값의 위치(즉, 앞의 예의 경우 3.5카테고리)와 함께 선정된다. 이상과 같은 써스톤척도는 4분위중위값이 적은 항목을 모호성이 가장 적은 것으로 간주하여 최종척도에 포함시킨다는 것이다.

〈표 4-7〉 100명의 평가자를 사용하여 한 항목에 대해 카테고리를 배정한 가상적인 예*

카테고리번호	평가번호	배당의 누적비율
1	0	0%
2	25	25%
3	25	50%
4	25	75%
5	25	100%
6	0	100%
7	0	100%

8	0	100%
9	0	100%
10	0	100%
11	0	100%

* 中位카테고리 = 3.5

(5) 최종척도의 구성

앞의 절차와 기준에 의해서 선택된 항목(질문문항) 등에 대해 평가자들이 배정한 중위값을 척도값(scale value)으로 삼아서 11개의 카테고리의 한 극단에서 다른 극단에 골고루 분포하여 최종척도로 삼는다.

3) 써스톤 척도의 평가

써스톤 척도의 신뢰도는 같은 척도를 사용하는 재검사법(test-retest method)에 의해서 평가될 수 있으나, 동일한 대상에 다시 사용하는 재검사법은 척도의 신뢰도를 정확히 측정하기는 어렵다. 예를 들면 상황의 변동과 같은 다른 요인들이 작용할 수도 있기 때문에 이 방법이 꼭 적합하다고 할 수는 없으므로 반분법(split-half method)이 사용되기도 한다.

이와 같은 써스톤 척도는 척도에 포함되는 항목(질문문항)들을 정리하여 가능한 한 간격을 같도록 한다는 점에서 일반적인 서열적 척도보다 한수준 높은 등간적 척도수준을 유지한다는 장점이 있으나 다음과 같은 몇 가지 측면에서 비판의 대상이 되고 있다. 첫째로, 이 척도의 작성에는 많은 시간과 인원이 소요된다는 점이 문제이다. 이 척도의 최초제작에는 보통 300명 가량의 평가자를 필요로 하는데 이는 다른 척도의 경우보다 훨씬 많은 인원의 동원이라 하겠다.

둘째로, 써스톤척도는 평가자들에게 항목에 대한 태도를 묻는 것이 아니고 진술들에 대한 우호성의 정도를 결정하게 한다는 점이 문제이다. 다시 말해서 항목에 따라서는 구체성이 결여된 경우도 있으며 이 경우 평가자들의 평가에는 많은 차이가 있을 수 있다.

셋째로, Seltiz 등이 지적하는 바와 같이 이 척도의 경우 개인의 척도점수를 해석하기가 매우 어렵다는 점이다. 즉, 개인의 척도점수는 그의 응답에 대한 중위값이므로 다양한 응답형태를 지닌 개인들이 유사한 점수를 얻을 수가 있으므로 이를 구별하기가 쉽지 않다는 것이다.

끝으로, 이 척도는 몇 가지 통계적 가정에 근거하고 있고 이 방법은 매우 복잡하기 때문에 최근에 들어와서는 그렇게 흔하게 사용되지는 않고 있다.

……… 참고하기

써스톤 척도의 실례 : 통증의 정도 측정에 대한 문항

문) 다음은 귀하께서 가지고 계신 통증을 알고자 하는 질문입니다. 해당하는 것에 모두 표시해 주십시오.

___ 가. 욱신거린다(1.5)
___ 나. 뜨끔뜨끔하다(2.5)
_X_ 다. 바늘로 찌르듯이 아프다(5.7)
_X_ 라. 망치로 치듯이 아프다(7.5)
___ 마. 까무러치게 아프다(8.6)

해설) 측정값의 계산은 응답자가 응답한 '다, 라' 에 표시된 척도값 5.7과 7.5를 합해 평균을 낸 값이 된다. 즉 (5.6+7.5)/2=6.6이 된다.

자료출처 : 김범종, 『조사연구방법론 워크북』, 서울 : 석정, 1988, P. 130., 최일섭, 『사회복지조사론』 서울 : 동인, 2001, P. 88.

2. 거트만 척도(Guttman scale)

1) 거트만 척도의 의의

거트만 척도는 태도의 강도에 대한 연속적 증가유형을 측정하고자 하는 척도로서 초기에는 질문지의 심리적 검사를 위해 고안된 것이었으나 이제는 사회과학의 제분야에서 널리 사용되는 척도이다(Louis Guttman, 1950 : 60)[4]. 거트만의 기본적 견해로는 강도가 다양한 어떤 태도유형도 가장 약한 표현으로부터 가장 강한 표현으로 서열적 순서

4) 이 Guttman척도는 Louis Guttman에 의해서 개발되었으므로 그의 이름을 따서 Guttman척도라고 부른다. 이 척도는 여러 개의 항목들(items)이 하나의 누적척도(cumulative scale)를 형성하는가를 측정하므로 누적척도(cumulative scale)라고도 불린다.

를 매길 수 있다는 데 있다. 다시 말해서 거트만 척도는 누적척도의 대표적인 방법이며, 개별 항목들이 일정한 기준에 의해 일관성있게 서열을 이루고 있는 것이 특징이다. 누적적이라는 의미는 강한 태도를 갖는 문항에 긍정적인 견해를 표명한 사람은 약한 태도를 나타내는 문항에 대해서도 긍정적이라는 논리를 적용하여 문항을 배열하는 것이다(한승준, 200 : 135).

거트만 척도의 중요한 전제조건으로는 측정의 대상이 되는 척도가 하나의 요소(a single factor)이어야만 한다는 것이다. 만약에 이 태도가 일관성이 없는 여러 개의 요소들이나 심지어는 서로 상충이 되는 요소들로 구성이 되어 있다면 이 척도는 실패할 수밖에 없다는 것이다. 이러한 조건을 이른바 단일차원성(unidimentionality)이라고 부르는데 거트만 척도의 적절한 타당화는 이 단일차원성을 검사하는 수단을 갖고 있는 것이다. 따라서 만약 어떤 태도에 대해 거트만 척도를 작성하는데 실패한다면 그것은 바로 그 태도가 단일차원성을 지니지 않는다는 점, 즉 상호작용을 하는 여러 변수들이 복잡하게 결합이 되어 있다는 사실을 입증하는 것이나 다름없다.

2) 거트만 척도의 결정요소

(1) 논리적 기대에 다른 유형화

거트만 척도의 결정적 요소는 응답들이 이론적 기대(theoretical expectations)에 따라 유형화될 수 있는가에 달려 있다. 예를 들어, 만약에 항목들을 난이도에 따라 a에서부터 e까지 또는 가장 어려운 것에서 시작하여 가장 쉬운 것까지 순서대로 배열하고 조자대상에게 응답토록 한다면 이론적으로는 아래 〈표4-8〉과 같은 결과를 기대할 수 있는 것이다.

즉, 가장 어려운 문제(항목)인 a에서부터 가장 쉬운 문제(항목)인 e까지 문제의 용이도 정도에 따라 서열적으로 배열하였기 때문에 각 척도유형, 즉 각 응답자들은 가장 어려운 항목에 성공(찬성)할 경우 나머지 쉬운 항목들에는 자동적으로 성공(찬성)하게 마련이다. 반대로 말해서 쉬운 항목에 실패(반대)한 경우 그 보다도 어려운 항목들에는 자동적으로 실패(반대)하게 된다.

만약에 모든 응답자들이 항목을 서열함에 있어서 일관성이 전혀 없으면, 척도 자체를 설립하지 않는다. 즉, 예를 들어 한 응답자(척도유형)가 a에는 +, b에는 -, c에는 +, d에는 -, 그리고 e에는 -를 매겼을 경우가 그 경우이다. 이러한 경우에는 이 문항(항목)에 대한 척도를 세우는 것을 포기하든가 아니면 새로운 문항을 찾아야 한다.

〈표 4-8〉 5개의 항목들에 대한 다양한 척도유형

척도류형	항목들					개별적 점수
	a	b	c	d	e	
5	+	+	+	+	+	5
4	−	+	+	+	+	4
3	−	−	+	+	+	3
2	−	−	−	+	+	2
1	−	−	−	−	+	1
0	−	−	−	−	+	0

* '–' 는 반대(disagree) 또는 실패, '+' 는 찬성(agree) 또는 성공을 의미한다.

(2) 거트만 척도의 구성절차

가) 척도구성 항목을 선정한다. 개념을 측정할 척도 구성 항목을 설정하고, 척도 구성 항목을 내용의 강도에 따라 일정한 순서로 배열한다.

나) 응답자의 응답을 scalogram 용지에 기입한다. 응답자의 대답을 응답의 분포에 따라 일정한 순서로 배열한다.

다) 재생산가능성(reproducibility)를 구한다. 실제의 경우 자료가 〈표 4-8〉에서 처럼 꼭 맞는 경우란 드물고 그보다는 일관성이 어느 정도 결여되어 있는 것이 보통이다. 이러한 경우 재생산가능성 시험에 의해서 변이의 정도를 측정하고 척도에 의해서 개인의 척도유형을 예측할 때 발생하는 실제오차를 알 수 있다.

거트만 척도에서 재생산가능성이란 거트만 척도구성의 관건이 되는 결정요소로서 개인의 척도점수를 파악하여 그 개인의 각 문항에 대한 응답을 알아낼 수 있다는 것이다. 즉, 이것은 거트만 척도가 앞에서 언급한 대로 용이도에 의한 서열로 매겨져 있고 어려운 항목에 성공(찬성)한 응답자는 쉬운 항목들에는 자동적으로 성공(찬성)한다는 가정하에 세워진 척도이므로 각 응답자의 척도점수를 안다면 그 응답자의 응답내용은 거꾸로 유추해서 알 수 있다는 것이다. 이러한 이유들 때문에 만약에 한 척도의 오차가 너무 많거나 일관성이 결여되어 있다면 유용한 척도가 되지 못하는 것이다. 이에 대해 계수(coefficient)가 0.9(즉, 10개의 응답 중 한 개의 오차를 갖는 경우)인 경우를 흔히 허용오차수준이라고 본다. 거트만 척도의 경우 하나의 척도로서 인정되기 위해서는 재생산가능성계수('재생계수' 라고도 함)가 위의 허용오차수준보다 커야 한다. 이 재생산가능성계수는 사실 응답유형을 예측하는 수단이기도 하다. 이러한 재생산가능성계수는 다음과 같이 공식화할 수 있다.

CR(coefficient of reproducibility)
=1.00−(e/r)
=1.00−(응답의 오차 수/(문항 수 X 응답자 수))
여기서 CR은 재생산가능성계수이고, e는 응답유형의 오차 수이며, r은 전체 가능 응답자 수(즉, 응답자 전체 수 × 전체 문항 수)이다.

만약 계수가 낮으면 일반적으로 척도가 단일차원이 아니라고 가정한다. 계수를 높이기 위해서 항목수를 줄일 수도 있는데 이 경우에는 측정하고자 하는 태도변수를 다시 정의해야만 한다. 엄밀하게 말해 거트만 척도는 일련의 항목들에 대하여 누적성(cumulativeness)과 단일차원성(unidimentionality)을 측정하는 수단을 제공하지만 적절한 항목들을 선택하는 수단은 되지 못한다.

라) 구성 항목을 조정하여 척도를 구성한다. 오차의 수가 많은 척도구성 항목을 제외시키고 새로운 척도를 만든다.

(3) 가상적 완벽한 거트만 척도의 사례

다음은 지역주민의 외국인에 대한 태도를 측정하기 위하여 거트만 척도를 구성하여 사용하는 가상적인 사례를 살펴보기로 하자.

〈표 4-9〉 가상적 완벽한 거트만 척도의 예

척도성문항 / 응답자	문항1 : 이웃에 거주를 허용한다.	문항2 : 같은 사교클럽에 가입을 허용한다.	문항3 : 자녀와 결혼을 허용한다.	총점
A	0	0	0	3

B	0	0	X	2
C	0	X	X	1
D	X	X	X	0

3) 거트만 척도의 평가

지금까지 우리는 누적적 척도(cumulative scale) 또는 거트만 척도를 그 작성과정을 중심으로 살펴보았다. 이러한 척도는 주로 질문이나 투표에 의한 태도적 개념의 측정에 매우 유용하다. 거트만 척도는 여러 개의 요소들을 결합하여 만들 뿐만 아니라 이들 지표들의 각 배합(combination)에 대한 독특한 점수를 얻을 수 있고 더 나아가서는 이들 지표들 간의 상호관련성까지도 측정하는 수단을 제공하는 장점이 있다. 또한 분석의 수준이 최소한 서열적 수준(ordinal measurement)일 것을 전제로 하는 이 척도의 작성과정에는 그리 복잡한 수학이 요구되지도 않는다.

그럼에도 불구하고 이 척도가 갖는 문제점으로는 현실적으로 재생계수가 높으면서 위계적으로 구성된 문항을 만들고 배열하기가 매우 어려워 많은 문항을 척도화 할 수 없다. 또한 단일차원의 측정에는 문제가 없으나 다양한 특성을 포함하는 다차원적인 조사를 수행하기 위한 척도로는 구성이 불가능하다.

3. 리커트 척도(Likert Scale)

1) 리커트 척도의 의의

리커트 척도는 Rensis Likert에 의해서 개발된 총화평정법(summated rating)에 의한 척도 구성법이며 이는 질문자료로부터 지표를 추출하여 구성하는 체계적이고 세련된 수준이라 할 것이다. 리커트 척도는 대표적인 응답자 중심의 척도화 방법이다. 리커트 척도법은 여러 개의 문항으로 응답자의 태도를 측정하고 해당 항목에 대한 측정치를 합산하여 평가 대상자의 태도를 점수를 얻어 내는 방법이다. 리커트 척도는 하나의 개념을 측정하기 위해 여러 개의 문항을 이용하는 척도이므로 문항간의 내적 일관성이 높아야 한다. 리커트 척도는 서열적 수준(ordinal level)의 변수를 측정하는 것으로서 써스톤 척도와 매우 유사하며 작성법 또한 매우 유사하다. 그러나 이 척도가 써스톤 척도와 다른점은 무엇보다도 항목의 우호성 또는 비우호성을 평가하기 위한 평가자를 사용하지 않는다는 점이며 따라서 이 점 때문에 조사자들에게 그 편리성이 인정되어 선호도가 높고 매우 빈번하게 사용되어지고 있는 척도 가운데 하나이다. 따라서 사회과학이나 여론조사에서 가장 많이 사용하는 척도이며, 성격검사, 태도검사, 적성 및 흥미검사에서 이용된다.

2) 리커트 척도의 작성

리커트 척도를 작성하는 기본절차는 항목들을 상대적으로 서열화(relative ordering)하고 척도를 만들 때 항목(질문)에 응답하는 응답자들은 조사대상이 되는 모집단을 대표하는 사람들이어야 한다. 또한 척도에 포함될 항목(문항)들은 응답자들 간에 나타나는 차이에 민감한 반응을 보이는 것들이어야 한다. 이와 같은 것들을 내용으로 하여 척도작성절차에 관해 기술하면 다음과 같다.

(1) 응답자와 질문문항의 선정

먼저 조사자는 모집단을 잘 대표할 수 있는 응답자들을 선정한 뒤 측정의 대상이 되는 변수와 관련된 진술들을 수집해야 한다. 그리고 이 진술들은 질문문항으로서 개별척도로 되며 조사자는 각 질문문항에 우호적인 것에서 시작하여 비우호적인 것으로 구성되는 5점척도로 구성되는 응답범주를 결정한다.

(2) 각 문항에 대한 응답자들의 서열화

앞의 절차가 끝나면 모든 응답자는 각 문항에 대해 우호적(동의) 또는 비우호적(반대) 등 다섯 가지의 카테고리 가운데서 선택하도록 요청받게 된다.

예로서 응답자들은 〈표 4-10〉에서와 같이 질문과 함께 질문에 대한 응답자들의 태도를 알 수 있는 척도로서 '① 전혀 아니다', '② 아니다', '③ 중립적이다', '④ 그렇다', '⑤ 매우 그렇다' 등과 같은 다섯 가지의 응답 카테고리를 제시받게 된다.[5]

5) 응답항목으로 사용된 '동의'와 '반대' 대신에 '찬성'과 '반대' 또는 '좋아한다'와 '싫어한다' 등 다양한 용어들이 사용될 수 있다.

〈표 4-10〉 저출산 정책에 대한 사람들의 태도문항 척도화

예 : 다음의 질문에 대해 귀하께서는 어떻게 생각하십니까? (동의하는 정도를 빈칸 안에 O표나 V표를 써 넣어 주세요.)

	① 전혀아니다.	② 아니다.	③ 중립적이다.	④ 그렇다.	⑤ 매우 그렇다.
문항1. 저출산 문제는 여성들의 취업 상승률과 관련이 깊다.					
문항2. 저출산 문제는 국가발전의 장해요인이다.					
문항3 의료기술의 발전으로 저출산 문자가 발생하고 있다.					
문항4. 현재의 사회문제로서 저출산 문제가 가장 큰 요인이다					

(3) 응답 카테고리에 대한 배점

각 문항의 응답 카테고리에 대한 배점 또는 평점(rating scores)은 대체로 가장 우호적인 것에서 시작하여 가장 비우호적인 것에 이르는 순서로 5, 4, 3, 2, 그리고 1점(또는 4점에서 0점)의 순서로 매긴다. 물론 1, 2, 3, 4 그리고 5점을 매김으로써 그 반대도 가능하기도 하다.

(4) 응답자들을 총점순위에 의해 배열

각 응답자가 전체문항에 대해 얻은 점수를 합계한 후 전체응답자들을 총점순위에 의해 배열한다. 그리하여 질문문항이 10개이고 응답평균이 5부터 1인 경우 최고 50점에서 최저 10점 사이에서 전체응답자들을 배열 할 수 있을 것이다.

(5) 상위응답자들과 하위응답자들의 각 문항에 대한 판별력(discriminating power, 이하 DP라고 줄임)의 계산

앞의 배열에서 상위 1, 4등분에 속하는 응답자들과 하위 4, 4등분에 속하는 응답자들을 선발한 후, 이들 두 종류의 응답자들이 각 문항에 대해 응답하는 점수의 차를 〈표 4-10〉에서처럼 계산한다.

〈표 4-11〉 문항 2에 대한 판별력 계산의 가상적 예

(1)	(2)	(3)	(4)	(5)
집 단	4등분한 집단의 응답자수	문항2의 각 항목에 대한 응답자수	가중한 합계 (응답치*빈도)	가중된 평균 (4)/(2)
		5, 4, 3, 2, 1		
1.4등분	10	6, 3, 1, 0, 0	5*6+4*3+3*1+2*0+1*0 = 45	45/10 = 4.5
4.4등분	10	0, 0, 2, 3, 5	5*0+4*0+3*2+2*3+1*5 = 17	17/10 = 1.7
문항2에 대한 판별력		DP = 4.5 − 1.7 = 2.8		

6) 척도문항의 분석

어떤 변수를 측정하기 위해 구성된 문항들의 판별력을 앞의 방법에 의해 모두 계산한 후, 각 문항의 점수가 5에서 1의 범위를 가지므로 그 평균치의 범위가 5에서 1이 되며, 가중된 평균의 차이는 최대는 4.0이 된다. 따라서 〈표 4-12〉과 같은 문항분석에 의해 최대평균차이의 절반인 2.0이상이면 판별력이 있는 것으로 판단하여 최종척도에 포함시킨다.

〈표 4-12〉 판별력 계산에 의한 문항분석의 가상적 예

문항번호	1.4등분 응답자들의 각 척도문항에 대한 응답평균	4.4등분 응답자들의 각 척도문항에 대한 응답평균	판별력
1	4.5	1.9	2.6
2	3.4	2.2	1.2
3	3.6	2.8	0.8
4	3.9	1.1	2.8
5	4.4	1.0	3.4

(7) 척도의 구성

앞의 문항분석에 의해서 문항 1, 4, 그리고 5만이 판별력이 2.0이 넘으므로 판별력이 있는 것으로 판단되어 최종적인 척도문항에 포함되게 된다.

3) 리커드 척도의 평가

리커트 척도는 이상과 같이 다섯 가지의 응답카테고리를 제시하기 때문에 5점 척도

라고도 불린다. 리커트에 의하면 응답자들에 대한 5점 척도상의 응답유형이 대체로 정규분포와 흡사하다고 전제하여 이러한 가정을 바탕으로 서로 다른 진술들을 합쳐서 하나의 척도로 사용할 수 있다고 본 것이다. 리커트 척도구성을 위한 문항의 응답자는 써스톤 척도의 평가자와는 달리 언제나 조사대상이 되는 모집단을 대표할 수 있는 사람들을 선정하여야 한다. 만약 모집단을 잘 대표할 수 없는 응답자를 뽑아 척도를 만드는 경우 이 척도는 조사대상의 분석에는 부적당한 것이 될 것이다.

(1) 장 점

첫째로, 리커트 척도의 가장 큰 장점은 이 척도가 매우 경제적이라는데 있다. 특히 써스톤 척도와 비교해 볼 때, 동일한 신뢰도를 얻기 위해 써스톤 척도의 경우 50개 정도의 문항이 필요하다면 최종적 리커트 척도에 포함시킬 문항(항목)들의 수는 대개 조사자의 판단에 달려 있으나 일반적으로 20~25개 문항이면 충분하다고 보기 때문이다.

둘째로, 리커트 5점 척도의 장점은 이들 다섯 개의 응답카테고리가 명백하게 서열화되어 있으므로 응답자들에게 혼란을 주지 않는다는 점을 들 수 있다. 다른 척도의 경우(예로서 써스톤척도 또는 어의차척도) 척도를 구성하는 문항들의 응답카테고리가 명백하지 않거나 엄격하게 서열적이지 않을 수가 있으므로 응답자에게 혼란을 줄 소지가 있다.

끝으로, 리커트 척도는 지표를 구성함에 있어 매우 단순하다는 장점을 지니고 있다. 다시 말해서 하나의 변수를 측정하기 위한 척도로서 구성된 여러 개의 지표들을 동일한 응답카테고리를 사용하여 측정하기 때문에 일관성이 있다. 즉, 위의 예의 경우 '강력하게 동의'에서부터 '강력하게 반대'에 이르는 다섯 카테고리를 5점에서 1점까지(또는 경우에 따라서는 4점에서 0점까지)의 다섯 가지의 점수로 구분한다는 것이다. 그리하여 각각의 개별항목(문항)에 대해 응답자들이 할당한 점수들의 평균을 비교하여 점수가 큰 것들만을 선택한다.

(2) 문제점

첫째로, 리커트 척도의 가장 큰 문제점은 척도작성에 1,4등분과 4, 4등분의 응답을 기초로 하였으므로 중간 정도의 온건한 응답(즉, 2.4 및 3.4등분)에는 민감하지 못할 수 있다는 것이다(G. David Garson, 1971 : 120).

둘째로, 리커트 척도의 응답자는 모집단 가운데서 모집단을 잘 대표할 수 있는 자들을 무작위로 추출하여야 하는데 경우에 따라서는 이것이 용이하지 않을 수 있다는 점이다.

셋째로, 리커트 척도는 응답자의 척도문항에 대한 응답유형을 대체로 정규분포로 가상하고 있는데 이것 또한 항상 지켜질 수는 없는 사항이라 하겠다.

끝으로, 엄격한 의미의 등간척도가 되기 어렵다. 각 항목의 응답점수 총합을 순서대로 늘어 놓은다 해도 총합 25점과 24점의 차이가 26점과 25점의 차이와 같다고 볼 수 없기 때문이다.

4. 어의차 척도(Semantic Differential Scale)

1) 어의차 척도의 의의

어의차 척도(Semantic Differential Scale, SD로 줄여 부르기로 함)는 Osgood, Suci, 그리고 Tannenbaum 등이 개인의 언어응답에 대한 의미를 측정하기 위해 고안해 낸 것이었다. 즉, Osgood 등은 사물이나 개념에 대한 개인의 언어적 응답(verbal response)이 개인의 사물에 대한 의미부여를 적절하게 측정하는 것으로 간주할 수 있다고 본 데서 출발하였다. 이와 같이 하여 개발된 이 척도는 오늘날에 와서는 개인의 언어응답 뿐만 아니라 응답자의 태도까지 측정할 수 있는 등 매우 널리 사용되고 있다.

〈표 4-13〉 어의차 척도의 예 : 우리나라 의사에 대한 평가를 위한 어의차 척도의 평가표

지시문 : 다음은 각 형용사 쌍에 대해 의사에 대해 평가하여 주십시오. 각 쌍은 극단의 의미를 갖고 있으므로 자신의 생각과 일치하는 정도를 빈칸에 표시하여 주시면 됩니다.

우리나라 의사는 :								
	+3	+2	+1	0	−1	−2	−3	
유쾌한								불쾌한
나쁜								좋은
아름다운								추한
딱딱한								부드러운
친절한								잔혹한

수동적인							능동적인
공정한							불공정한
섬세한							거친
현명한							어리석은
민첩한							느린
긍정적인							부정적인
약한							강한
가치로운							쓸모없는

2) 어의차 척도의 작성

어의차 척도는 특정한 진술에 대한 응답으로써 상반되는 두 입장 사이에 7개의 응답 카테고리를 작성하여 이들 가운데서 하나를 선택할 것을 요구한다는 점에서 7점 척도이다. 따라서 특정한 진술에 대해 응답자에게 동의(agree) 또는 반대(disagree)하는가를 묻고 5개의 응답 카테고리 내에서 응답할 것을 요구하는 5점 척도인 리커트 척도와 매우 유사하다. 이와 같은 어의차 척도를 작성하는 과정은 다음과 같다.

(1) 차원과 양극의 용어결정

조사자는 응답자에 의해서 선택이 행해질 수 있는 차원(dimensions)을 결정해야만 한다. 이러한 차원이 결정되면 이어서 이 차원의 양극(polar extremes)을 대표하는 두 개의 반대적인 용어를 찾아내야만 한다. 이와 같은 어의차 척도의 차원으로 흔히 사용할 수 있는 기준으로서 Heise는 좋은 - 나쁜(good-bad)과 같은 평가차원(evaluations), 힘이 있는-힘이 없는 (powerful-powerless)과 같은 활동차원(activity) 등과 같은 세 가지 차원들을 제세하고 있다(David R. Heise, 1970 : 235). 그리고 이들 세 가지 차원들에 관해 좀 더 상세히 살펴보면 다음과 같다.

가) 평가차원 : 좋은 – 나쁜, 도움이 되는 – 도움이 되지 않는, 친절한 – 불친절한
나) 효과차원 : 힘이 있는 – 힘이 없는, 큰 – 작은, 강한 – 약한, 깊은 – 얕은
다) 활동차원 : 빠른 – 느린, 살아있는 – 죽은, 시끄러운 – 조용한, 젊은 – 늙은

(2) 평가표(rating sheet)의 작성

관련차원과 양극을 대표할 용어들을 선정하고 난 후 이들을 중심으로 응답자들이 진술을 평가하는데 사용할 평가표를 작성한다. 〈표 4-14〉은 어의차 척도에 의해 작성된 평가표의 한 예이다. 이와 같은 평가표에서 볼 수 있듯이 어의차 척도가 사물이나 개념을 응답자의 응답강도에 따라 일곱 부분으로 나누어 분석하므로 보통 7점 척도라고도 불리우는데 이 7점 척도는 양극의 중간위치에 중립입장을 나타내며 응답강도나 방향을 측정하는데 매우 유용하다.

〈표 4-14〉 시청의 보건복지담당 공무원들의 평가를 위한 어의차 척도의 평가표의 예

시청의 보건복지담당 공무원들에 대하여 당신이 생각하는 바를 아래 척도의 해당란에 'x'표를 하시오.
당신이 만난 대민창구의 공무원들은 :

	+3	+2	+1	0	−1	−2	−3	
친절하다	−:	−:	−:	−:	−:	−:	−:	불친절하다
정직하다	−:	−:	−:	−:	−:	−:	−:	비정직하다
업무처리가 신속하다	−:	−:	−:	−:	−:	−:	−:	느리다
활동적이다	−:	−:	−:	−:	−:	−:	−:	비활동적이다
공평하다	−:	−:	−:	−:	−:	−:	−:	불공평하다

☞ 척도상의 가중된 점수들은 실제 응답지에는 나타나지 않은 수도 있음.

(3) 응답자의 평가

응답자들은 상기와 같은 평가표에 자신이 느끼는 진술에 대한 견해를 기입하게 된다. 이 경우 응답자들은 진술에 대한 평가의 일관성을 위해서 '중립적'(neutral)인 견해는 '0'을 '약간의 또는 다소'(slightly)에는 '+/-1'을 '중간정도의'(moderately)에는 '+/-2'를 그리고 '극도의 또는 매우'(extremely)에는 '+/-3'을 표시하도록 지침을 받게 된다.

3) 어의차 척도의 평가

(1) 장 점

첫째로, 어의차 척도의 장점은 무엇보다도 연구대상을 비교하는데 유용하다는 점을 들 수 있다. 앞의 〈표 4-14〉의 대민창구의 공무원들을 평가함에 있어서 동일한 표본을 대상으로 상이한 공무원들(예로서 중앙공무원과 지방공무원)에 대한 비교는 척도평균치를 산출함으로써 〈표 4-15〉에서처럼 가능해 진다. 이와 같은 가상적인 표에서 지방공무원과 중앙공무원들에 대한 시민의 평가에는 많은 차이가 있음을 알 수 있었다.

둘째로, 이 척도의 장점은 Heiserk 요약한 바와 같이 "종합적 방법이며 경제적이고, 항시 사용이 가능하고, 문화 횡단적 비교가 가능하고, 표준화된 미터법을 사용하고, 다양한 차원을 지니고 있다."는 점을 들 수 있다(D. R. Heise, 1970 : 235).

끝으로, 어의차 척도는 보다 전통적인 태도척도기법들과 밀접한 관계를 맺고 있는 점이라 하겠다.

〈표 4-15〉 시민들의 구청과 동사무소 보건복지담당공무원에 대한 가상적 평가의 평균값들

어의차 항목들	구청 복지담당 공무원	동사무소 복지담당 공무원
친절(불친절)	2.13	−1.04
정직(비정직)	2.15	−1.05
신속(비신속)	2.05	−2.01
활동적(비활동적)	2.05	2.08
공평(비공평)	1.01	2.05

(2) 문제점

첫째로, 어의차 척도가 지니는 가장 큰 문제점은 민감한 진술이나 응답자의 경우 익명성을 보장해주어야만 한다는 점이다.

둘째로, 하류층의 배경을 지닌 사람들에게는 이 기법이 그렇게 편안함을 주지 못하기 때문에 참여를 거부할 수가 있다.

셋째로, Osgood와 그의 동료들이 강조한 바와 같이 자극과 참여 사이에 심각한 상호작용이 발생할 수 있다는 점이 문제이다.

끝으로, 평가의 대상이 되는 이슈나 대상은 30개 이내라야 한다는 제한이 문제이다. 이는 만약에 이보다 대상이 많을 경우 응답에 있어 편견이 야기될 수 있기 때문이다 (Robert E. Park, 1952 : 243).

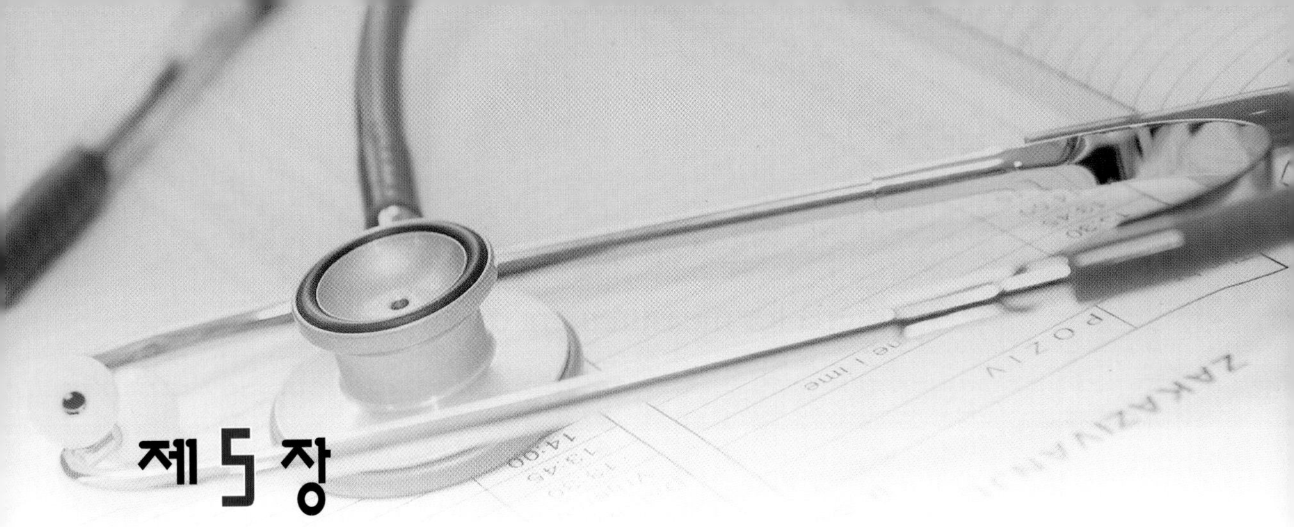

제 5 장

측정의 질을 위한 기준(신뢰도와 타당도)

Ⅰ. 측정의 질을 위한 기준 (criteria for measurement quality) 개설

제4장에서 우리는 명목측정이나 서열측정의 경우 등간측정이나 비율측정에 비해 연구자가 얻을 수 있는 정보의 종류가 적은 것을 발견할 수 있었다. 즉, 측정이 제공하는 정보의 종류는 측정의 수준에 따라 달라진다는 것이다. 좀 더 구체적으로 말해서 측정의 수준이 낮을수록 연구자가 얻을 수 있는 정보의 수준은 높아짐을 알 수 있는 것이다. 요컨대 측정의 질은 측정의 수준에 따라 달라진다는 것이다.

그런데 측정의 수준 이외에도 측정의 질을 결정하는 기준들로는 측정의 정밀성과 정확성을 들 수 있다. 먼저 측정의 정밀성이란 '변수의 속성을 상세하게 묘사할 수 있는 정도'라고 정의할 수 있다. 예로서 분석의 단위인 개인의 나이를 '12살'이라고 기술하는 것은 '10대 초반'이라고 기술하는 것보다 상세하므로 정밀성이 높다고 하겠다. 그리고 월수입이 '989,000'이라고 하는 것은 '약 1,000,000원 정도'라고 하는 것보다 정밀성이 높은 것이다.

일반적으로 정밀한 측정은 정밀하지 못한 측정보다도 우월한 것이 사실이지만, 정밀성이 항상 필요하며 바람직한 것은 아니다. 예로서 연구의 목적이 분석단위의 나이를 개략적으로 아는 것은 충분할 경우, 그 이상 더 상세히 알려고 노력하는 것은 낭비가 될 수 있는 것이다. 따라서 연구자가 필요로 하는 정밀성의 정도에 따라서 개념에 대한 조작화가 이루어진다. 그러나 정밀성의 정도에 대한 연구의 필요가 확실치 않을 경우 대체로 정밀성이 높을수록 바람직하다고 하겠다.

또한 측정의 정확성이란 적절성(adequacy) 또는 적당성(appropriateness)을 말한다. 다시 말해서 측정에 사용된 조작적 정의 또는 지표가 측정하고자 하는 변수나 개념을 대표하는 적절성의 정도가 높을수록 측정의 정확성은 높아진다. 정밀성과 정확성은 측정에 있어서 매우 중요한 질적 기준이다. 그러나 정밀성과 정확성은 종종 혼동되기가 쉽다. 어떤 사람이 "서울시 강동구 명일동에 거주한다."는 기술은 "서울에 거주한다."는 기술에 비해 훨씬 정밀하다. 그러나 이 사람이 '실제로 거주하는 곳이 서울 종로구'인 경우 앞의 기술은 측정을 정밀하게 한데서 오는 손실이라고 할 수 있다. 오히려 이 사람은 "서울에 거주한다."라고 측정을 덜 정밀하게 하였을 경우 정확성은 유지되었을 것이다. 이와 같은 예에서 우리는 측정의 정밀성이 항상 측정의 정확성을 보장하는 것은 아니라는 사실을 알 수 있다.

지금까지 검토한 정밀성과 정확성 이외에도 측정의 질을 검토하는 수단으로 신뢰도(reliability)와 타당도(validity) 등을 들 수 있다.

II. 신뢰도(reliability)

1. 신뢰도의 의의

신뢰도란 동일한 대상을 반복적으로 측정할 때 같은 결과를 가져올 수 있는 정도를 의미한다. 만약 어떤 척도를 사용해서 동일한 대상을 측정하였을 때 항상 같은 결과가 나온다면 이 척도는 신뢰도가 매우 높다고 할 수 있다. 신회성이 높은 척도는 사용하는 사람이 달리지고 측정하는 시간과 장소가 달라져도 항상 동일한 결과를 가져온다. Singleton 등은 "신뢰도가 안정성(stability)과 일관성(consistency) 문제와 관련이 있다."고 보고 "조작적 정의나 지표가 측정의 대상을 일관성 있고 믿을 만하게 측정하는가?"의 문제라고 하였다. 이에 비해서 Kerlinger는 신뢰도가 안정성(stability), 일관성(consistency), 예측성(predictability) 그리고 정확성(accuracy) 등과 관련이 있는 문제라고 하였다. 신뢰도가 낮은 척도는 매번 측정할 때마다 측정치가 달라진다. 예를 들면 고무로 된 자(ruler)와 같은 경우이다. 즉, 고무로 된 자는 날씨가 더워지면 늘어나서 측정의 결과가 변하게 되므로 측정치를 믿을 수 없는 때문에 신뢰성이 낮다.

2. 신뢰도 검증방법

측정 또는 척도의 신뢰도를 검증하는 방법에는 ① 재검사법(test-retest method), ② 복수양식법(multiple form method), ③ 반분법(split half or odd-even number split) 등 세 가지가 있다. 그러므로 아래에서 이들 측정 또는 척도의 신뢰도를 검증하는 방법들에 관하여 살펴보기로 한다.

1) 재검사법(test-retest method)

재검사법은 측정의 한 대상을 시간을 달리하여 두 번 측정한 후, 이들 두 측정결과를 비교해서 신뢰도를 알아보는 방법이다. 이 때 비교를 위해서는 상관관계 분석과 같은 통계학적 방법이 사용되기도 한다. 그러나 이 재검사법에는 다음과 같은 세 가지 문제점이 있을 수 있다.

첫째로, 질문지를 사용하는 실태조사의 경우 측정의 대상(피검사자)들이 질문문항을 잘못 이해하거나 또는 이들 사이의 개인차를 극복할 수 없기 때문에 두 번의 검사에서 동일한 결과(점수)를 기대할 수 없는 경우가 있다.[1]

둘째로, 첫 번째 검사와 두 번째 검사 사이의 기간이 가져올 수 있는 문제이다. 즉, 기간이 너무 짧으면(예로서 기간적 간격이 하루나 이틀일 경우) 측정의 대상이 첫 번째 검사내용을 기억하므로 검사 외의 요소(즉, 기억)가 작용함으로써 두 번째 검사가 영향을 받아 신뢰도에 문제가 발생할 수 있다. 반대로 기간이 너무 길 경우 측정의 대상이 심경의 변화를 일으켜 측정상의 변화가 나타나 첫 번째 측정과 두 번째 측정상의 차이가 발생하여 신뢰도가 떨어질 수가 있다.

셋째로, 재검사법은 두 번의 측정에 동일한 측정대상(피검사자)을 이용하는데, 동일한 측정대상을 두 번씩 측정에 응하게 하는 것은 비용이 많이 들 뿐만 아니라 경우에 따라서는 가능하지 않을 수도 있다. 특히 측정 대상의 규모가 클 경우 이 문제는 더 심각하

1) 일반적으로 개인차는 무작위 표본추출(random sampling)에 의해서 극복될 수 있다고 알려져 있다. 그러나 무작위추출이 개인차를 완전히 극복하는 것은 아니고 단지 그 가능성만 높여줄 뿐이다

게 된다.

이와 같은 재검사법이 지니는 세 가지 문제점들을 완전히 극복한다는 것은 거의 불가능하다. 단지 다음과 같은 세 가지 방법에 의하여 문제들을 다소 완화시킬 수 있다.

첫째로, 척도의 항목수를 늘리는 것이다. 발생하는 신뢰성 문제를 해소시키는데 도움이 된다. 예로서 이 방법은 야구에서 타석수를 증대시킴으로써 선수들의 타격능력(안타율)을 신뢰성 있게 측정할 수 있는 이치와 같다고 할 수 있다.

둘째로, 첫 번째 검사와 두 번째 검사의 기간을 설정함에 있어서 측정대상에게 실제적인 변화가 발생하지 않을 만큼 짧고, 첫 번째 검사의 내용을 잃어버릴 만큼 길도록 설정하는 것이 적절하다. 이와 같은 기간으로는 2주 내지 4주가 적절한 것으로 알려져 있다.

셋째로, 동일한 측정대상을 두 번씩 측정에 응하게 하여야만 할 경우 그 숫자를 줄이거나 아니면 차선의 방법이긴 하지만 무작위 추출법에 의해서 측정대상의 동등화를 유지할 수 있다.

2) 복수양식법

복수양식법은 재검사법의 변형이라고 할 수 있는 방법으로서 동일한 조작적 정의 또는 지표들에 대한 척도(예 : 일련의 질문문항들)를 두 종류씩 만들어 동일한 측정대상(피검사자들)에게 각각 응답하게 하는 방법이다. 이 경우 만들어지는 두 세트의 질문문항들은 유사성이 매우 높아야만 신뢰성을 측정할 수 있는 수단(척도)으로 인정을 받을 수 있다.

이러한 복수양식법은 재검사법의 경우처럼 첫 번째 검사가 두 번째 검사에 미치는 영향요소로 인한 신뢰성 훼손문제를 극복할 수 없다. 즉, 두 종류의 문항들이라고는 하지만 유사한 문항들이라는 점과 이들에 대해 동일한 측정대상으로 하여금 응답하게 한다는 점에서 첫 번째 문항들에 대한 측정이 두 번째 문항들에 대한 측정에 영향을 미칠 수 있다는 점을 부인할 수 없는 것이다.

3) 반분법

반분법은 복수양식법의 변형으로서 하나의 척도(예 : 일련의 질문문항들)를 둘로 나누어 동일한 측정대상(피검사자)들로 하여금 한 번에 측정케 하는 방법이다. 예를 들어 대상자의 영어실력을 측정하기 위하여 TOEIC 시험을 실시할 때 40개 문항을 출제하였으면, 전체 항목을 20개씩 나누어 동일 집단에 실시해 보는 것이다. 이 때 하나의 척도를 절반으로 나누는 방법에는 두 가지가 있다. 하나는 무작위적(randomly)으로 반분화하는 방법이고 또 하나는 척도의 항목들을 홀수와 짝수(odd-even number)로 나누는 반분법이다. 두 번째의 홀수와 짝수의 번호로 나누는 방법은 수행하기가 매우 용이하다는 장점이 있으나 척도구성이 체계적으로 이루어져 있을 때에는 사용이 곤란하다는 단점이 있다. 예로서 척도의 모든 홀수 번호들과 짝수 번호들이 상이한 항목들로 구성되어 있음에도 불구하고 이들을 홀수 번호와 짝수 번호들로 나누어 두 개의 척도를 만들 경우 두 척도는 전혀 다른 척도가 되기 때문이다.

반으로 나누어진 척도의 각 부분은 각각 하나의 척도로 취급되고 그 응답결과들의 상관관계를 비교하여 신뢰도를 판단하게 된다. 이때의 상관관계 측정은 스페어만-브라운 예측공식(Spearman-Brown Prophecy Formula)인 rn=nr1/[1+(n-1)rl]을 사용한다(William J. Goode & Paul K. Hatt, 1952 : 235). 반분되어 둘로 나누어진 척도들 사이에 이 공식에 의한 측정값이 높을 때 상관관계가 높은 것으로 인정되고 아울러 신뢰도도 높다고 인정을 받게 된다.

반분법에 의한 척도 검사법에 있어서 두 척도의 항목들은 내적 일관성이 높아야 각각 전체 척도를 대표할 수 있다.[2] 그리고 내적 일관성이 높기 위해서는 다음의 두 가지 조건이 충족되어야만 한다. 첫째로, 척도가 단일성을 지녀야 한다. 여기서 단일성이란 척도의 항목들이 같은 종류로 구성되거나 아니면 적어도 유사한 항목들로 구성되어야 함을 의미한다. 둘째로, 척도의 항목수와 신뢰도가 밀접한 관계를 가지므로 반분된 척도의 항목 수는 최소한 8-10이 되도록 애당초 척도의 항목수를 조정하여야 한다.

2) 내적 일관성은 척도 내의 항목들이 상호관련성이 높은 것을 말한다. 다시 말해서 척도 내의 항목들이 상호관련성이 높을수록 그 척도의 내적 일관성이 높으며 따라서 신뢰성이 높아진다. 만약 하나의 척도가 상호관련성이 적은 질문항목들로 구성되어 있어서 내적 일관성이 낮을 경우, 그 척도로 사물을 측정할 경우 상이한 측정값이 나오므로 신뢰성이 낮다고 할 수 있다.

3. 신뢰도의 제고방안

1) 신뢰도의 가치

측정의 신뢰도가 좋다고 반드시 좋은 연구결과를 가져오는 것은 아니다. 하지만 신뢰도가 낮은 경우에 좋은 연구결과를 기대할 수는 없다. 측정의 신뢰도는 연구결과의 가치와 해석에 대한 필요조건일 뿐 충분조건은 아니다.

측정의 신뢰도 ------X------→ 좋은 연구결과

측정의 신뢰도 ←------O------ 좋은 연구결과

2) 측정의 신뢰도 제고방안

① 측정도구의 모호성 제거하기 위해 측정도구를 구성하는 문항을 분명하게 작성한다.

② 측정항목을 늘린다.

③ 측정자의 태도와 측정방식의 일관성이 유지되어야 한다.

④ 조사대상자가 무관심하거나 잘 모르는 내용은 측정하지 않는 것이 좋다(초등학생에게 미적분학을 질문하는 경우).

⑤ 사전에 신뢰도가 검증된 표준화된 측정도구를 이용하는 것이 바람직하다.

Ⅲ. 타당도(validity)

1. 타당도의 의의

질문항목들로 구성되어 있어서 내적 일관성이 낮을 경우, 그 척도로 사물을 측정할 경우 상이한 측정값이 나오므로 신뢰성이 낮다고 할 수 있다. 측정이나 척도의 타당도

는 애당초 연구자가 측정하고자 하였던 것을 실제로 측정하였는가 하는 문제이다. 즉, 타당한 측정수단이란 측정하고자 하는 것을 측정할 수 있는 도구라 하겠다. 따라서 어떤 측정수단이 조사자가 의도하지 않은 측면을 측정할 경우 이 수단은 타당하지 못한 것이 된다(Kenneth S. Bordens and Bruce B. Abbott, 1991 : 85). 예를 들어 한국 대학생의 지능검사를 하기 위하여 영어로 된 지능검사지를 사용했다면 이 측정방법의 신뢰도는 높게 측정될 확률이 높지만 타당도를 떨어질 가능성이 높다. 왜냐하면 영어로 된 검사지를 사용함으로써 지능보다는 오히려 학생들의 영어실력에 의해서 지능지수가 결정될 가능성이 높기 때문이다.

이처럼 타당도는 실증적 수단이 조작적 정의나 지표가 측정하고자 하는 개념을 제대로 반영하는 정도를 의미한다. 만약 조사자가 조작적 정의나 지표 또는 척도를 사용하여 애당초 측정하고자 하였던 개념이 의미하는 바를 제대로 측정하였다면 이들 조작적 정의나 지표 또는 척도의 타당도는 높다고 하겠다. 반대로 조작적 정의, 지표 또는 척도를 사용하여 애당초 측정하고자 하였던 개념이 의미하는 바를 제대로 측정하지 못한 경우 이들의 타당도는 낮은 것이 된다. 하나의 척도는 조작적 정의나 지표를 구체화하여 작성된 것이며, 따라서 척도가 조작적 정의나 지표, 나아가서 애당초의 개념을 제대로 그리고 정확하게 측정할 수 있을 경우 타당도가 높아지게 된다.

사회과학에서 특히 타당도가 문제되는 원인은 몇 가지 예외적인 경우를 제외하고는 측정을 간접적으로 밖에 할 수 없기 때문이다. 측정을 간접적으로 하여야 할 경우 연구자는 자신들이 측정하고자 하는 속성들을 제대로 측정하는가에 관해 완전한 확신을 가질 수가 없다. 따라서 "연구는 자신이 측정하고자 하였던 것을 올바르게 측정하는가?"하는 타당도 문제가 제기된다(Chava Nachmias and David Nachmias, 1981 : 138).

2. 타당도 검증방법

타당도를 검증하는 방법은 신뢰도 검증방법에 비해서 문제의 소지가 더 많다. 이는 타당도에 영향을 미칠 수 있는 체계적 오류(systematic errors)를 발견하기가 무작위 오류(random errors)를 발견하는 것보다 더 어렵기 때문이다. 타당도를 검증하기 위해서는 첫째로, 주관적 판단에 의거하여 타당도를 검증하는 주관적 평가방법과 둘째로, 객관적 증거에 의거하여 타당도를 검증하는 객관적 평가방법의 두 가지가 있다. 그러므로 이하에서는 이들 두 가지 평가방법들에 초점을 맞춘 타당도 검증방법들에 관하여 살펴보고자 한다.

1) 주관적 평가방법

주관적 평가방법은 조작적 정의가 애당초 의도하였던 것을 측정하는지에 대해 주관적으로 평가하는 경우를 말한다. 이처럼 조작적 정의에 대한 주관적 평가방법에 기초를 둔 타당도 평가방법에는 외관적 타당도(face validity)와 내용적 타당도(content validity)의 두 가지 방법이 있다.

(1) 외관적 타당도(face validity)

외관적 타당도란 단순히 측정도구(즉, 조작적 정의나 지표 또는 척도)가 외관상 측정하고자 하는 개념을 측정하는 것과 같다는 판단을 의미한다. 다시 말해서 외관적 타당도는 측정의 대상이 되는 변수나 개념의 이론적 또는 상식적 판단과 같은 외관적 판단에 의거하여 비교해 보는 것이다. 예컨대 척도를 사용하여 얻어진 결과가 상식적으로나 이론적으로 알 수 있는 사실과 다른 결과라면, 이 척도는 외관적 타당도가 낮은 것으로 검증되는 것이다.

외관적 타당도는 측정수단의 타당도에 관한 연구자의 주관적 평가에 기반을 둔다. 실제로 외관적 타당도는 측정수단이 연구자가 측정하고자 하는 것을 측정하는가에 관심을 두지 않고, 연구자의 주관적 평가에 따라 평가하고자 하는 것들을 평가할 수 있는 정도에 관심을 둔다. 이와 같은 외관적 타당도에 의해서 측정수단을 평가하는 절차를 제시하면 다음과 같다.

① 연구자는 '보수주의(conservation)'라는 개념을 조작화 하고, 10개의 질문문항으로 이를 측정하기로 하였다.

② 10개의 질문문항을 만든 뒤 연구자는 각 문항이 '보수주의'라는 개념과 관련이 있는가를 검토하기 위해서 각 문항의 내용을 검토한다.

③ 각 문항이 개념과 관련이 있는가를 좀 더 확인하기 위해서 연구자는 관련분야의

전문가들(specialist or judges)과 이에 대해서 상의할 수 있다.

④ 만약 전문가들 사이에 합의가 이루어질 경우, 연구자는 질문문항들이 외관적 타당도를 유지하고 있다고 만족하면서 동시에 이들 문항들이 '보수주의'라는 개념을 측정할 수 있다고 간주하게 된다. 그러나 만약에 전문가들 사이에 의견의 불일치가 있을 경우, 측정수단(여기서는 10개의 질문문항들)의 외관적 타당도는 손상을 입게 된다. 외관적 타당도에 의해서 타당도를 비교적 용이하게 검증할 수 있는 변수들이나 내념들의 예로는 연령(age), 성(gender), 교육(education) 그리고 소득(income) 등을 들 수 있다.

이상과 같은 외관적 타당도는 사용이 비교적 용이하기 때문에 척도의 타당도 검증방법 가운데 가장 많이 사용되는 방법이다. 경우에 따라서는 외관적 타당도만을 가지고 측정이나 척도의 타당도 검증을 끝내기도 하는데 조작적 정의를 내리기 쉬운 개념이나 변수들이 바로 이에 속한다.

대체로 다른 복잡한 타당도 검증방법들을 사용하기 전에 외관적 타당도 검증을 함으로써 개략적 검증을 할 수 있다는 장점이 있다. 그러나 외관적 타당도는 지나치게 주관적 판단에 의존하기 때문에 척도의 타당도 검증방법으로 문제가 있을 수 있다. 이처럼 외관적 타당도는 주관적 판단에 의존하기 때문에 대상이 되는 측정수단을 반복적으로 평가할 수 없다는 중요한 문제가 발생한다.

(2) 내용적 타당도(content validity)

내용적 타당도는 조작적 정의나 지표와 같은 측정수단이 개념이 포함하고 있는 모든 측면들을 정확하게 대표할 수 있는 정도를 말한다. 학자에 따라서는 외관적 타당도와 표본추출 타당도를 내용적 타당도의 유형에 포함시키기도 한다.

주관적 평가방법으로서 내용적 타당도는 심리학이나 교육학 분야에서 기술(skill), 지식(knowledge) 그리고 성취(achievement) 등을 측정하는데 사용된 바 있다. 심리학자들이나 교육학자들은 내용적 타당도를 보여주기 위해서 대상이 되는 개념을 명확하게 정의하고, 개념의 모든 요소들을 식별하고, 그리고(척도의) 측정항목들이 이러한 요소들을 적절하게 대표한다는 것을 보여준다.

이와 같은 내용적 타당도가 지니는 결점은 무엇보다도 이 검증방법이 주관적 판단에 의존한다는 점을 들 수 있다. 그러므로 사회과학자들이 이 검증방법을 설득력 있게 받아들이는 데에는 문제가 있는 것이다.

········· 참고하기

내용적 타당도의 실례

작성된 질문지의 내용적 타당도를 검증하기 위하여 건강검진에 관심이 있는 예방의학 전문가 2명을 선정하여 전문가 협의회를 실시하였으며, 예비조사를 위해 건강검진이 필요한 10명의 사람에게 질문지를 배부하여 각 문항 의미전달의 정확성과 질문지응답에 소요되는 시간 등을 조사하였다. 그 결과를 참고로 하여 일부 문장의 내용을 수정한 후 6문항의 최종 설문지를 완성하였다.

(3) 표본추출 타당도(sampling validity)

표본추출 타당도는 연구에서 사용되는 표본이 평가의 대상이 되고 있는 측정수단에 의해서 적절하게 추출되었는가에 초점을 맞춘다. 즉, 측정수단의 내용이 측정의 대상이 되는 모집단내용의 속성을 적절하게 대표하고 있는가에 관한 문제이다. 표본추출 타당도는 특히 연구자로 하여금 내용적 모집단(content population)에 속한다고 알려진 모든 항목들과 친숙할 것을 요구한다는 장점을 가진다. 표본추출 타당도는 연구자가 측정수단들을 최초로 작성하여 사용하기 때문에 혁신적인 새로운 연구에 잘 적용될 수 있다. 따라서 이처럼 측정수단이 최초로 사용되어지기 때문에 그에 대해서 적절하게 평가할 수 없다는 점에서 주관적이라 할 수 있다. 결국 타인에 의해서 재사용되어지고 적절하게 평가되어질 때까지는 객관성이 입증되니 않은 채로 남게 된다.

2) 객관적 평가방법

객관적 평가방법은 기준타당도(criterion-related validation)라고도 불리며, 가설검증이나 과학적 지식추구를 위해서 개발된 것이 아닌 실제적 목적을 위해서 개발된 측정수단들에 적용된다. 그리고 이와 같은 객관적 평가방법에는 일치적 타당도(concurrent validity)와 예측적 타당도(predictive validity)의 두 가지가 있다. 즉 일치적 타당도는 현재의 특정현상을 측정하는 데 타당한가를, 예측적 타당도는 미래의 사건을 예측할 수 있는가를 보여주는 척도의 능력이다. 예를 들어, 산수능력의 측정검사와 학교 산수성적과의 상관관계가 높으면 일치적 타당도가 높다고 할 것이며, IQ테스트가 학교성적을 예측할 수 있는 기준이 된다면 예측적 타당도가 높다고 할 것이다.

(1) 일치적 타당도(concurrent validity)

일치적 타당도는 조사자가 사용하는 측정수단이 기존의 측정수단과 높은 상관관계가 있음을 증명할 수 있을 경우에 성립한다. 다시 말해서 조사자가 개발한 새로운 측정수단(조작적 정의, 지표 또는 척도)에 의해서 얻어진 결과가 기존의 잘 알려진 측정수단에 의해서 얻어진 결과와 일치할 때 조사자의 측정수단은 타당하다고 인정받게 되는 것이다.

(2) 예측적 타당도(predictive validity)

예측적 타당도는 실증적 타당도라고도 불린다. 예측적 타당도는 측정수단과 측정결과 사이의 상관관계에 초점을 맞춘다. 즉, 어떤 측정수단이 타당성을 갖기 위해서는 측정수단에 의해서 산출된 결과와 다른 속성이나 변수들 사이에 실증적 관계가 성립하여야 한다. 그리고 이와 같은 상관관계의 존재여부에 대한 증거는 각종 상관관계 분석수단들을 사용하여 얻어질 수 있다. 그리고 실증적 타당도를 평가하는 수단들 가운데는 예측적 타당도(predictive validity)가 가장 광범하게 사용되어짐으로 이하에서는 이에 관해 간략하게 설명하고자 한다.

예측적 타당도는 당해 측정의 결과와 외부적 기준 사이의 상관관계이다. 예로서 지능검사(intelligence test)의 타당도를 검증하기 위해서 측정 대상을 대학생들로 잡고 이들의 지능검사 결과를 이들이 대학에서 얻는 학점과 비교하는 경우이다. 이 경우 대학생들의 지능검사 결과와 대학학점 사이의 상관관계를 비교하는 상관계수(correlation coefficient)를 산정하여 비교하고 이 계수에 의해서 실증적 타당도를 평가받게 된다.

(3) 구성적 타당도(construct validation)

앞에서 언급한 주관적 검증방법이나 객관적 검증방법에 의해서 측정수단을 검증하는 것이 적절하지 않을 때 그 대안으로 구성적 타당도를 사용하게 된다. 구성적 타당도는 '개념적 타당도'라고도 불리며, 이는 과학적 목적으로 개발된 '개념'이 '구성'과 상호교환적으로 사용되기 때문이다. 구성적 타당도는 측정수단에 대한 응답의 의미를 강조한다. 예를 들어, 지능검사가 언어능력, 추상적 사고능력, 적응력으로 구성되어 있다면, 이 세 요인이 전체를 어느 만큼 적절하게 측정하느냐에 관한 것이 구성적 타당도이다.

"이들 응답은 어떻게 해석될 것인가?", "측정수단은 처음에 의도했던 개념(구성)을 측정하는가 혹은 이 수단은 다른 개념을 측정한다고 해석되지는 않는가?" 등이 구성적 타당도와 관련된 질문들이다. 새로운 측정수단에 의해서 수집된 자료가 기존의 연구나 이론과 잘 조화를 이룰 때 그 측정수단의 구성적 타당도가 성립한다.

구성적 타당도는 연구에서 사용되는 개념과 이론적 가정이 측정수단과 관련이 있는가를 결정하기 위해서 측정수단과 전반적인 이론적 틀을 관련시켜 검토하는데 초점을 맞춘다. 다시 말해서 구성적 타당도는 측정수단의 타당도를 알아보기 위해서 이론구성과 관련된 전반적인 측면에 관해서 검토한다. 그리고 Cronbach와 Meehl은 이와 같은 구성적 타당도에 대한 논리적 과정을 다음과 같이 네 단계로 기술한 바 있다. 즉, 첫째로, 특정한 속성을 측정할 수 있는 도구로서 명제를 설정한다. 둘째로, 이 명제를 특정한 속성에 대한 기존의 이론 속에 삽입시킨다. 셋째로, 이론을 통하여 작업을 하며 측정수단과 속성들이 관련되어지는 여타 속성들에 대하여 예측한다. 끝으로, 예측된 관계를 실증적으로 확인하거나 부인하는 자료를 수집한다.

만약 이와 같은 네 단계의 논리적 과정을 통해서 예측하였던 상관관계가 사실로 나타났을 경우, 측정수단은 타당한 것이 된다. 반면에 예측이 맞지 않을 경우, 다음과 같은 세 가지 가능성이 존재하게 된다. 즉, ① 측정수단이 특정 속성을 측정하지 않았거나, ② 예측을 산출시킨 이론적 틀에 결함이 있거나, ③ 조사 설계가 예측을 적절하게 검증하는 데 실패하였다는 것이다. 그리고 이 경우 조사자는 위의 네 단계 논리적 과정에 의한 검토를 통해서 이들 세 가지 가운데 어느 것이 원인이 되었는가에 대한 결정을 내려야 한다(Lee J. Cronbach and Paul Meehl, 1955 : 281).

지금까지 우리는 타당도와 주관적 평가방법과 객관적 평가방법 그리고 구성적 타당도에 관하여 검토하였다. 여기서의 문제는 어떤 타당도가 현실적으로 우리가 사용하게 될 측정수단의 타당도를 평가하는데 가장 적절한가의 문제이다. 이러한 문제에 대한 단순한 대답은 존재하지 않는다. 이들 타당도 검증방법들 가운데 외관적 타당도가 가장 신뢰성이 낮은 수단임에 틀림없다. 따라서 단순히 외관적 타당도와 같은 주관적 평가방법에 의존하기 보다는 일치적 타당도, 예측적 타당도와 같은 객관적 평가방법과 나아가서는 구성적 타당도에 의존하는 것이 보다 적절하다.

IV. 신뢰도와 타당도(reliability and validity)

1. 신뢰도와 타당도의 관계

앞에서 검토한 바와 같이 측정이나 척도의 신뢰도란 "측정할 것을 정밀하게 측정하였는가."하는 문제이다. 그리고 척도의 타당도란 "측정하고자 하였던 내용을 측정하였는가."하는 문제이다. 척도의 질을 평가하는 기준으로서 신뢰도와 타당도를 적용시켜 볼 때 척도의 질은 다음과 같이 네 가지 유형으로 구분될 수 있다.

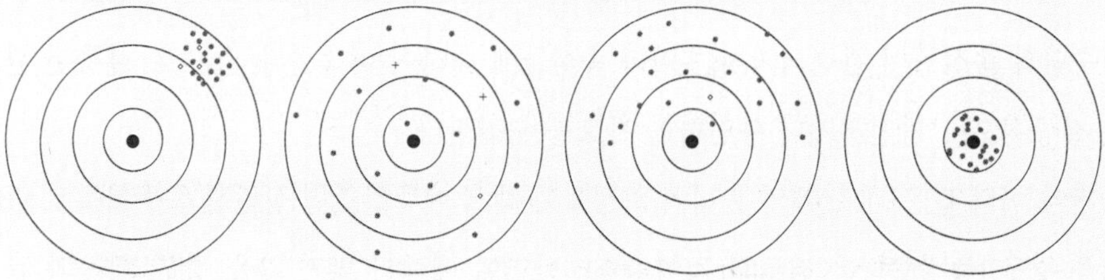

Reliable Not Valid 〈그림 ❶〉

Valid Not Reliable 〈그림 ❷〉

Neither Reliable Nor Valid 〈그림 ❸〉

Both Reliable And Valid 〈그림 ❹〉

(출처 : Earl Babbie, 1986)

〈그림 5-1〉 신뢰도와 타당도 유형

첫째로, 위의 [그림 ❶]의 경우로 신뢰도는 높으나 타당도가 낮은 척도이다. 척도에 따라서는 측정의 정밀성은 높음에도 불구하고, 측정하고자 하는 것을 측정하지 못함으로써 타당도가 낮을 수밖에 없다는 문제를 지닐 수 있다. 이와 같은 척도는 타당도를 높일 경우 아주 훌륭한 척도의 요건을 갖추게 된다.

둘째로, 위의 [그림 ❷]의 경우로 측정하고자 하는 것을 어느 정도로 측정하고 있으므로 타당도는 높음에도 불구하고 정밀성이 낮아서 신뢰도가 떨어지는 척도의 경우이다. 이와 같은 척도는 정밀성을 제고시킴으로써 신뢰도를 높일 경우 바람직한 척도가 될 수 있다.

셋째로, 앞의 [그림 ❸]의 경우로 신뢰도와 타당도가 모두 나쁜 척도이다. 측정의 정밀성이 낮고, 또한 측정하고자 하였던 것도 측정할 수 없는 척도라면 최악의 경우이다. 만약 연구자가 이와 같은 척도를 가졌다면, 더 이상 재고할 여지도 없이 새로운 척도를 찾아 나서야 할 것이다.

넷째로, 앞의 [그림 ❹]의 경우로 측정하고자 하는 것을 측정 할 뿐만 아니라 정밀성도 높아서 타당도와 신뢰도가 매우 높은 바람직한 척도의 경우이다.

이상에서 검토한 바와 같이 신뢰도와 타당도는 측정의 질을 평가하는데 사용될 수 있는 좋은 기준이 된다. 일반적으로 척도의 타당도가 높아지면 신뢰도가 높아지는 등 타당도와 신뢰도는 대체로 상호간에 밀접하게 연결된 것으로 알려져 있다. 그러나 앞의 그림을 통한 측정의 예들에서 잘 알 수 있었던 것처럼, 측정의 신뢰도와 타당도는 별개의 문제라는 점을 간과해서는 안 된다. 즉, 신뢰도가 매우 높은 척도도 타당도는 매우 낮을 수 가 있으며, 반면에 타당도는 비교적 높으면서도 신뢰도가 상당히 떨어지는 측정들이 바로 그와 같은 예들이라 하겠다. 따라서 신뢰도와 타당도를 별개로 보고 측정의 질을 제고시키기 위해서는 신뢰도와 타당도를 높일 수 있는 별도의 노력을 기울여야 할 필요가 있을 것이다.

2. 타당도와 신뢰도에 영향을 미치는 요인

타당도와 신뢰도에 영향을 미치는 요인으로는 크게 검사도구 및 그 내용, 환경적 요인, 개인적 요인, 사회적 요인, 조사자의 편견 등으로 나누어 볼 수 있다.

1) 검사도구 및 그 내용

① 측정의 길이 : 질문이 길어져 조사대상자가 실증을 느끼면 편의주의적 형식적 응답이 발생한다.

② 문화적 요인 : 관례상 사용되지 않는 단어나 문구 포함시 문제가 된다.

③ 개방형 질문과 폐쇄형 질문 : 개방형 질문시 응답자의 능력 교육수준에 영향을 받는다.

④ 기계적인 요인 : 질문지의 탈자, 오자, 읽기 어려운 단어 페이지의 누락 등은 오해를 유발시킨다.

2) 환경적 요인

대인면접시 면접자의 개인적 특성의 영향, 개방형질문의 경우 타인의 영향, 측정도구를 완성하는데 필요한 제시의 명백성 등에 의해 영향을 받는다.

3) 개인적 요인

응답자의 사회경제적 지위로서 소득, 직업, 교육수준 등과 성별, 연령 등에 의해 영향을 받는다.

4) 사회적 요인

응답자들이 진실을 밝히기보다는 사회적으로 바람직하다고 하는 것을 응답하는 경향이 있다.

5) 조사자의 편견

조사자의 해석으로 코딩 시 조사자 편견개입으로 인하여 영향을 받는다.

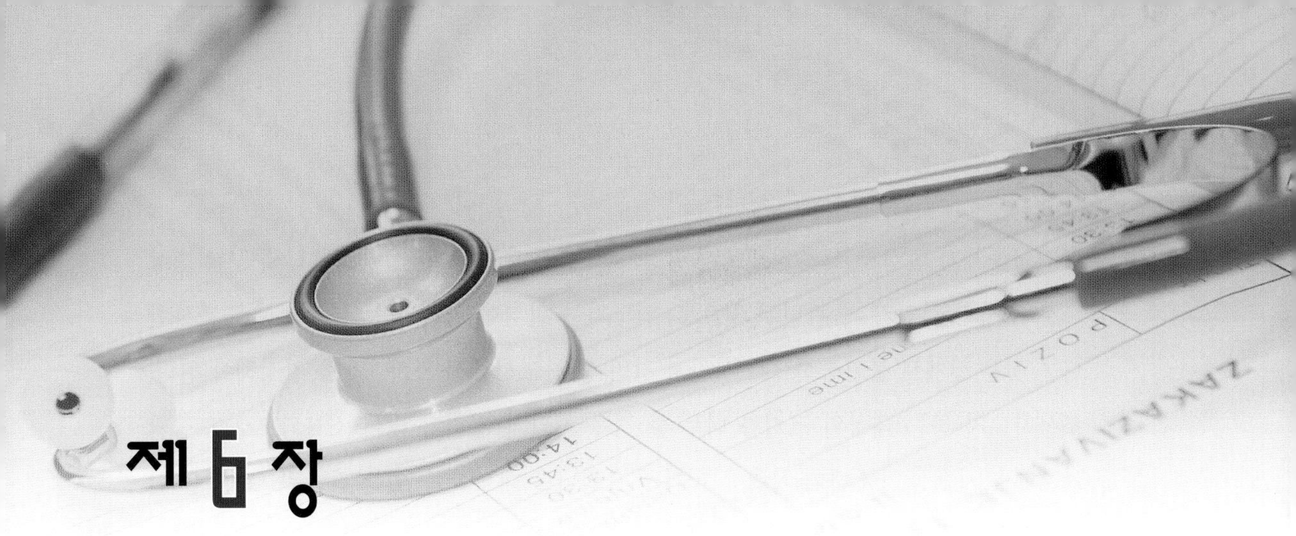

제 6 장

보건조사방법론

표본추출과 표본설계

Ⅰ. 표본추출(sampling)

Ⅱ. 표본설계(sample design)

Ⅲ. 표본 틀의 요소와 오차

연구문제가 설정되고, 측정도구가 결정되면, 조사대상을 결정하게 된다. '누구를 대상으로 조사할 것인가'와 관련된 것으로, 연구자는 관심이 있는 모든 조사대상을 조사한다는 것은 실제로 불가능하므로 시간과 경비 등을 고려해서 조사대상을 결정해야 된다. 조사하고자 하는 대상의 크기가 너무 클 경우 시간과 경비가 많이 소요되므로 모집단 전체를 조사대상으로 하기 어렵다. 따라서 모집단을 대표할 수 있는 집단 즉 '표본'을 선정하여 연구한다.

Ⅰ. 표본추출(sampling)

1. 표본추출의 의의

1) 표본추출의 개념

우리들이 일상생활을 영위하는 가운데 상당히 빈번하게 표본추출 행위를 하게 된다. 예를 들면, 여러 개의 물건들 가운데 몇 개를 구입한다거나, 여러 사람들 가운데 몇 명을 선택하는 행위는 바로 표본추출이라 하겠다. 또한 대학에서 학생들이 여러 개의 선택과목들 가운데 한 두 과목을 선택함에 있어서 과정과 학점에 대한 선배들의 경험에 의존하여 선택하는 행위 역시 표본추출에 속한다. 이와 같이 표본추출이란 전체(whole)로서의 모집단(population)으로부터 부분(part)으로서의 표본(sample)을 선택(selection)하는 행위 또는 활동이라고 할 수 있다. 그리고 표본추출의 핵심은 모집단으로부터 선택된 부분인 표본을 가지고 모집단에 대해 추론(inferences)을 하는 것이다.

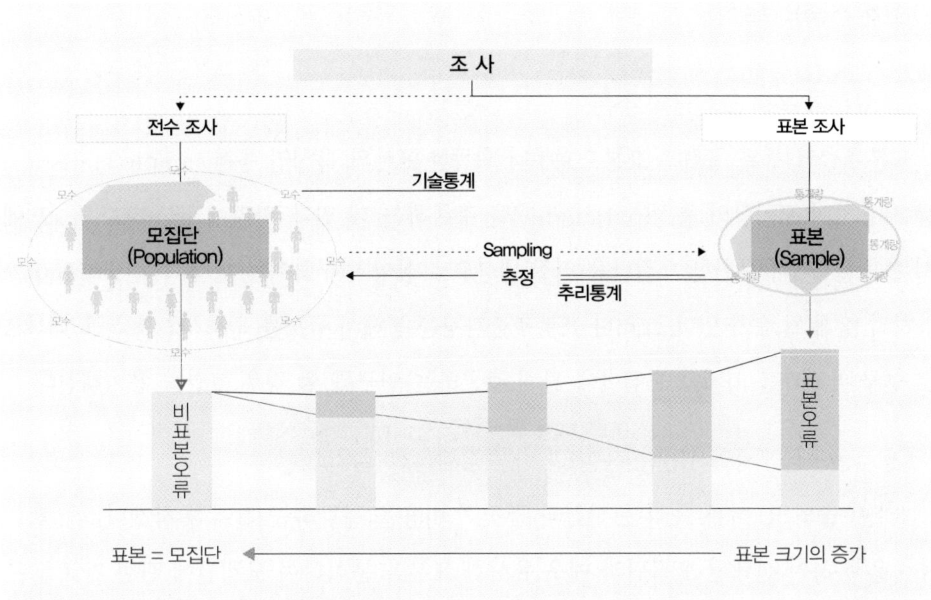

여기서 전수조사란 모집단을 전체적으로 조사하여 모집단의 특성을 말해주는 모수를 구하는 조사이며, 표본조사란 모집단의 일부를 추출하여 표본의 통계량 값(평균, 편차, 비율 등)으로 모수를 추정하는 것을 의미한다.

자료출처 : 이영훈, e-Marketing Plus, 2002

〈그림 6-1〉 표본조사와 전수조사

〈표 6-1〉 조사연구에서 모집단과 표본의 실례

조사명	조사내용과 목적	모집단	표본
사회통계조사 (통계청, 2016)	국민의 삶의 질과 관련된 사회적 관심사와 주관적 의식에 관한 사항을 조사하여 삶의 수준과 사회적 변동을 파악하고 이를 사회개발정책수립의 기초자료로 제공	전국 총 가구	전국 30,993 가구
2016 제20대 국회의원선거 국민여론조사 (KSDC, 2016)	2016년 4월 13일 제20대 국회의원선거와 관련하여 각각의 현안과 정책에 관한 국민의 여론을 조사, 선거에 참조토록 제공	전국의 총 선거권자	만 20세 이상 선거구별 유권자 1,000명

2) 표본추출의 목적

(1) 표본을 통한 모집단의 추론

표본추출의 주된 목적은 표본으로부터 획득한 표본의 특성인 통계(sample statistics)를 사용하여 모집단의 특성(parameter)을 추론하는 데 있다. 만약에 조사자가 규모면에서 불확실하거나 무한한 모집단을 직접 대상으로 삼아 연구하여야 할 경우 연구자체가 가능하지 않게 될 수가 있다. 그러나 표본추출과정을 통해서 규모를 축소시킨 표본을 대상으로 연구한 결과를 가지고 모집단에 관해 추론하는 연구를 할 경우 그만큼 용이해진다.

(2) 추론과정에서의 시간(신속성)과 비용(경제성)의 절약

표본추출의 또 다른 목적은 시간과 금전적 비용을 절감하는 것이라 하겠다. 즉, 표본추출을 통하여 선택된 모집단과 매우 유사한 표본을 분석하여 모집단에 관한 자료를 추론한다는 점에서 보면, 모집단 전체를 연구할 경우에 예상되는 막대한 시간과 비용의 소모를 절감할 수 있다는 것이다.

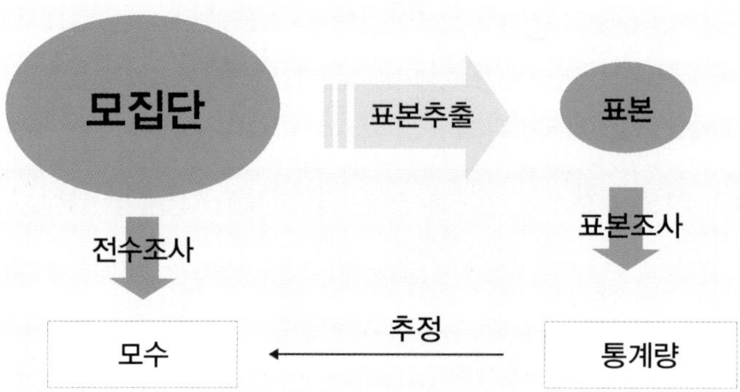

〈그림 6-2〉 전수조사와 표본조사의 관계

특히 우리는 일반적으로 연구의 대상인 모집단 전체를 검토할 수 있는 시간과 비용이 충분하지 못한 경우가 많다. 예로서 대통령 선거에 앞서 '후보자들에 대한 유권자들의 성향'을 검토하여 선거 전략에 반영시키고자 할 경우, 모집단인 유권자 전체를 대상으로 연구한다는 것은 시간도 충분하지 못하고 비용 면에서도 막대한 낭비가 될 것이다. 따라서 이 경우 표본추출을 통해서 선택된 모집단에 매우 유사한 표본을 분석하여 유권자 전체에 대한 성향을 추론하는 것이 더 바람직하다. 또 다른 예로서 '우리나라 사람들의 건강실태에 관한 연구'의 경우 연구의 대상은 물론 우리나라 사람들 전부가 될 것이다. 그러나 이 경우 우리나라 사람들 모두를 대상으로 연구할 경우 막대한 시간과 비용이 필요할 것이다. 시간과 비용을 절감시키기 위해서는 모집단(우리나라 사람들) 가운데서 표본추출을 통하여 적절한 표본을 선택하여 분석한 후 이를 기반으로 하여 모집단의 실업률에 관해 추론하는 것이 효과적이다.

(3) 전수조사가 불가능한 경우

전수조사가 불가능한 경우로서 다음과 같은 사항들을 들 수 있다. 첫째로 모집단이 무한히 많은 경우, 둘째로 모집단의 정확한 파악이 불가능한 경우, 셋째로 파괴적인 조사에 적용의 경우로서 즉, 예를 들면 통조림의 제품 상태를 점검하기 위한 조사, 자동차의 안전도 검사, 전구의 수명조사 등이 해당 된다.

(4) 조사대상의 오염감소

응답자가 민감하게 반응하는 주제에 대하여 조사를 하고 피조사자에게 그 주제에 대해 다시 조사할 경우 선행조사가 그 결과에 영향을 주게 되어 조사대상오염의 문제가 발생한다. 표본조사를 함으로써 오염되지 않은 피조사자 확보가 가능하다. 예를 들어 일정 시점에서 신제품 광고에 대한 인지도를 조사하기 위해서 1차 조사에서 전수조사를 실시하고 일정 기간후 순수한 광고의 효과를 측정하기 위해서 2차 조사를 할 경우 이미 그 광고에 대해 모든 조사대상이 민감해져 있으므로 그 효과의 측정결과가 왜곡되게 된다.

(5) 때로는 표본조사가 전수조사보다 정확한 자료를 제공

표본조사는 조수의 숙련된 조사자와 자료의 양이 적으므로 조사과정을 잘 통제해서 비표본오차를 줄일 수 있으나 전수조사의 경우 조사자와 자료의 양이 많아 조사집계과정에서의 비표본오차가 크다. 또한 표본이 모집단의 대표성을 갖도록 추출된다면 소수의 대상에 대하여 측정을 하여 표본오차를 줄여 전체적인 측정오차를 감소시킬 수 있다. 또한 전체를 조사해야 만이 전체에 대해 제대로 설명할 수 있을 것 같지만 실제로 전체를 조사하는 것이 일부를 조사하는 것보다 그 결과가 반드시 더 정확하다고 할 수

있는 것도 아니다.

3) 표본조사의 문제점

표본조사의 문제점으로는 첫째, 모집단을 잘 대표할 수 있는 표본을 선정하기가 어렵다.

둘째, 모집단 자체가 작은 경우에는 표본조사가 무의미할 수 있다. 셋째, 복잡한 표본설계를 요하는 경우에는 시간이 많이 들고 오차가 많이 발생할 수 있다.

2. 표본추출의 역사

표본추출이 최근에 와서야 비로소 사용된 것은 아니다. 사실 표본추출이 사용된 역사는 인류의 역사만큼이나 오래된 것이라 하겠다. 수많은 인간의 활동은 어느 면에서 볼 때 제한된 표본을 근거로 보다 많은 대상에게 일반화를 시도한 것들이었다고도 할 수 있다. 이 점에 대해서는 Frederick Stephen도 동의하고 있다. 프레데릭 스테펀에 의하면 현대적 표본추출과 아주 동일한 유형으로 표본추출이 이미 1693년에 이루어졌다고 주장한다(Frederick F. Stephen, 1948 : 13).

18~19세기에 들어와서는 농업, 상공업 및 보건 분야에서 표본추출이 사용되었는데 이들의 경우는 표본보다도 전수조사에 더 관심을 가졌었다. 따라서 이 시대에는 전수조사만이 유일하게 신뢰를 받았던 정보습득의 수단이었다. 이러한 전수조사를 위해서는 말할 필요도 없이 엄청난 비용이 소모되었으며 그렇다고 그것이 반드시 정확하고 신빙성 있는 자료를 얻을 수 있는 것도 아니었다. 그 이유는 인구조사의 경우처럼 수많은 전체를 대상으로 자료를 수집하다 보니 많은 시간과 인력이 필요하였고 조사가 끝날 때쯤 되면 이미 오랜 세월이 흘러서 초기에 수집된 조사가 의미 없는 것으로 되는 수가 많았기 때문이었다. 하지만 20세기 이전의 표본추출은 현대적 감각에서 보면 매우 조잡한 것이었다고 판단된다.

그런데, 이처럼 조잡하기만 하였던 표본추출방법을 현대적 수준으로 끌어올린 결정적 계기는 1929년부터 시작된 경제공황과 그 후의 제2차 세계대전이라고 할 수 있다. 이 두 가지 사건은 이론과 실제 면에서 믿을 수 있는 최신의 통계자료를 더욱 필요로 하게 되어 많은 통계학적 정보가 흡수되게 되었다. 그 결과 오늘날 표본추출방법은 획기적으로 발달하게 되었다.

3. 표본추출의 개념과 용어(sampling concepts and terminology)

1) 요소(element)

요소란 정보수집의 기본이 되며 동시에 분석의 기본이 되는 단위(unit)를 말한다. 종종 요소와 분석의 단위(units of analysis)를 동일시하기도 한다. 대체로 실태조사에서 요소는 사람들 또는 특정한 유형의 사람들이 된다. 예를 들어 사회복지사에 대한 조사를 한다고 할 때 요소는 사회복지사 개인이고, 사회복지사 전체가 모집단이 된다. 그러나 때로는 가족, 사회적 클럽, 기업 등과 같은 단위들도 실태조사의 요소가 되기도 한다. 예를 들어 사회복지관에 대한 조사를 하는 경우 사회복지관 전체는 모집단이고, 요소는 개별 사회복지관이 된다(Earl Babbie, 1983 : 146).

2) 모집단(population)

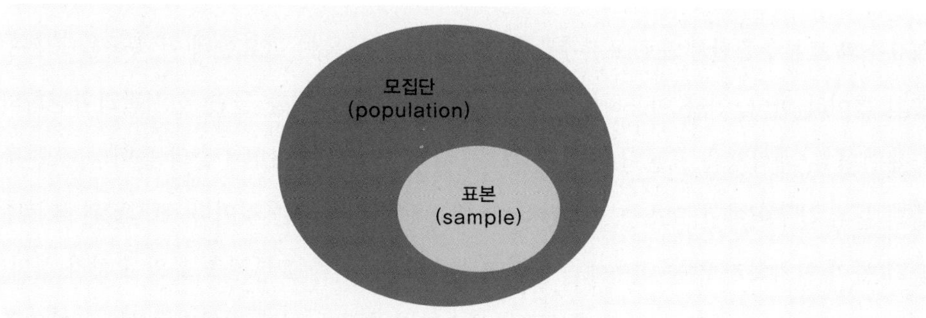

〈그림 6-3〉 모집단과 표본

모집단은 연구의 대상이 되는 집단으로서 연구자가 전수조사를 통하여 직접자료를 수집하거나, 표본조사에 의한 통계적 추정에 의해서 자료를 얻으려는 대상 집단을 의미한다. 또한 모집단은 시간, 범위, 내용이라는 측면에서 명확하게 규정하여야 한다. 예를 들어, 대통령선거에서 선거결과를 예측하기 위한 모집단의 조건으로는 구체적으로 ❶ 대통령 선거일 현재 시점으로(시간), ❷ 한국에 거주하는(범위), ❸ 만 20세 이상의 사람(내용) 등이 규정하여야 한다.

3) 표본추출의 단위(sampling unit)

표본추출의 단위(표집단위)란 표본추출의 특정단계에서 표본으로 선택이 고려되는 요소 또는 요소들의 집합이라고 할 수 있다. 일반적으로 표집단위는 분석단위와 일치하지만 표집방법에 따라 일치하지 않는 경우도 있다. 단일단계 표집(simple, single stage sample)에서는 표집단위가 분석단위 혹은 요소와 일치하지만, 다단계 표집에서는 표집의 각 단계마다 표집단위가 다를 수도 있다. 예를 들어, 도시저소득층 실태조사를 한다고 할 때 먼저 행정구역(특별시 광역시 및 도, 시 군 구, 읍 면 동)을 몇 개를 추출하고, 이어서 각 구역 내의 가구 중에서 몇 개를 추출하고, 최종적으로 가구 내의 개인을 추출한다면, 행정구역, 가구, 개인은 각각 표본추출단위(표집단위)가 되며 유권자는 모집단의 구성요소이다. 물론 다단계 표집의 마지막 단계에서는 표집단위와 요소가 일치한다.

4) 표본추출의 틀(sampling frame)

표본추출의 틀(sampling frame)이란 표본추출이 이루어지기 위해서는 모집단의 구성요소와 표본추출단계별로 표본추출단위가 수록된 목록이 필요한데 이 목록을 표본추출의 틀이라 한다. 이를 이용하여 표본을 추출하게 된다. 예를 들면, 선거관리위원회의 투표인명부, 재학생을 표본단위로 추출하는 경우 학적부가 표본추출의 틀이다. 표본추출의 틀이 갖추어야할 요소는 모집단을 잘 대표하여야 한다는 것이다. 모집단과 표본추출의 틀이 일치하지 않는 경우에는 오차가 발생한다. 이를 표본추출 틀의 오차라 한다(한승준, 2006 : 266). 예를 들어 유권자를 표본으로 추출하기 위해 전화번호부를 표본추출 틀로 사용한 경우에 전화를 보유하지 않은 유권자는 표본추출 틀에서 누락되거나, 전화는 유권자별로 가입된 것이 아니라 가구별로 가입하기 때문에 전화번호부는 사실상 구성요소 목록이 아니라 집락목록에 해당되며, 전화번호부에는 연령이 미달되는 사람, 회사 등 모집단의 구성요소가 아닌 단위가 수록되어 있다.

5) 관찰의 단위(observation unit)

관찰의 단위 또는 자료수집의 단위(unit of data collection)란 자료수집의 근원이 되는 요소 또는 요소들의 집합이다. 대부분은 분석단위와 관찰단위가 일치하지만 항상 그런 것은 아니다(Babbie, 1988 : 148). 예를 들어 저소득층에 대한 조사에서 가구주를 통해 가구원의 상황을 파악하는 경우, 분석단위는 가구원이 되지만 관찰단위는 가구주이다. 혹은 부양의무자를 통해 치매노인에 대한 상태를 조사하는 경우, 분석단위는 치매노인이지만 관찰단위는 부양의무자가 된다. 분석단위와 관찰단위가 일치할 경우 연구조사자의 작업은 상대적으로 쉽지만, 그렇지 않을 경우에 어떻게 정보를 수집할 것인가에 대해서 연구조사자의 고민과 창의력이 요구된다(최일섭, 2001 : 195).

6) 변수(variable)

변수는 측정 가능한 개념으로써 둘 또는 그 이상의 값은 갖는 경험적 속성을 말한다. 따라서 하나의 값만 갖는 속성이 있다면 이는 변수가 아니라 상수이다. 다시 말해서 변수란 성, 연령, 고용상태(employment status) 등과 같은 '상호 배타적 속성들의 집합'(a set of mutually exclusive attributes)을 말한다. 예를 들어 성이라는 변수는 남성과 여성이라는 두 개의 값을 갖고 있는 상호 배타적 집합이다. 그리고 변수는 변이(variation)를 포함하여야만 한다. 만약에 모집단 속의 모든 요소들이 동일한 속성을 소유할 경우 이 속성은 변수라기보다는 모집단속의 상수(constant)라고 할 것이다.

7) 모수(parameter)

모수란 모집단 속에서 주어진 변수에 관한 기술의 종합이라고 할 수 있다. 다시 말해서 모수는 모집단 속에서 변수들의 특성을 의미한다. 예로서 어떤 도시의 모든 가구들의 평균소득(예 : 서울시 가구들의 연평균 소득)이나 시(市) 모집단의 연령분포(예 : 서울시민들의 평균 연령) 모두 모수라고 하겠다. 실태조사의 목적은 표본추출을 통해 얻어진 표본을 관찰한 것을 기반으로 하여 모집단의 특성, 즉 모수를 추정하는 것이다. 예를 들어 측정하려는 변수가 소득수준이라면 표본에서 구한 통계치인 평균소득수준에 대응해서 전체 모집단에서 기대되는 평균소득수준이 모수이다.

8) 통계량(statistics)

통계량이란 표본에 근거해서 알아 낸 모집단이 갖는 속성의 추정치이다. 모집단의 모수는 대부분 통계량을 가지고 추정한다. 따라서 추출된 표본으로부터 얻어진 평균소득과 연령분포는 모두 통계라고 할 수 있다. 그리고 이와 같은 표본통계들을 사용하여 모집단의 특성들, 즉 모수를 추정하게 된다.

9) 유의 수준과 유의간격(confidence levels and confidence intervals)

유의수준과 유의간격은 표본추출오류를 추정하는 두 가지 핵심적 구성 요소이다. 흔히 조사자는 통계량들이 모수로부터 위치하는 특정한 거리에 대한 유의수준이라는 용어로서 표본통계의 정확성을 표현한다. 예로서 조사자는 "50%의 유권자들이 X라는 후보를 지지한다."라는 통계가 모집단 모수의 +/-5% 범위 안에 속한다는 것을 95%의 유의수준을 가지고 선언하는 것이 바로 그것이다. 유의수준이 증가함에 따라 조사자의 확신(confidence)도 증가한다.

4. 표본추출의 과정

표본추출의 과정은 다음과 같은 순서에 의해서 실시된다.

1) 모집단의 명확한 규정 : 연구결과를 일반화하고자 하는 대상을 규정한다.
2) 표본단위의 결정 : 표본추출 단계와 단계별 효율적인 표본단위를 결정한다.
3) 표본추출의 틀 결정 : 표본단위 수준에서 모집단을 포함하고 있는 목록을 결정한다.
4) 표본추출방법의 결정 : 모집단의 대표성을 확보할 수 있는 방법을 선정한다.
5) 표본크기의 결정 : 모집단의 동질성을 고려하여, 대표성과 시간, 비용을 고려하여 결정한다.
6) 표본추출 : 추출방식에 따라 난수표나 기타 방법에 의해 표본을 추출한다.
7) 표본의 확인 : 표본분포와 모집단분포를 비교하여 분포상의 차이를 검토한다.
8) 표본의 수정 : 분포가 불일치하는 경우 추가적인 표본의 추출이나 조정을 한다.

II. 표본설계(sample design)

1. 표본설계의 종류(types of sample design)

표본설계(sample design)는 확률표본설계(probability sample design)와 비확률표본설계(nonprobability sample design)의 두 가지로 크게 구분하여 볼 수 있다. 그리고 현대적 표본추출이론(sampling theory)에서는 확률표본추출과 비확률표본추출 사이에 근본적인 구분이 존재한다. 먼저 확률표본추출의 뚜렷한 특징으로는 모집단의 각 표본추출 단위가 표본에 포함될 가능성이 한정될 수 있다는 점이다. 다시 말해서 모집단의 각 표본추출단위가 표본에 포함될 확률은 동일하다. 반면에 비확률표본추출에서는 모집단의 표본추출단위가 표본에 포함될 확률을 한정시킬 수 없다. 다시 말해서 모집단의 각 표본추출단위가 표본에 포함될 확률이 동일하다는 확신을 가질 수가 없다.

조사자가 확률적 표본설계(probability sample design)를 적절하게 사용하여 주어진 모집단으로부터 몇 차례의 상이한 표본을 반복적으로 추출하여 분석할 경우, 모집단 본래의 특성과 일정량 이상은 차이가 나지 않는 결과를 얻을 수가 있게 된다. 따라서 확률적 표본설계는 조사자로 하여금 표본으로부터 얻은 발견에 근거하여 모집단에 대한 추정을 가능하게 해준다. 그러나 이와 같은 확률적 표본설계의 장점에도 불구하고 사회과학자들은 종종 비확률표본설계를 사용하기도 하는데, 이는 비확률표본설계가 편리하고 비용적인 면에서 경제적이기 때문이다. 또한 모집단에 대한 목록을 구할 수 없는 경우 모집단에 대한 정의가 가능하지 않기 때문에 조사자는 비확률표본설계를 쓸 수밖에 없다(C.A Moser and G. Kalton, 1971 : 127). 이와 같은 표본설계의 두 가지 유형인 확률적 표본설계와 비확률적 표본설계는 각기 몇 가지씩의 설계들을 가지고 있는데 이하에서는 이들에 관하여 구체적으로 검토하기로 하겠다.

〈표 6-2〉 표본설계의 종류

확률표본추출	비확률표본추출
1. 단순무작위표출 2. 체계적표출(계통적 표출, 간격적 표출) 3. 층화표출 4. 집락표출(군집표출)	1. 임의표출(편의표출) 2. 판단표출(목적표출) 3. 할당표출 4. 누적표본추출

〈표 6-3〉 확률표본추출과 비확률표본추출의 특징 비교

확률표본추출	비확률표본추출
1. 연구대상이 표본으로 추출될 확률이 알려져 있을 때 2. 무작위적 표본추출을 함 3. 모수 추정에 편향(bias)이 없음 4. 표본분석결과의 일반화 가능성이 있음 5. 표본오차의 추정이 가능함 6. 시간과 비용이 많이 소요됨	1. 연구대상이 표본으로 추출될 확률이 알려져 있지 않을 때 2. 인위적 표본추출을 함 3. 모수 추정에 편향(bias)가 존재 가능 함 4. 표본분석결과의 일반화에 제약이 따름 5. 표본오차의 추정이 불가능함 6. 시간과 비용이 적게 듬

여기서 편향(bias)란 모수 추정에 사용된 통계량의 기댓값과 모수 참값의 차이이다.

2. 확률표본설계(probability sample design)

1) 확률표본추출이론(probability sampling theory)

서베이 표본추출의 궁극적 목적은 모집단을 정확하게 기술하기 위해서 모집단을 잘 대표할 수 있는 일단의 요소들을 모집단으로부터 선택하는 것이다. 확률적 표본추출은 모집단을 잘 대표할 수 있는 표본을 선택하고 아울러 모집단에 대한 추정을 정확하게 함으로써 이와 같은 표본추출의 목적을 달성시켜준다.

여기서 무작위 선택(random selection)은 바로 이와 같은 확률적 표본추출 과정의 핵심이 된다. 즉, 무작위 선택은 선택을 할 때마다 독립적으로 모집단의 각 요소가 표본으로 선택될 기회(확률)가 동등하게 되도록 보장해 준다. 그리고 무작위 선택의 예들로는 모양이 완전한 동전(coin)이나 주사위(dice)를 사용하는 경우를 들 수 있다. 즉, 모양이 완전한 동전을 던져서 앞면과 뒷면이 나옴에 따라 모집단의 요소들을 두 집단(표

본)으로 분류하는 경우가 바로 무작위 선택이다. 이처럼 무작위선택방법(random selection methods)을 사용하는 데는 두 가지 이유가 있다. 첫째로, 이와 같은 과정은 조사자의 의식적 또는 무의식적 편견을 방지해 주는 역할을 한다. 다시 말해서 무작위선택방법은 조사자가 직관적으로 표본을 선택하게 될 경우 의식적 또는 무의식적으로 자신의 기대나 가설에 부합하는 사례(표본)들을 위주로 선택할 위험성을 배제시켜준다. 둘째로, 무작위선택방법은 모집단 모수와 오차(error)를 추정할 수 있는 근거를 제시함으로써 확률이론체계(body of probability theory)에 접근하도록 해준다.

2) 확률표본설계의 종류(types of probability sample design)

확률표본설계들은 확률적 표본추출에 의존하는 설계들이다. 그리고 확률적 표본추출의 유형은 다음과 같이 몇 가지 유형으로 나누어 볼 수 있다.

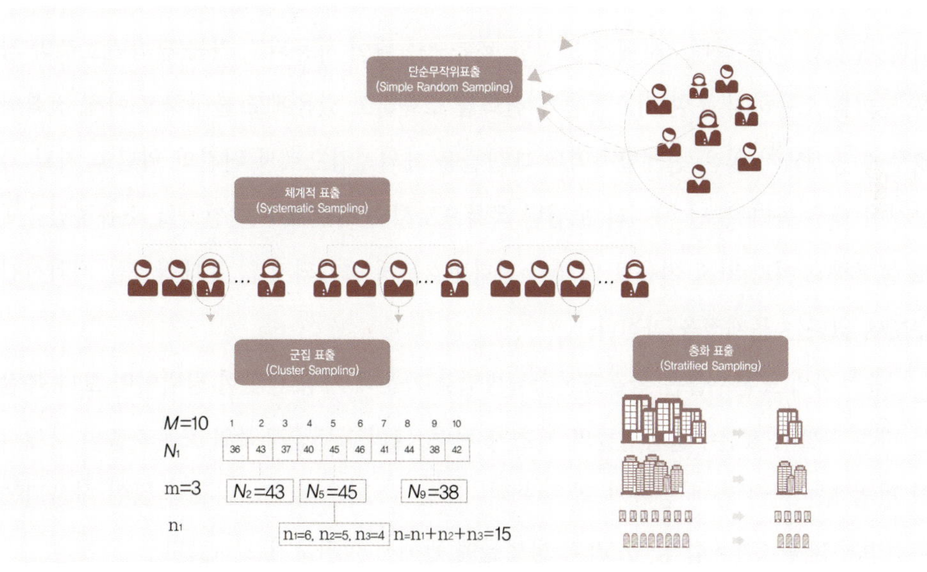

〈그림 6-4〉 확률표본추출의 종류

(1) 단순무작위 표본설계(simple random sample design)

단순무작위 표본설계는 단순무작위 표본추출(simple random sampling : SRS)에 의존하는 설계이다. 단순무작위 표본설계에서는 모집단 속의 각 요소(element or individual)가 표본으로 선택될 수 있는 기회가 동등하게 부여되고 있다. 그리고 이와 같은 기회의 동등성이 단순무작위 표본설계의 특징이다.

그런데 이와 같은 단순무작위 표본설계를 사용하기 위해서는 적어도 ① 모집단에 대한 정확한 정의와 ② 모집단에 대한 완전한 목록이라는 두 가지 매우 어려운 조건들을 충족시켜야 한다.

첫째로 모집단의 정확한 정의가 필요한 이유로는, 모집단이 어떤 것이며 또한 무엇을 의미하는지를 정확하게 알지 못하고는 모집단의 복제에 가까운 표본을 구할 수가 없기 때문이다.

둘째로 모집단의 모든 구성요소들에 대한 완전한 목록이 있어야만 이들로부터 만족할 만한 표본을 얻어낼 수가 있는 것이다. 앞의 예와 결부시켜 볼 때 '서울에 거주하는 65세 이상 된 모든 노인들에 대한 목록'을 말한다.

이와 같은 단순무작위 표본설계를 위한 두 가지 조건들은 좀처럼 쉽게 충족시킬 수가 없다. 모집단에 대한 정확한 정의도 문제이거니와 모집단에 대한 완전한 목록은 더욱 어렵다. 오늘날 각종 실태조사에서 모집단 목록으로 많이 사용되고 있는 전화번호부의 경우 전화를 소유하지 못한 저소득층과 전화를 소유하고 있음에도 불구하고 아직 전화번호부에 등재되지 않은 신개발지역의 대상들을 제외시킴으로써 편견의 위험을 지닐 가능성이 매우 높다. 뿐만 아니라 모집단 목록으로서 전화번호부는 전화를 소유하였음에도 불구하고 여러 가지 이유로 인해서 전화번호부에 등재되지 않은 대상들을 제외시킬 수밖에 없다는 문제점을 가진다.

단순무작위 표본추출은 확률표본추출방법들 가운데 가장 간단한 방법이며 보다 복잡한 다른 확률적 표본추출방법들의 기초가 된다. 그리고 단순무작위 표본추출의 구체적인 방법에는 여러 가지 종류가 있으나 여기서는 그 가운데서도 비교적 많이 사용되는 추첨법과 난수표활용법 등 두 가지 방법들에 관해서 살펴보기로 하겠다.

가) 추첨법

단순무작위 표출방법 중 가장 간단한 방법으로서 이것은 모집단 목록표를 보고 모집단 숫자만큼의 쪽지를 만들어 필요한(또는 이미 정한) 숫자의 표본을 골라내는 방법이다. 이때 주의할 사항은 모집단 구성요소 모두에게 동일하게 선택될 기회를 주기 위해 한 번 선택된 쪽지도 다시 집어넣어서 계속해야 한다는 것이다.

추첨에 대한 예는 오늘날 우리 주변에 너무나도 많다. 로또복권의 추첨, 각종 경품권의 추첨 등과 같은 것이 바로 그것이다.

나) 난수표 활용법

단순무작위표출의 또 다른 예는 다음 〈표 6-5〉에 있는 것과 같은 난수표(random numbers)를 사용하는 방법이다. 난수표는 컴퓨터 센터에서 개발된 것으로서 각 자리마다 있는 숫자에 대하여 선택될 기회를 똑같이 부여하여 만든 표이다. 난수표를 사용하여 표출하는 순서는 다음과 〈표 6-4〉와 같다.

〈표 6-4〉 난수표를 사용한 표출 순서

【제1단계】: 모집단 구성요소들에게 중복되지 않도록 번호를 매긴다.
【제2단계】: 표본의 크기를 결정한다.
【제3단계】: 난수표 테이블로부터 무작위 적으로 뽑아서 처음에 모집단 구성요서의 번호와 상대되는 번호를 결정된 표본의 숫자만큼 뽑는다.

〈표 6-5〉 난수표

RANDOM NUMBER TABLE

85013	81010	05520	94722	54751	94397	80273	11312	59476	73557
97831	38730	83800	60543	14636	48736	47033	44909	53102	95726
97676	89301	40643	44176	07438	22748	70318	26640	00018	65129
35454	46858	22215	15559	18946	54279	43079	88549	54321	74261
33808	77394	53672	16900	72283	69420	77584	89712	51987	65870
08818	73110	02546	72800	45870	17288	20941	00880	09507	41497
86996	47792	13423	91627	26728	22281	31489	37269	93842	51720
12235	00669	92756	07053	29520	62184	96619	96594	24286	94414
03803	79919	11684	38022	13198	32879	51408	87162	62871	77776
23832	43812	69919	77207	23136	37553	92164	08868	16340	14223
50173	29502	74381	73132	04020	57702	11826	29648	04555	22356
94743	20291	59698	77626	43134	44563	26094	80363	81505	93004
10564	36408	40529	16040	53555	21751	98507	99499	01145	04748
26116	38250	78762	80130	28123	78936	27675	37602	89478	60417
74263	65333	97032	86204	34202	46019	35942	41598	18280	35421
19358	79569	77310	97698	96740	41799	20622	03280	91432	39257
99900	62121	87653	43117	76954	26345	84095	22352	20035	90848
3599	64479	16130	22708	44230	12553	96619	60261	15404	36590
59079	15340	68215	15495	34639	45453	43673	77320	87704	86950
67597	64905	04640	43874	78429	18306	28540	69861	23540	34778

〈표 6-6〉 난수표를 사용하는 실례

전체 학생수가 3,000명이 되는 대학의 학생의식구조 조사에서 5명의 표본을 추출하는 방법을 설명하면 다음과 같다.

【제1단계】: 우선 3,000명의 학생들에게 중복되지 않도록 1번과 3,000번 사이의 번호를 하나씩 배정한다.
【제2단계】: 다음에는 위의 난수표나 부록에 나와 있는 난수표를 보고 표의 어느 행에서나 네 자리 수를 마음대로 정한다. 가령 위의 난수표에서 예를 들어 1번째 행에서 열로 1번째부터 4번째까지의 4개 숫자를 마음속으로 정하였다고 하면 그것은 8501이 될 것이다.
【제3단계】: 다음에는 8501 아래로 읽어 내려가면서 0001과 3,000 사이에 있는 네 자리 숫자를 5개만 취하면 된다. 이와 같은 방법으로 난수표에서 차례대로 그 숫자를 적어 본다면 0881, 1223, 0380, 2383, 1056 등이 된다.

위와 같이 해서 얻은 5개의 숫자와 같은 번호의 학생 5명이 곧 무작위 적으로 표출된 표본이 되는 것이다.

난수표를 사용하는 단순무작위 표출방법은 간단해서 매우 널리 사용되는 방법이나 모집단을 숫자화 하지 못할 경우(예를 들어, 모집단이 무한대일 경우)에는 이를 사용할 수 없다는 결점이 있다.

(2) 체계적 표본설계(systematic sample design)

단순무작위 표본설계의 변형으로는 체계적 표본설계를 들 수 있다. 체계적 표본설계는 체계적 표본추출(systematic sampling)에 의존하는 설계이다. 그리고 체계적 표본추출은 간격적 표본추출이라고도 불리며, 모집단목록(a list of population)으로부터 동일한 간격에 의하여 표본을 선택하는 과정이다. 이와 같은 체계적 표본설계에서는 대체로 다음과 같은 세 단계를 거치는 체계적 표본추출과정을 거쳐 표본을 추출하게 된다.

〈표 6-7〉 체계적 표본추출의 단계

【제1단계】: 표본추출 간격(N/n)을 결정한다. 예로서 모집단이 1000이고 추출하고자 하는 표본이 50인 경우 간격은 1000/50=20이 된다.
【제2단계】: 무작위표본추출에 의하여 첫 번째 표본을 선택한다. 앞의 예에 의해서 첫 번째 표본은 20 이내에서 무작위로 추출된다.
【제3단계】: 이렇게 첫 번째 표본이 추출되고 나면, 나머지 표본들은 앞에서 결정된 동일한 간격(20)에 의하여 추출되어 진다. 예로서 앞의 둘째 단계에서 18이 최초의 표본으로 추출된 경우, 나머지 표본들은 38, 58, 78, …, 998 등이 될 것이다.

이와 같은 체계적 표본설계는 난수표(random number table)를 사용하는 단순무작위 표본설계 비해서 시간을 덜 소비한다는 장점을 지니지만, 모집단의 목록이 표본추출과 동일한 간격으로 되어 있을 경우 표본추출상의 편견이 발생할 가능성이 있다는 점이 문제이다. 따라서 체계적 표본추출을 수행하기 전에 조사자는 모집단 목록을 조심스럽게 살펴봄으로써 모집단 속에 어떤 체계성이 존재하는가를 검토할 필요가 있다.

(3) 층화적 표본설계(stratified sample design)

층화적 표본설계는 층화적 표본추출(stratified sampling)에 의존하는 표본설계이다. 층화적 표본추출은 모집단을 다양한 하위집단(subgroups) 또는 계층들(strata)로 분할한 후, 각 하위 집단이나 계층으로부터 별도의 표본(separate sample)을 추출하는 방법이다. 다시 말해서 단순무작위 표본추출이 모집단을 하나의 통합된 목록으로 묶는 것과는 달리, 여기서는 모집단을 여러 개의 소규모 목록들로 분할한 후, 각 목록으로부터 표본을 추출하여 통합하는 것이다. 예를 들어 1,000명의 대학생 중에서 100명의 표본을 뽑기로 했을 때, 600명은 여성, 400명은 남성인 경우, 단순무작위표집의 방법으로 100명을 뽑는다면 정확하게 여성이 60명, 남성이 40명인 표본이 선택되기는 어렵다. 하지만 이를 성별로 층화시켜 뽑는다면 표본의 대표성은 더욱 크다고 볼 수 있다. 이 예에서 대학생의 성별에 따른 층화를 하기 위해서는 우선 대학생들의 성별이 중요한 요인이 된다는 이론적 배경이 필요하다. 일반적으로 층화에 가장 많이 쓰이는 변수로는 성별, 문제의 유형, 지역, 공무원의 계급 등을 기준으로 층화할 수 있다. 이와 같은 층화적 표본추출은 다음과 같이 세 단계로 정리될 수 있다.

〈표 6-8〉 층화적 표본추출의 단계

【제1단계】: 첫째로, 모집단을 관련변수들의 카테고리에 근거하여 두 개 이상의 상호배타적인 계층(strata)으로 분리시킨다.
【제2단계】: 각 계층으로부터 단순무작위표본을 추출한다.
【제3단계】: 각 계층으로부터 추출된 표본을 결합하여 통합된 층화적 표본을 작성한다.

각 단계를 좀 더 구체적으로 설명하면 다음과 같다.

첫째로, 모집단을 관련변수들의 카테고리에 근거하여 두 개 이상의 상호배타적인 계층(strata)으로 분리시킨다. 즉, 예로서 성(gender)이라는 변수의 카테고리에 근거하여 남(male)과 여(female)라는 두 개의 배타적인 카테고리 또는 계층으로 구분한다.

그러나 고려되는 변수가 둘 이상의 경우 카테고리 수는 매우 다양해진다. 예로서 고려되는 변수가 성(gender)과 사회경제적 지위(socioeconomic status)라는 두 개의 변수인 경우 카테고리수는 다음과 같이 6개로 세분화된다. 즉, 성과 사회경제적 지위라는 두 개의 변수가 결합하여 남 · 상(male upper class), 남 · 중(male middle class), 남 · 하(male low class), 여 · 상(female upper class), 여 · 중(female middle class) 그리고 여 · 하(female low class)의 여섯 카테고리로 세분화된다.

〈표 6-9〉 성과 사회경제적 지위에 대한 카테고리

사회적 지위 / 성	상 (upper class)	중 (middle class)	하 (low class)
남(male)	남 · 상	남 · 중	남 · 하
여(female)	여 · 상	여 · 중	여 · 하

둘째로, 각 계층으로부터 단순무작위표본을 추출한다. 이 경우 각 계층으로부터 추출되는 표본의 수는 모집단 속의 각 변수들 구성비에 따른다. 예로서 모집단 속의 남 여 구성비가 각각 55와 45%인 경우, 표본 가운데 남자가 55%, 여자는 45%가 되도록 무작위로 표본을 추출한다.

셋째로, 각 계층으로부터 추출된 표본을 결합하여 통합된 층화적 표본을 작성한다. 즉, 앞의 2단계에서 무작위로 선출된 555의 남자표본과 45%의 여자표본들을 결합하여 100%의 통합표본을 만든다.

그리고 이상과 같은 층화적 표본설계는 다시 비율적 층화적 표본설계(proportionate stratified sample design)와 비비율적 층화적 표본설계(disproportionate stratified sample design)의 두 가지로 구분된다.

가) 비율적 층화적 표본설계(proportionate stratified sample design)

비율적 층화적 표본설계는 층화적 표본추출(stratified sampling)에 의존하는 설계이다. 그리고 층화적 표본추출은 다음과 같이 세 단계에 의해서 표본을 추출하는 과정이다. 비율적 층화적 표본추출의 과정은 다음과 같이 세 단계로 구성된다.

앞의 예에서 보듯이 대학생의 남녀 구성비율이 6 : 4라면, 성별로 집단을 구문한 다음 그 비율만큼 표집하는 것이다. 즉 1,000명에서 100명을 뽑기로 했다면 표집비율이 1/10이므로, 남학생 60명, 여학생 40명으로 표본을 구성하는 것이다.

〈표 6-10〉 비율적 층화적 표본추출의 단계

【제1단계】: 분석의 대상이 되는 계층(strata)을 결정한다. 【제2단계】: 모집단 속의 계층의 크기에 의거하여 구성비를 분석한다. 【제3단계】: 모집단의 구성비에 맞춰 무작위표본추출에 의하여 각 계층으로부터 표본을 선택한다.

나) 비비율적 층화적 표본설계(disproportionate stratified sample design)

비비율적 층화적 표본설계는 비비율적 층화적 표본추출(disproportionate stratified sampling)에 의존하는 설계이다. 그리고 비비율적 층화적 표본추출은 다음과 같이 세 단계에 의해서 표본을 추출하는 과정이다. 예를 들어 1,000명의 대학생 중에서 100명의 표본을 뽑기로 했을 때, 600명은 여성, 400명은 남성인 경우, 비비율적 층화적 표본추출은 여학생 50명과 남학생 50명인 표본을 구성하는 경우이다.

〈표 6-11〉 비비율적 층화적 표본추출의 단계

【제1단계】: 계층을 결정한다. 【제2단계】: 분석적 고려(analytical considerations)에 의거하여 모집단 속의 계층의 규모를 결정한다. 【제3단계】: 모집단의 구성비와 상관없이 둘째 단계에서 결정된 비율에 맞춰 각 계층으로부터 표본을 선택한다.

(4) 집락적 표본설계(군집적 표본설계)

집락적 표본설계(cluster sample design and multage cluster sample design)는 집락적 표본추출(cluster sampling)에 의존하는 설계이다. 집락적 표본추출은 개별적 표본단위가 개별적으로 추출되지 않고 집단 속에 포함되어 추출된다. 앞의 예에서처럼 '서울시에 거주하는 노인들'을 대상으로 하는 연구의 경우 노인들을 개별적으로 추출하지 않고, 서울시를 몇 개의 집락(예로서 22개의 구(區))으로 나눈 후 하나의 하위집락(동)

을 추출한다. 그리고 이 하위집락 속에서 원하는 수만큼의 노인들을 표본으로 추출하는 것이다. 따라서 집락적 표본추출은 다음과 같이 세 단계로 정리될 수 있다. 예를 들면 1000명의 유권자를 표본으로 뽑는 경우에 1단계로 특별시 · 광역시 · 도를 표본추출 단위로 하여 이들 가운데서 몇 개를 무작위로 추출하다. 이어서 2단계로 1단계에서 선택된 특별시 광역시 도에서 몇 개씩의 시 군 구를 무작위적 방법에 의하여 선택한다. 다음 3단계에서는 표본으로 선택된 시 · 군 · 구에서 읍 · 면 · 동 등의 행정구역을 무작위로 추출한다. 그리고 4단계에서는 이들 읍 · 면 · 동에서 '면의 리'나 '동의 통'을 선택한다. 최종적으로 선정된 '리' 또는 '통'에 거주하는 유권자들의 명부를 보고 이들에 대해서 전수조사를 실시하거나 이들 중에서 일부를 무작위적으로 선택한다.

〈표 6-12〉 집락적 표본추출의 단계

【제1단계】: 집락수준의 수(the number of levels of cluster)를 결정한다.
【제2단계】: 각 집락수준으로부터 결정된 수만큼을 무작위적으로(randomly) 선택한다.
【제3단계】: 최종적인 표본추출단위는 집단(groups)이다.

이와 같이 개인을 추출하지 않고 먼저 집락을 추출하는 집락적 표본추출은 다음과 같은 몇 가지 장점을 지닌다.

첫째로, 집락적 표본추출은 단순무작위 표본추출이나 층화적 표본추출과는 달리 모집단의 목록을 필요로 하지 않는다. 즉, 집락적 표본추출의 경우 모집단의 목록은 없어도 되며, 오직 최종집락으로부터 개인들을 추출하므로 최종집락의 목록만 있으면 된다.

둘째로, 시간과 비용 상에서 집락적 표본추출은 단순무작위 표본추출이나 층화적 표본추출에 비해서 훨씬 더 효율적이다. 단순무작위 표본추출이나 층화적 표본추출의 경우 모집단으로부터 개별적 표본을 추출하므로 많은 비용과 시간이 소비된다. 그러나 집락적 표본추출의 경우 모집단 속의 개별적 표본이 아닌 집락을 먼저 추출한 후 규모가 작아진 집락으로부터 개별적 표본을 추출하게 되므로 시간과 비용이 훨씬 적게 든다는 것이다. 그러나 이와 같은 집락적 표본추출이 지니는 치명적 단점으로는 표본추출오류(sampling error)를 측정하기가 어렵다는 것이다.

3. 비확률표본설계(nonprobability sample design)

1) 비확률표본설계의 의의

비확률표본설계는 대체로 비확률표본추출(nonprobability sampling)에 의존하는 설계들이라 할 수 있다. 비확률적 표본추출이란 무작위 선택(random selection)이 아닌 다른 선택방법들에 의하여 표본을 선택하는 과정들(processes)이다. 이처럼 비확률표본추출이 무작위 선택에 의존하지 않기 때문에 다음과 같은 두 가지 치명적인 결함을 지니게 된다. 즉, 첫째로, 단위를 선택함에 있어 조사자의 편견을 통제하지 못한다. 둘째로, 변화의 유형을 확률적 표본이론에 의하여 예측할 수 없기 때문에 표본추출오류를 산출할 수 없을 뿐만 아니라 표본의 정확성을 추정할 수 없다.

이와 같은 비확률표본들의 약점이나 결함들을 염구에 두어야 할 필요는 있으나 그렇다고 이들 약점이나 결함 때문에 비확률표본추출이나 비확률 표본설계들을 아무짝에도 쓸모없는 것들로 간주해서는 안 된다. 오히려 이와 같은 비확률표본추출은 확률적 표본추출에 비해 더 적절(appropriate)하고 실용적(practical)이며 나아가서는 바람직(viable)한 표본선택의 수단으로 간주될 수가 있는데 그와 같은 경우는 다음과 같다(Royce Singleton, Jr C Straits, Margaret M. Straits, and Ronald J. McAllister,1988 : 153).

첫째로, 표본의 규모가 매우 적은 경우이다. 예로서 조사자가 분석단위를 시(city), 기업(corporation) 또는 대학(university)으로 하여 집중적인 분석(intensive study)을 수행하고자 할 경우, 두 개 이상의 표본을 선택할 경우 너무나 많은 비용이 요구될 것이다. 그리고 이처럼 단 하나 또는 매우 적은 규모의 표본을 선택할 경우, 확률적 표본추출은 그리 바람직하지 못하며 오히려 전문가의 판단(expert judgement)에 의존하는 편이 더 유리할 것이다(W.A Wallis and H.V. Roberts, 1956 : 118).

둘째로, 과거의 사건들에 관해 연구하거나 또는 현재의 경우라도 조사의 대상이 매우 비협조적인 경우이다. 즉, 숫자가 매우 제한된 과거의 사건들을 무작위적으로 선택하는 것도 아무런 의미가 없을 뿐만 아니라, 조사에 협조하지 않는 대상이 무작위적으로 선택되어 표본이 될 경우 더욱 문제가 심각해진다. 따라서 이와 같은 경우 비확률적 표본추출을 사용함으로써 연구를 성공리에 마칠 수가 있게 된다.

셋째로, 조사의 초기단계에 문제에 대한 개략적인 정보가 필요한 경우이다. 즉, 연구의 초기단계에 주제에 대해 개략적인 정보만이 필요한 경우 복잡한 절차가 요구되는 확률적 표본추출을 한다는 것은 오히려 낭비가 된다. 따라서 당장에 가용한 몇 개의 표본을 작위적으로 선택하여 복잡한 통계적 추론을 적용함이 없이 분석하여도 주제에 대한 개략적인 정보를 얻어내기에는 충분하다.

넷째로, 만약 모집단이 매우 적은 요소들을 포함하거나 또는 적절한 표본추출방법이 없을 경우이다. 예로서 모집단이 100 이하인 경우 표본을 선정하기 보다는 모집단 모두를 대상으로 연구를 하는 편이 바람직하다. 또한 모집단이 알려지지 않았거나, 불확실한 경우, 표본추출은 인식이 가능하고 연구에 협조적인 대상만을 표본으로 선택할 수밖에 없다.

2) 비확률표본설계의 종류

비확률표본추출에 의존하는 비확률표본설계의 유형에는 편의적 표본설계, 목적적 표본설계, 할당적 표본설계, 누적적 표본설계 등의 네 종류로 구분할 수 있다.

(1) 편의적 표본설계(convenience sample design)

편의적 표본설계는 편의적 표본추출(convenience sampling)에 의존하는 설계이다. 그리고 편의적 표본추출이란 단순히 어떤 표본추출단위(sampling unit)를 쉽게 얻을 수 있는(conveniently available) 경우 조사자에 의해서 표본으로 선택되어지는 방법을 말한다. 예를 들면 교수가 대학생들의 의견을 조사함에 있어 자기 학급의 학생을 표본으로 선정하는 경우, TV방송국 시사프로그램에서 지나가는 불특정 사람을 선정하여 질문하는 경우, 여론조사에 있어 조사자의 친척이나 직장동료 등 면접이 쉽고 편리한 대로 표출하는 경우 등을 들 수 있다.

어느 대학 학생들의 출신지역(출신 고등학교)에 관한 연구를 하려고 할 경우 다음과 같이 두 가지 편의적 표본추출이 가능하다. 첫째로, 어느 교수에게 부탁하여 그 교수의 수업시간에 들어가서 질문 문항을 배부하여 자료를 수집하는 경우이다. 이 경우 이 교수의 수업시간에 출석한 학생들(예로서 200명)이 표본이 된다. 둘째로, 교내에서 편리한 지점(예로서 기숙사)에 가서 처음부터 만나는 학생들(예로서 200명)을 표본으로 추출하는 경우이다.

이처럼 편의적 표본추출에 의해서 선택된 표본을 편의적 표본(convenience samples)이라고 하겠다. 이와 같은 편의적 표본추출은 표본추출이 용이하며 시간적으로 신속하게 이루어질 수 있을 뿐만 아니라, 비용적으로도 매우 경제적으로 이루어질 수 있다는 장점을 가진다. 그리고 이와 같은 편의적 표본설계에 의한 연구는 모집단에 대한 개략적인 파악이 가능하다는 점이라 할 수 있다.

그런데 이와 같은 편의적 표본추출에 의해 선택된 표본이 모집단을 어느 정도로 적절하게 대표하고 있는지를 추정할 수 있는 방법은 없다. 또한 이러한 표본을 연구한 결과를 가지고 모집단의 특성을 추정할 경우 어느 정도의 오류(sampling error)가 발생할 지에 관해 추정할 방법도 없다(C, Nachmias and D. Nachmias, 1985 : 299). 따라서 편의적 표본을 분석한 결과를 가지고 모집단에 대해 추론하는 것은 여러 가지로 무리가 따른다고 볼 수 있다.

(2) 목적적 또는 판단적 표본설계(purposive or judgmental sample design)

목적적 표본설계는 종종 판단적 표본설계라고도 불리우며, 목적적 표본추출(purposive sampling) 또는 판단적 표본추출(purposive or judgmental sampling)에 의존한다. 그리고 목적적 표본추출은 어떤 표본추출단위가 모집단의 전형적(typical)이거나 또는 잘 대표하고(representative) 있다고 조사자가 주관적으로 판단함으로써 표본으로 선택하는 과정이다. 다시 말해서 목적적 표본추출에서는 특정한 표본추출단위가 표본으로 선택될 기회는 오직 조사자의 주관적 판단(subjective judgment)에 좌우된다고 하겠다.

이와 같은 목적적 표본추출은 그 편의성으로 인해서 상당히 다양하게 사용되어 왔다. 한 예로 '대학생들의 보건직 행정고시에 대한 선호도'의 연구에서, 보건행정학과 학생들이 보건직 행정고시에 관심을 많이 갖는다고 조사자가 주관적으로 판단함으로써 각 대학의 보건행정학과 학생들을 표본추출단위로 삼는 경우이다.

그리고 목적적 표본추출은 지금까지 각종 선거예측에 사용됨으로써 어느 정도의 성공을 거둔 바 있다. 예로서 미국에서 대통령선거를 예측하기 위해서 과거의 선거에서 전체 선거결과와 유사한 소규모 선거구들(small election district) 가운데 일부를 표본으로 선택한 후, 이들 선거구 안의 모든 유권자들의 투표성향을 분석함으로써 다가올 대통령 선거결과에 대해 예측을 시도하는 경우가 바로 그것이다.

그런데 이와 같은 목적적 표본추출이 지니는 문제점은 크게 두 가지로 나누어 볼 수 있다. 첫째로, 조사자의 주관적 판단에 의존하여 표본을 추출하는 목적적 표본추출에서는 무엇보다도 조사자마다 상이한 주관을 가질 수 있기 때문에 특정한 표본추출 단위가 표본으로 선택될 수 있는 확률을 결정하는 일이 매우 어렵다. 둘째로, 과거의 결과에 의해서 표본으로 선택된 선거구들이 현재도 모집단인 미국의 모든 선거구들을 잘 대표할 것이라는 매우 위험스런 가정(risky assumption)에 기반을 두고 있는 점이 문제이다.

(3) 할당적 표본설계(quota sample design)

할당적 표본설계는 할당적 표본추출(quota sampling)에 의존하는 설계이다. 그리고 할당적 표본추출은 가능하면 모집단과 같은 표본추출 단위를 선택하여 표본으로 삼고자 하며, 나아가서는 모집단의 복제(replica of the population)를 최상의 목표로 삼는 표본추출과정이라 하겠다. 예로서 모집단의 구성이 남 55%와 여 45%인 경우, 조사자는 그의 표본에서 모집단의 남 · 여의 구성비대로 55%와 45%씩 할당하여 표본을 선택하게 된다.

따라서 조사자가 할당적 표본추출을 가능하게 하기 위해서는 무엇보다도 모집단 속의 이들 구성비를 알아야만 하는 것이 전제가 된다. 만약에 모집단 속의 구성비에 대한 지식이 결여된 경우 할당적 표본추출은 가능하지 않다. 그리고 이와 같은 할당적 표본추출에서 사용될 수 있는 특성(traits) 또는 변수들로는 성(性), 연령, 사회적 계층, 인종, 교육수준, 소득 등을 들 수 있다. 이와 같은 할당변수들의 모집단 속의 구성비에 따라 조사자는 할당적으로 표본을 추출하게 된다.

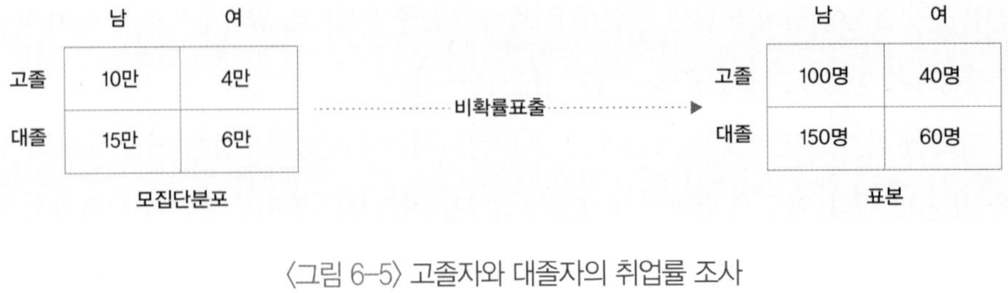

〈그림 6-5〉 고졸자와 대졸자의 취업률 조사

이와 같은 할당적 표본추출이 확률적 표본추출의 한 유형인 층화적 표본추출과 차이가 나는 점은, 후자가 할당 후 무작위적 표본추출을 함에 비해 전자는 작위적 표본추출을 한다는 점이라 하겠다.

할당적 표본추출이 지니는 문제점은 다음과 같이 몇 가지로 정리될 수가 있다. 즉, 첫째로, 모집단 속의 구성비는 주어지는 것이 되기보다는 대개의 경우 조사의 직접적인 대상이 되는 경우가 많다. 둘째로, 모집단속의 모든 변수들을 고려의 대상으로 할 수 없기 때문에 모집단을 복제한 표본을 추출하려는 노력은 매우 어려울 수가 있다.

그리고 모집단 속의 할당변수들에 대한 지식이 가용하고, 모든 변수들을 고려의 대상으로 한 경우라도 할당적 표본추출이 지니는 문제점으로 인해서 다음과 같은 두 가지 문제가 발생할 수 있다. 첫째로, 할당된 부분만큼 표본을 추출함에 있어서도 조사자가 모집단을 적절히 대표할 수 있는 표본을 추출함에 실패할 수가 있다. 이는 특히 할당적 표본추출이 대상이 되는 변수에 관해 모집단의 구성비대로 할당하는 것에만 주의를 기울일 뿐, 다음 단계에서 어떻게 표본을 추출하는가에 대해서는 별로 언급하지 않고 있음에 주목하여야 한다.

그리하여 조사자의 편의나 주관에 의해서 할당된 부분을 편의적 또는 목적적 표본 추출을 할 수도 있기 때문이다. 둘째로, 이 표본추출 방법은 현지조사(field work)에서 엄격한 통제를 어렵게 하고 있다(C.A Moser and G. Kalton, 1971 : 133).

(4) 누적 표본설계(snowball sample design)

누적 표본추출(눈덩이 표본추출)은 첫 단계에서 연구자가 임의로 선정한 제한된 표본에 해당하는 사람으로부터 추천을 받아 다른 표본을 선정하는 과정을 되풀이하여 마치 눈덩이를 굴리듯이 표본을 누적해 가는 방법이다. 이 표집은 특정 모집단의 구성원을 찾기가 어려울 때 많이 사용된다. 예를 들어 동성연애자나 약물 중독자와 같이 쉽게 자신을 잘 드러내지 않는 대상자들의 경우에는 모집단의 구성원을 전부 파악하기 힘들기 때문에 이들에 대한 연구조사를 한다고 할 때, 임의로 선정된 대상자로부터 또 다른 대상자를 소개받는 식으로 표본을 추출하는 것이다.

누적 표본추출의 장점으로는 첫째, 전문직업인들간에 정보 확산과정을 추적하는 데 유용하다. 예를 들면, 의사들간에 의료에 관한 정보가 어떻게 전달되는 가를 연구하는데 사용할 수 있다. 둘째, 소규모 사회조직의 연구에 유용하다. 셋째, 지역사회의 권력관계와 의

사결정의 패턴, 정책이해당사자 등의 구조와 행태를 연구하는 데 유용하게 사용될 수 있다. 하지만 이런 장점에도 불구하고 누적표본추출의 단점으로는 첫째, 일반화의 가능성이 적다. 둘째로 계량화가 어렵다는 문제점을 지적할 수 있다. 따라서 이 방법은 계량적 연구보다는 오히려 질적인 조사연구에 더 적합한 방법이라고 할 수 있다.

Ⅲ. 표본 틀의 요소와 오차

1. 표본추출설계의 선택에 영향을 미치는 요소들

지금까지 우리는 표본추출설계의 두 가지 유형인 확률적 및 비확률적 표본추출설계의 구체적 종류들에 관하여 검토한 바 있다. 그런데 여기서 문제가 되는 것은 우리의 실제 조사연구에서 이들 여러 가지 표본추출설계 유형들 가운데 어느 것을 선택하는 것이 가장 적절한 것인가 하는 것이다. 이를 위해서 Singleton 등 일부 학자들은 표본추출설계의 선택에 영향을 미치는 요소들을 다음과 같이 세 가지로 제시한 바 있다(Royce Singleton Jr., Bruce C. Straits, Margaret M. Straits and Ronald J. McAllister, 1988 : 156). 즉, 첫째로, 조사와 자료사용의 단계, 둘째로, 가용한 자원, 셋째로, 자료수집방법 등의 세 가지로 바로 그들이다. 그러므로 이하에서는 이들 세 가지에 관하여 살펴보기로 하겠다.

1) 연구의 단계와 자료사용(stage of research and data use)

연구의 단계와 자료의 사용은 대체로 모집단을 기술하기 위해서 표본을 어느 정도로 정확하게 하여야 하는가를 결정한다. 연구의 초기단계라 할 수 있는 탐구단계(exploratory phases of research)에서는 가설을 설정하는 등 전반적인 연구의 방향을 결정하는 것이 목표이기 때문에 표본의 정확성은 그리 중요하지 않다. 따라서 이 단계에서는 조사자가 표본의 가용성에 의존하여 편의적 표본설계나 판단적(또는 목적적) 표본설계를 사용하는 것이 더 적절할 수 있다. 그러나 연구가 본격화 되면 점차로 보다 정확한 자료가 요구된다. 그리고 조사자는 정확한 자료를 얻기 위해서 확률적 표본설계들을 사용할 수밖에 없을 것이다.

2) 가용한 자원(available resources)

조사연구에서 중요시 되는 자원들은 시간, 금전, 인원 그리고 자료 등을 들 수 있다. 그리고 이들 자원들이 어느 정도로 가용한가의 여부에 따라서 표본추출설계의 선택이 달라지게 된다. 예로서 시간과 비용이 비교적 제한된 경우 다단계 집단표본추출설계가 장점을 지닌다. 이는 다단계 집단표본추출설계(multistage cluster sampling design)는 추출된 집락을 먼저 추출한 후 조사원들이 이를 조사하게 되므로, 모집단이 큰 경우라 할지라도 시간과 비용을 감소시킬 수 있다는 장점이 있기 때문이다. 뿐만 아니라 체계적 표본추출설계는 단순무작위 표본추출설계보다는 시간을 감소시킬 수 있다는 장점이 있으므로 가용한 시간이 제한된 경우 사용할 수 있다. 뿐만 아니라 심지어는 시간, 금전, 인원들의 자원들이 매우 제한된 경우 조사자는 확률적 표본설계의 사용을 포기하고 비확률적 표본설계를 사용할 수밖에 없을 것이다.

3) 자료수집 방법(methods of data collection)

조사연구에서 사용되는 자료수집 방법에 따라 표본설계의 선택이 영향을 받는다. 오늘날 조사연구에서 사용되고 있는 자료수집 방법들로는 실험, 서베이 조사, 문헌조사, 그리고 현지조사 등의 네 가지를 들 수 있다. 이들 네 가지 자료수집 방법들이 모두 표본추출에 어느 정도의 관심을 갖고 있으며, 나름대로 표본추출에 의존하고 있기는 하다. 한 예로서 실험은 비확률표본설계의 하나인 편의적 표본설계(convenience sample)를 사용한다. 그리고 문헌분석이나 현지조사는 자료 분석을 위해서 확률적 표본설계를 제한적으로 사용하기도 하지만, 목적적 또는 판단적 표본설계를 거의 전형적으로 사용한다. 이에 비해서 확률적 표본설계가 가장 빈번하게 사용되어지는 것은 서베이 조사라고 하겠다.

2. 표본의 크기와 표본 크기의 결정에 영향을 미치는 요소들

표본추출에 관한 중요한 문제들로는 모집단의 정의, 표본추출의 틀과 표본설계의 결정 그리고 표본의 적절한 크기를 결정하는 일이라 하겠다. 앞에서는 모집단, 표본설계 등에 관하여 검토하였으므로 여기서는 표본의 크기와 표본의 크기를 결정하는데 영향을 미치는 요소들에 관하여 검토하기로 하겠다.

1) 표본의 크기

표본을 추출하기 위해서는 표본을 어느 정도의 크기로 할 것인지를 결정해야 한다. 대체로 사회복지조사에서 비확률표본추출을 하는 경우가 많기 때문에 표본의 크기에 대해서 그다지 주목하지 않은 편이다(Rubin & Babbie, 1997 : 233). 하지만 비확률표본추출을 하든 확률표본추출을 하든 표본을 통해 모집단을 추정하기 위해서는 모집단을 가장 잘 대표할 수 있는 표본을 선정하도록 노력하여야 한다.

연구자는 연구의 모집단 크기에 대해서 언급하지 않았으나, 표본의 크기는 반드시 기술한다. 그렇다면 표본의 크기는 어느 정도 되어야 하는가의 문제가 제기될 수 있다. 표본의 크기는 모집단의 통계적 오류와 밀접한 관계가 있다. 즉 표본의 크기가 작으면 작을수록 모수검증에 대한 오류는 커진다. 상식적으로 중학교 1학년 학생들의 몸무게를 조사한다고 할 때, 10명을 무작위로 표집하여 낸 평균보다 100명을 대상으로 했을 때 모집단의 평균에 가까울 것이다.

타당한 표본의 크기는 모집단의 성격과 연구자의 목적에 의해 달라진다. 일반적으로 모집단이 클수록 표본도 커야 하며, 모집단이 이질적일수록 표본도 커야한다. 또한 조사의 시간, 비용, 그리고 실제 표집 가능성도 표본의 크기선정에 고려되어야 한다.

통계적 자료분석에서는 표본의 크기가 최소 30이면 가능하지만 실제 연구에서는 100을 최소 크기로 잡는다. 왜야하면, 연구는 보통 여러 기의 변수들을 포함하고 있어 여러 개의 하위집단으로 나누어야 되기 때문이다. 이때 표본수가 작으면 각 집단에 해당되는 연구대상 수가 아주 적어져 불가능해진다. 또한 실험도중에서의 탈락이나 질문지법에 응답자가 빠뜨린 문항 등을 제거하면 실제 분석자료로 사용되는 표본수는 응답자수보다 줄어들게 되기 때문이다(조복희, 2002).

모집단을 대표하기 위해서 필요로 하는 최소한 표본의 크기를 결정하는 것은 신뢰구간 접근법과 가설검증법이 있다. 본 책에서는 이것에 대한 것은 생략하겠다.

특정 모집단으로부터 일정한 크기의 표본을 여러 번 선정한 표집 평균값은 모집단 평균에 근접하게 된다. 즉, 표집평균은 모집단 평균을 중심으로 정상 분포되어 있다. 이것은 중앙극한정리(central limit theorem)이라 한다. 중앙극한정리에 따르면 모든 표집의 평균들의 평균은 모집단의 평균값과 동일하다. 표본평균의 모집단평균으로부터의 표준편차 즉, 평균의 표집오차(sampling error)는 모집단의 일질성과 표본크기에 달려있다. 대표성이 부족하면 표집오차가 커지며, 표본이 클수록 표집오차는 작아진다. 표집오차를 줄이기 위해 표본의 크기를 크게 하는 것이 바람직하나 실제상황에서는 여러 가지 제약이 따른다.

2) 표본의 크기의 결정에 영향을 미치는 요소들

(1) 모집단 변이성(population heterogeneity)

모집단의 변이성이란 모집단 구성요소들이 일정한 특징에 대하여 상호간에 차이점을 지니고 있는 정도를 의미한다. 모집단 구성 요소들의 변이성 정도는 상충되는 표본의 크기를 결정하는데 있어서 고려하여야 할 가장 중요한 요소가 된다. 모집단의 변이성을 측정하는 가장 좋은 통계수단은 표준편차(standard deviation)이다.

일반적으로 모집단 구성요소들의 변이성이 높으면 높을수록 표본의 규모가 커야 모집단을 적절하게 추정할 수 있다. 만일 우리가 연구하려는 모집단이 모두 동질적(예로서 모집단 속의 모든 사람들의 신장이 똑같다.)이라면 표본의 숫자는 단지 하나로 족하다. 따라서 모집단이 동질적이면 동질적일수록 보다 더 작은 표본을 가지고도 비교적 정확하게 모집단의 가치에 가까운 추정을 얻어낼 수 있다. 그러나 불행하게도 우리는 모집단의 변이성의 정도를 사전에 알기가 어렵기 때문에 필요 이상의 큰 표본을 추출하는 경우도 많다.

(2) 요구되는 정밀성의 수준(desired precision)

정밀성이란 표본을 근거로 모집단을 추정한 추정치가 실제로 모집단의 가치에 어느 정도로 가까울 수가 있으냐 하는 것을 의미한다. 이와 같은 정밀성은 표본추정의 변이성 또는 오차의 정도(degree of variability or error), 즉 표준오차(standard error)로 도 표현된다.[1] 표준오차는 σ/N, 즉 표준편차를 표본규모 N의 제곱근으로 나누어서 계산될 수 있다. 따라서 표준편차가 동일한 경우 표준오차를 줄이기 위해서는 무엇보다도 표본의 크기가 커져야만 한다. 바꾸어 말하면 요구되는 정밀성의 수준이 높은(즉, 표준오차가 적은) 연구를 위해서는 표본의 크기가 커져야만 된다.

(3) 표본추출설계 유형(sampling design)

표본추출설계의 유형은 표본크기에 대한 결정에 영향을 미친다. 표본크기가 동일한 경우 층화무작위 표본추출설계는 단순무작위 표본추출설계보다 정확성이 높다. 다시 말해서 층화무작위 표본추출설계는 단순무작위 표본추출설계보다 표본크기가 적어도 같은 수준의 정확도를 유지할 수가 있다는 장점이 있다. 이에 비해서 집락표본 추출설계는 단순무작위 표본추출설계와 동일한 정확성을 유지하기 위해서는 표본의 규모를 더 크게 해야만 한다.

이상을 정리해보면 동일한 정확성이 요구될 때 표본의 크기가 가장 커야만 하는 표본추출설계를 순서대로 나열하면 집락표본추출설계, 단순무작위 표본추출설계, 그리고 층화무작위 표본추출설계의 순서이다. 다시 말해서 동일한 정확성을 기준으로 할 때 층화표본 추출설계는 위의 세 가지 표본추출설계들 가운데 표본의 크기를 가장 적게 해도 무방하다.

(4) 가용한 자원(available resources)

연구조사에 필요한 자원은 시간, 비용 그리고 인적자원 등을 들 수 있다. 그리고 하나의 조사를 위해서 이들 자원은 언제나 제한적일 수밖에 없다. 이처럼 조사를 위한 자원이 제한적일 때 Sudman은 가용한 자원의 절반은 자료의 수집을 위해서 그리고 다른 절반은 자료의 분석을 위해서 사용하는 것이 원칙이라고 주장한 바 있다(S. Sudman, 1976 : 88). 그리고 자료수집에 할당된 비용과 시간을 개별적(하나의) 표본수집에 들어가는 비용과 시간으로 나누면 표본의 수가 나오게 된다.

---

1) 정밀성은 신뢰구간(confidence interval)으로도 표현되는데 신뢰구간이 좁을수록 정밀도가 높아진다. 요컨대 표준오차가 적으면 적을수록 신뢰구간은 좁아지고, 표준오차와 신뢰구간이 좁으면 표본에 의한 모집단의 추정치가 정밀하게 된다.

(5) 카테고리의 다양성(number of breakdowns planned)

표본의 크기는 또한 각 변수의 카테고리가 얼마나 다양한가에 따라서 다르게 결정되어야 한다. 즉, 변수의 카테고리가 다양하면 다양할수록 표본의 크기는 커져야 한다. 이 점에 대해서 언급한 J. Galtung의 주장에 의하면 "표본의 크기는 변수와 가치(value)의 크기에 관계가 있다."고 하였다(J. Galtung, 1967 : 80). 예컨대 빈도분석의 교차제표(cross-tabulation)의 분석연구에서 각 칸(cell)의 최소빈도(minimal frequency)는 10 이상이어야 하므로 3개의 가치를 가진 3개의 변수를 연구할 경우 최소로 필요한 표본의 크기는 33×10=270이다.

(6) 질문내용이나 형식(content and form of question)

질문내용이나 형식이 복잡할 경우, 무응답과 신뢰 롭지 못한 응답이 나올 가능성이 커지기 때문에 충분한 표본을 확보해야 한다. 또한 오랜 기간 동안 진행되는 패널연구(처음에 추출한 표본을 계속해서 사용하여 시간이 지남에 따라 나타나는 측정의 변화를 찾아내는 연구)는 조사 응답자의 탈락을 고려하여 실제조사에 필요한 것보다 여유 있게 표본을 선정하는 것이 바람직하다.

(7) 기 타

이상에서 언급한 것들이 표본의 크기를 결정하는데 영향을 미칠 수 있는 요소들이라 하겠다. 그리고 이들 이외에 연구자가 염두에 두어야할 것이 있다면 그것은 바로 위험성(risk)을 들 수 있다. 여기서 위험성이란 표본을 근거로 한 추정치의 정확성에 대한 조사의 불확실의 정도를 의미한다. 즉, 추정치가 조사에서 요구된 정확성의 수준에서 어느 정도나 벗어났느냐를 가리키는 개념이다. 위험성이 적을 것이 요구되는 경우 추정치의 정확성에 대한 확신이 높아야 한다는 것을 의미하므로 표본의 크기는 그만큼 커야 한다. 그러나 연구에서 위험성이 많아도 되는 경우 정확성에 대한 확신이 낮아도 되므로 표본의 크기는 작아도 무방하다. 이와 같은 위험성은 정확성과 마찬가지로 연구에 앞서 조사자가 임의로 용납할 수 있는 한도를 책정하게 된다.

이상에서 살펴본 바와 같이 표본규모를 결정하는데 영향을 미치는 요소들은 다양하다. 조사의 비용과 시간의 절약을 위해서는 표본규모를 가능한 한 적게 잡아야 마땅하겠지만, 너무나 작게 하는 경우 표본을 근거로 한 모집단에 대한 추정치의 정확성이 떨어지고 또한 그 추정치가 책정된 정확성의 범위 밖에 위치할 위험성이 높아진다는 딜레마에 처하게 된다. 따라서 앞에서 열거된 여섯 가지의 요소들을 모두 고려하여 표본규모를 결정한다는 것은 거의 불가능한 일이라 하겠다. 그러므로 실제의 연구에서는 앞의 여섯 가지 요소들 가운데 조사자가 중요하다고 인정하는 것들 몇 가지만을 고려하여 표본규모를 결정하게 되는 것이 현실이다.

3. 표출오차(sampling error) 그리고 비표출오차(nonsampling error)

조사연구에서 발생하는 오차의 유형에는 표출오차와 비표출오차의 두 가지가 있다.

1) 표출오차

표출오차란 표출과정에서 발생하는 오차로서, 표출된 표본을 대상으로 한 조사결과와 모집단을 직접적으로 연구했을 경우에 얻을 수 있는 가정적인 결과와의 차이라고 할 수 있다. 표출오차의 근원은 표출방법을 비롯하여 실로 다양하다. 그 중에서도 앞에서 제시한 표본의 크기에 대한 조건을 만족시키지 못해서 발생하는 경우를 대표적인 것으로 들 수 있다. 모든 조사연구는 정도상의 차이만 있을 뿐 표출오차를 완전히 극복하기란 거의 불가능하다. 따라서 각 조사연구에서 오차의 범위를 제시하는 것은 매우 중요하다.

2) 비표출오차

비표출오차란 표출 이외의 과정에서 발생하는 것으로서 일반적으로 측정상의 오차를 의미한다. 비표출오차의 근원으로는 질문지의 무응답(nonresponse), 기재상의 오류, 기계제작상의 오류, 조사자의 편견 등을 들 수 있다. 이와 같은 비표출오차 역시 표출오차와 마찬가지로 검토과정을 추가하거나 조사원의 훈련 등으로 어느 정도 감소시킬 수 있지만 완전히 제거하기란 거의 불가능하다. 그리고 비표출오차의 근원을 감소시키기 위한 검토과정의 추가나 조사원의 훈련에는 많은 시간과 비용이 소요된다.

3) 표출오차와 비표출오차의 관계

앞에서 검토한 바와 같이 표출오차와 비표출오차는 서로 발생근원이 다르기 때문에 상호 독립적이라고 할 수 있다(Hubert M. Blalock, 1960 : 411). 〈그림 6-6〉에 의하면 표출오차와 비표출오차는 서로 독립적이며, 또한 전체오차(total error)는 표출오차와 비표출오차의 독립적인 기능에 의해서 결정된다는 것을 알 수 있다. 표출오차나 비표출오차 가운데 어느 것 하나라도 지나치게 클 경우 전체오차는 클 수밖에 없게 된다. 예를 들어 표본추출방법이 이상적이고 표본의 크기가 적절할 경우 표출오차는 극소화시킬 수 있지만, 만약 응답이나 면접상의 오류와 같은 비표출오차가 매우 크다면 전체오차는 별로 감소되지 않게 된다. 반면에 비표출오차를 극소화시킬 수 있었다 해도 표본의 크기가 너무 작아서 표출오차가 커졌다면 전체오차는 커질 수밖에 없다. 따라서 전체오차를 극소화하기 위해서는 표출오차와 비표출오차를 동시에 극소화하는 노력이 절대적으로 필요하다. 이렇게 볼 때 전체오차가 극소화된 가장 이상적인 조사연구란 표출오차와 비표출오차를 동시에 극소화 시킨 연구라 하겠다.

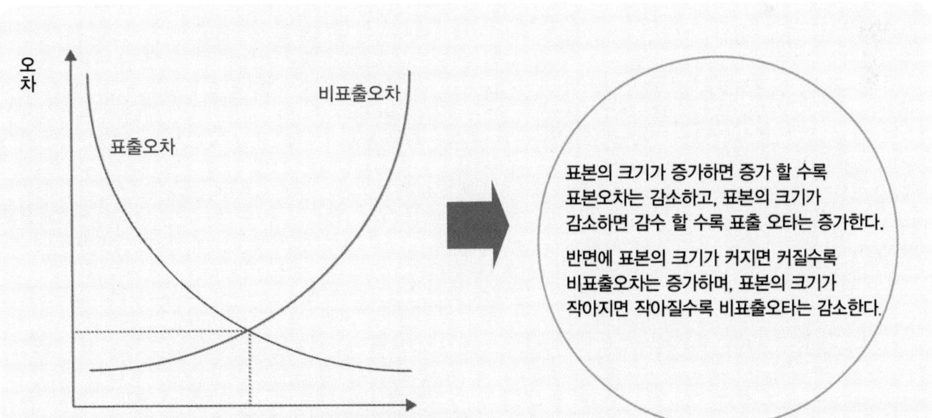

〈그림 6-6〉 표출오차와 비표출오차의 관계

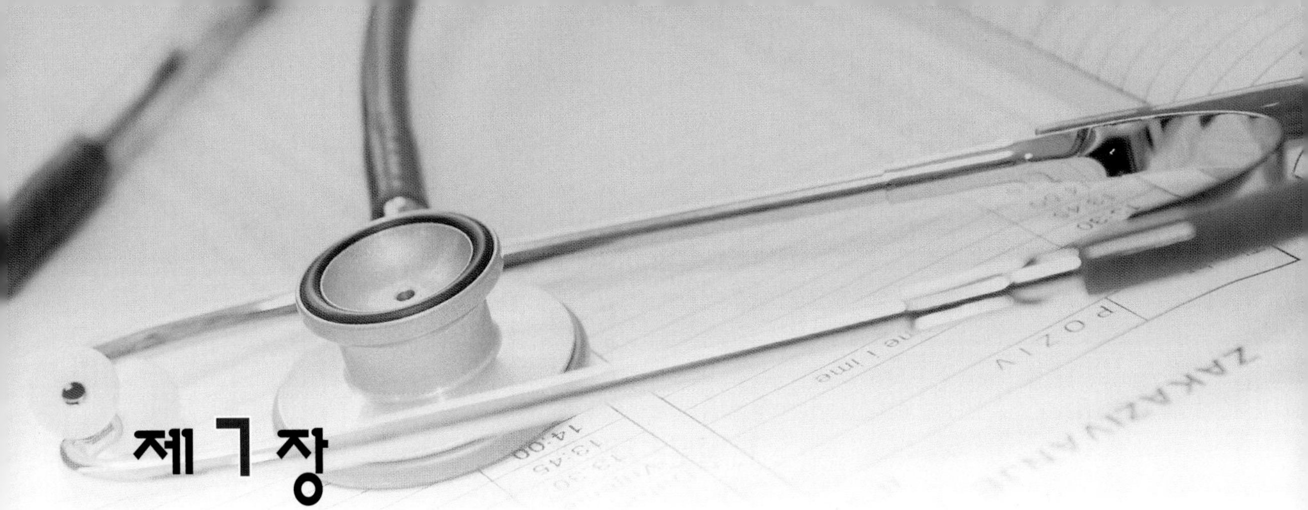

제 7 장

설문조사법과 설문지 개발

Ⅰ. 설문조사법

1. 설문조사법의 의의

설문조사법(질문지법)은 미리 준비된 조사도구인 설문지를 조사대상이 응답, 기입하도록 함으로써 자료를 수집하는 방법으로, 실태 조사에서 많이 사용되는 방식이다. 이 조사방법은 정해진 한 시점에서 모집단의 대표적 표본을 추출하여 조사하는 횡단적 연구방법 중 하나로써 설문지를 이용하게 되는데, 설문지는 응답자가 계획된 설문지에 자신이 직접 기재하거나 면접원이 간접적으로 기재하는 방식으로도 진행될 수 있다. 모집단 전체를 조사하는 것은 센서스(census)라고 하며, 국민건강실태조사가 여기에 해당된다.

설문조사법은 특정한 사건이나 이슈에 대한 인식, 개인의 행동 원인, 요구사항 및 의견 등에 조사대상의 내면적인 심리상태 뿐 아니라 특정 사안에 대한 개인적인 의견을 조사할 수 있는 도구로서 유용하게 사용된다. 설문지를 통해 응답자들로부터 솔직한 의견을 얻을 수 있다는 점에서 장점이 있기는 하지만, 설문지를 통한 실태조사의 신뢰성 등 많은 문제점에 대해 지적되고 있다.

2. 설문조사법의 윤리성

모든 조사에는 윤리적인 문제가 발생할 수 있지만, 특히 설문지를 이용하는 실태조사에서는 조사, 분석 상의 윤리성을 세심하게 고민해야 한다. 여기서는 Sudman과 Bradburn 등이 제시하고 있는 프라이버시 권한, 사전적 승인 그리고 신뢰성의 세 가지 윤리성과 관련된 원칙들을 검토하고자 한다(Seymour Sudman & Norman M. Bradburn, 1989, pp.7~11 : 김병진 외, 2013, 재인용).

1) 프라이버시 권한

설문지법은 개인을 조사대상으로 선정하고 개인에게 일련의 질문을 하게 됨으로써 종종 개인의 사생활에 대한 권한(프라이버시)을 침해를 하게 된다. 여기서 사생활이란 아주 예외적인 경우를 제외하고는 개인의 행동, 태도, 견해 그리고 신념 등이 타인에게 노출되지 않고 지켜지는 권한을 의미한다.

2) 사전적 승인

'사전적 승인'이란 조사대상이 조사될 질문의 내용과 조사의 용도에 관해서 사전에 충분한 정보를 제공받아야만 한다는 것을 의미한다. 이는 조사대상에게 주어질 질문이 어떠한 취지에서 제시되는 것이고, 또 어떻게 활용되는지, 응답의 결과가 외부에 공식적으로 노출될 수도 있으며 그로 인한 영향은 무엇인지를 응답자가 스스로 깨닫고, 질문에 응답할 것인지 여부를 판단할 수 있기 때문이다.

3) 신뢰성

설문조사를 하는 데 있어 신뢰성이란 믿음 또는 비밀을 의미한다. 신뢰성에 관한 바람직한 기준은 상황에 따라 변화할 수도 있는데, 예를 들어 두 사람 사이의 대화 내용을 제3자에게 알려 줄 수도 있다고 명시적으로 허가해 주는 경우도 있다. 반면에 일상적 대화의 상황에서는 두 사람 사이의 대화의 내용을 비밀로 하라는 조건이 없는 한, 공식적인 조사 등에서는 그 내용을 제3자에게 알릴 수도 있다는 것이 묵시적인 규범이 되기도 한다. 설문조사에서 이와 같은 신뢰성을 중요하게 거론하는 이유는 비밀이 지키지 않을 경우에 발생할 수 있는 조사내용상의 유사성을 극복하려는 것이다.

3. 설문조사법의 장점과 단점

설문조사법은 다음과 같은 장점과 단점을 가진다.

1) 장점

첫째, 조사가 간단하고 빨라서 시간과 경비를 절약할 수 있다. 같은 수준의 내용을 파악하고자 할 때, 설문조사는 구조화된 질문을 만들어 응답자가 손쉽게 대답할 수 있도록 함으로써 다른 조사 방법에 비해 시간과 경비를 줄일 수 있다.

둘째, 설문지는 응답자를 익명으로 할 수 있다. 대부분의 설문지는 이름을 밝히지 않아도 되는 특정한 절대 다수를 대상으로 하기 때문에 응답자의 부담을 줄일 수 있다. 특히 사회적으로 바람직하지 못하거나 민감한 내용의 조사에서 익명으로 대답하도록 하면 솔직한 의견을 제공할 가능성이 크다.

셋째, 설문지의 각 질문과 응답은 동일한 연구자가 정의를 내렸거나 혹은 표준화된 용어로 제시되기 때문에 응답 결과를 비교하기가 용이하다. 같은 뜻의 의견이라도 사용된 용어에 따라 해석되는 바가 다를 수 있기 때문에 해석상의 오류를 범하지 않고 명확하게 결과 비교를 제시할 수 있다. 다만, 응답자의 교육수준에 따라 주어진 질문을 다르게 이해함으로써 응답하는 데 오류를 범할 수 있다.

2) 단점

첫째, 설문지는 글을 아는 피조사자(응답자)에게만 가능한 조사이다. 또한 노안이나 장애 등으로 인해 글을 읽기 어려운 응답자에게는 적합하지 않다.

둘째, 내용에 따라서는 교육수준과 전문분야에 따라 질문에 대한 이해도가 다를 수 있다. 예를 들어 전문적인 내용이나 용어의 경우, 그것 자체를 이해하기 어려워 응답자 본인의 생각을 정확히 표현하지 못할 수도 있다.

셋째, 거짓응답 등에 대한 응답자 통제가 어렵다. 응답자가 개인적인 견해를 묻고자 하는 질문의 의도와는 달리, 사회적으로 바람직하다고 생각하는 방향으로 응답을 할 수도 있으며 예민한 사항 등에 대해서는 거짓으로 응답할 가능성을 배제하기 어렵다.

넷째, 응답시 주변 동료 또는 지인들과 의논하거나 의견을 물어볼 수 있으며, 이로 인해 응답한 내용을 수정할 수도 있다.

4. 설문지 조사의 집행 유형

1) 직접대면조사

직접대면조사는 조사자가 표본으로 추출된 조사자들을 일일이 만나서 미리 준비된 설문지를 전달하여 기입하도록 하는 방법이다. 이 조사방법은 조사자가 피조사자들을 일일이 방문하기 때문에 조사의 대상인 피조사자가 설문지의 문항에 응답하는 것을 직접 확인할 수 있다는 장점이 있다. 따라서 설문지의 회수율도 비교적 높은 편이라고 할 수 있으며, 설문지에 대한 의문점 대한 설명을 직접 해 줄 수 있어, 질문의 이해와 응답상의 오해를 줄일 수 있다. 하지만 조사지역이 넓을 경우 피조사자를 일일이 찾아다니며 직접 대면하는 데 시간과 비용이 많이 든다는 문제점이 발생한다.

2) 집단조사

집단조사는 조사 대상인 피조사자들을 일정한 장소에 모아놓고 그 자리에서 설문지를 배포한 후 직접 응답하도록 하는 방법이다. 이 방법은 한명씩 피조사자를 대면하는 것보다는 시간과 비용 면에서 보다 효율적이라 할 수 있으며, 직접대면조사와 마찬가지로 설문지 회수율을 높일 수 있으며 응답상의 오해를 줄일 수 있다는 장점이 있다.

하지만 조사대상을 어떻게 한 장소에 모을 것인가 하는 문제가 있으며, 비슷한 특성의 피조사자들이 모여 조사를 할 경우 타 피조사자에 의한 영향이나, 집단 응답이라는 상황이 응답을 왜곡시킬 가능성도 있다.

3) 배포조사

배포조사란 직장 또는 가정에 설문지를 조사자가 직접 혹은 간접적으로 전달하여 응답자가 직접 기입하게 한 다음 나중에 설문지를 회수하는 방법이다. 학교, 사기업, 공기업 등 조사대상이 한정된 집단인 경우 가장 많이 활용하는 방식으로, 시간과 비용이 적게 들고 편리한 시간에 작성하면 되므로 응답자로 하여금 응답할 시간적 여유를 줄 수 있다. 하지만 다른 사람의 개입이나 방해가 없는 상황에서 응답하도록 하는 것이 중요한 데, 주변 가족이나 지인들의 영향을 받아 응답을 했는지 여부를 파악하기 어렵다. 또한 설문지 문항에 의견을 잘못 기입했어도 익명의 조사인 경우 이를 정정 요구하기가 어렵다.

4). 우편조사

조사 대상자에게 설문지를 전달하는 방법 중 하나로 우편조사법을 들 수 있다. 우편조사법은 지리적으로 멀리 있는 대상에게도 가능하기 때문에 조사지역의 범위가 넓을 때 활용할 수 있다. 하지만 이 방법의 단점은 응답률이 매우 낮다는 것이다. 사전에 조사에 대한 취지를 소개하고 설문조사에 응해줄 것을 수락 받았다 하더라도 응답자가 회신하는 비율은 직접 설문조사를 하는 것에 비해 낮다.

〈장점〉

- 저렴한 비용 : 복사, 우송, 반송우표, 봉투 등 조사에 들어가는 비용이 비교적 저렴하다
- 편견적 오류의 감소 : 조사자(면접자)와의 직접적인 대면이 없기 때문에 면접자의 개인적인 특성에서 초래될 수 있는 편견적 오류가 발생하지 않는다
- 익명성 : 익명성의 보장으로 인해 민감하고 언급하기 쉽지 않은 이슈에 대해서도 솔직한 답변을 얻어낼 수 있다.
- 포괄성 : 저렴한 비용으로 비교적 넓은 지역에 분포한 조사 대상자들로부터 자료를 수집할 수 있다.

〈단점〉

- 질문문항에 대한 단순성의 요구 : 우편조사에 사용되는 질문들은 누구나 쉽게 이해할 수 있는 수준이어야 한다. 복잡한 개념을 포함시키는 경우, 우편조사의 응답률을 떨어뜨리는 원인이 될 수 있다.
- 모호한 응답에 대한 해명할 기회가 없음
- 조사대상이 아닌 응답자에 대한 통제가 불가능하다. 우편으로 받은 사람이 응답자가 아니라 할 지라도 대신 설문을 해줄 수 있다.
- 우편조사는 설문지를 이용하는 방법 중 회수율이 낮은 방식 중의 하나이다. 회신봉

투와 우표를 동봉한다 하더라도 꼭 보내야 한다는 의무감이 없거나 귀찮아서 회신 하지 않는 경우도 많다.

우편조사의 단점인 낮은 회신률을 높이기 위한 방법들이 강구되고 있다. 구체적인 방법은 다음과 같다.

① 사회적으로 의미있는 연구를 하고자 하는 데 설문 대상자는 선택된 사람이고 그 응답은 매우 중요하며 비밀이 보장된다는 확신을 주며, 동기유발을 시킨다.

② 응답자의 편의를 고려하여 회신 주소가 적혀 있는 회신봉투와 우표를 동봉한다.

③ 설문지 회신이 안되는 경우, 일정 시간 간격으로 후속적인 협조 서신을 보낸다.

④ 설문 참여에 대한 최소한의 보상 방안을 강구한다.

⑤ 응답률을 높이기 위해 몇 차례의 추가적 우송이 필요하다(소재진 외, 2006).

- 설문지가 발송되고 나서 일주일 후까지 응답을 하지 않는 피조사자들을 대상으로 독촉장을 보내는 작업
- 설문지가 발송된 지 세 번째 주말에 응답을 보내지 않은 피조사자들에게 새로운 설문지, 반송주소와 우표가 부착된 반송봉투 등을 독촉장과 함께 보내는 작업
- 설문지가 발송된 지 7주 후에 응답하지 않은 피조사자들에게 앞에서와 같이 새로운 설문지, 반송주소와 우표가 부착된 반송봉투를 등기 우편으로 우송

〈표 7-1〉 네 차례의 편지에 의한 평균누적 응답률

우송	시기	평균응답률
1. 최초의 우편질문	제1주	23.8%
2. 엽서독촉창	제2주	42.0%
3. 제1차 설문지 추가우송	제3주	59%
4. 제2차 설문지 추가우송(등기)	제7주	72.4%

(출처 : Don A.Dillman, 1974 : 소재진 외, 2006 재인용)

추가적 우송에도 불구하고 응답하지 않은 대상을 파악하기 위해 응답자의 성명 기재를 요구시 익명성을 유지하기 어려운 문제가 발생할 수도 있다. 또한 응답을 하지 않아서 독촉을 받게 된 피조사자들 가운데는 연구를 심각하게 생각하지 않고 귀찮아서 성의 없이 응답할 수도 있기 때문에 신뢰성의 저하 문제가 발생할 수도 있다.

5) 전화조사

전화조사법은 추출된 피조사자에게 전화를 걸어 미리 체계적으로 준비된 질문문항들을 차근차근 읽어 준 후 응답자가 전화상으로 답변한 것을 조사자가 대신 기록함으로써 자료를 수집하는 방법이다. 전화조사(전화설문조사)에서만은 조사자가 응답자를 대신하여 응답을 기록한다는 특징을 갖는다. 조사자와 응답자 모두 사전에 체계적으로 준비된 설문지의 범위 내에서 질문하고 응답하기 때문에, 결과 분석시 정리가 용이하며 표준화된 용어로 제시할 수 있다. 다만 전화면접법은 그 성격이 구분되는데, 표준화되지 못한 질문을 사용하고 기록하며 면접 형식을 진행할 경우 결과 분석에 있어서 표준화된 용어로 제시하는 데 한계가 발생할 수 있다.

최근 여론 조사 등 여러 분야에서 전화조사법이 인기 있는 자료수집방법으로 등장하게 된 것은 이 방법이 지닌 장점 때문이다.

〈장점〉

- 전화보급의 보편화에 따라 피조사자에 대한 접근이 용이하다
- 전화조사법은 개별면접에 비해 편리하고 경제적이다.
- 개별면접에 비해 응답률이 매우 높다. 이는 범죄 증가로 인해 낯선 방문객을 꺼려함으로써 세대방문을 통한 직접대면조사 등이 어려워짐에 따라 대체 방법으로 종종 선택된다.
- 무작위 번호다이얼링과 같은 새로운 표본 추출 기술의 개발로 간편하게 표본 추출이 가능하다.

〈단점〉

- 전화번호부에 기재되지 않은 전화소유자는 표본추출에서 제외될 수 있다.
- 전화중단이라는 새로운 형태의 무응답에 대한 문제가 발생할 수 있으며, 응답도중에 전화를 끊어버리는 경우도 발생할 수 있다.
- 특정한 주제에 관해서 전화로 대화하는 것을 꺼려할 수 있는데, 예를 들어 재정적 상황이나 민감한 태도 질문 등에서 나타날 수 있다.
- 조사자의 어투 등에 따라 응답의 차이가 발생할 수도 있다.

6) 인터넷 조사

인터넷 조사란 홈페이지나 웹상에서 질문을 띄워 응답하려는 자가 답을 클릭함으로써 자료를 수집하는 방법이다. 즉 인터넷을 이용하여 설문지를 작성하고, 응답자를 선정하며, 자료를 생성하여 분석하는 방식이다. Web site에서 진행하는 Web Survey, E-MAil을 활용하는 E-Mail Survey, On-line을 활용한 Discussion 방식의 정성조사 등이 있다. 인터넷은 정치, 경제,사회, 문화, 학술 등 다양한 분야에서 활용되고 있다. 따라서 인터넷 이용자수와 인터넷 활용도가 증가함에 따라 인터넷조사의 활용도도 높아지고 있다. 정치 이슈와 관련한 사회여론조사, 정책개발과 관련한 조사, 선거 관련 입후보자 선호도 조사뿐 아니라, 기업의 신제품 개발부터 출시 이후 평가까지 전 마케팅 과정 의사결정지원까지 활용 범위가 점차 확대되는 추세이다. 하지만 인터넷조사가 정보화 시대에 발맞추어 속도, 정보량, 경제성 등 모든 측면에서 우수한 차세대 중심의 조사방법론을 각광 받을 것으로 예상되었으며, 다양한 분야에서 활용되고 있는 것이 사실이다. 하지만 이 방식 역시 기존 조사방법들처럼 완벽한 조사방법으로 평가받고 있지는 못하다. 인터넷 조사의 장점과 단점은 다음과 같다.

〈장점〉

- 다른 방법에 비해 설문조사에 드는 시간 측면에서 매우 신속하다. 하지만 신뢰도에 의문이 있는 조사방법이라는 편견이 있으며, 정확성에 대한 고려가 필요하다
- 인터넷조사는 모든 조사 과정이 온라인에서 이루어지기 때문에 조사비용이 저렴한 것으로 알려져 있다.
- 설문 진행, 응답률 등 실시간으로 그 결과를 알 수 있다.
- 빼먹는 문항이나 적법하지 않은 응답은 컴퓨터가 자체적으로 잘못된 응답이라고 달려주므로 응답오류를 줄일 수 있다
- 민감한 질문을 하기가 다른 방법에 비해 수월하다고 평가된다.
- 특히 주관식 문항에 대해 응답자는 비교적 적극적이고 창의적인 태도를 보이는 경향이 있다
- 멀티미디어(동영상, 음성, 이미지 파일 등)를 활용한 다양한 설문 구성이 가능하다.

〈단점〉

- 표본의 대표성 문제가 발생할 수 있는데, 전화조사처럼 인터넷조사 역시 인터넷 이용자만 조사 대상자로 가능한 한계가 있다.
- 동일인이 경품 등을 노리고 다른 사람의 이름을 빌려 복수로 응답하거나 허위 또는 성의 없이 응답할 수도 있다. 즉 불성실한 답변이 발생할 가능성이 있다.
- 또한 꼭 응답해야 한다는 의무감이 약하기 때문에 낮은 응답률을 보이기도 한다.

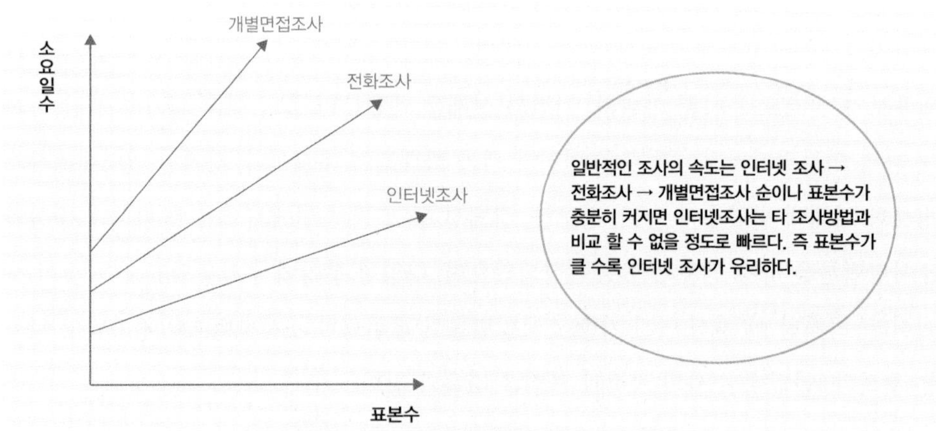

〈그림 7-1〉 설문조사방법의 조사속도 비교

II. 설문지 개발

1. 설문지 작성의 개설

자료를 수집하기 위해서는 조사방법에 적합한 도구를 선택하게 된다. 설문지를 이용한 조사의 경우, 각 질문 문항을 어떻게 구성하는가 하는 점이 중요하다. 설문지를 잘 만들 경우, 조사하고자 하는 내용에 대해 정확한 자료를 얻을 수 있는 반면, 제대로 만들어지지 못한 설문지는 현상을 왜곡하거나 잘못된 정보를 줌으로써 조사를 통해 도출하고자 하는 결론에 큰 오류를 줄 수도 있다. 따라서 설문지를 잘 만드는 것은 조사의 핵심적인 단계라 볼 수 있다.

설문지의 구성은 보통 표지편지와 안내문이 제시되고, 이어서 묻고자 하는 질문으로 이어지며 제일 마지막에 협조 감사의 글을 짧게 제시함으로써 완성된다. 각 내용에 대한 세부 사항은 다음과 같다.

2. 설문지 준비단계(steps in preparing a questionnaire)

여기서는 설문지를 시작하여 완성되기까지의 과정에서 필요한 단계들에 관해 검토하기로 한다. 다음 표에서 제시된 설문지 준비단계들은 한 단계도 생략해선 안 될 매우 중요한 단계들이다(Seymour Sudman and M. Beadburn, 1982 : 281-282).

〈표 7-2〉 설문지 작성의 제 단계

[1단계] 필요한 정보(자료)에 관해 결정한다.

[2단계] 관심 있는 주제와 자료에 대해서 기존에 이미 개발된 질문 문항들과 척도들이 있는가에 대해 검토한다.

[3단계] 기존의 질문문항들을 수정하거나 새로운 질문 문항들을 작성한다

[4단계] 질문 문항의 종류와 질문 형식을 결정을 결정한다.
질문의 내용에 따라서는 '사실질문'과 '견해 또는 태도질문' 등으로 분류하며,
질문의 구조와 응답의 형식에 따라 체계적, 비체계적 질문 혹은 개방형, 폐쇄형 질문 등 크게 두 가지 유형으로 구분될 수 있다.

[5단계] 질문문항들을 목적에 맞게 순서대로 나열한다.

[6단계] 설문지 초안에 대해서 전문가 의견 등을 통해 타당도 검토 등을 거친다.

[7단계] 조사대상 모집단으로부터 소규모 표본을 추출(20~50 사례 정도)하여 사전조사를 실시한다. 이때 사전조사 과정에서 조사자나 응답자로부터 설문지에 대한 조언을 얻는다.

[8단계] 사전조사를 통해 연구자가 예측하지 못했던 사항이나 피조사대상자의 질문에 대한 이해 정도 등 발생한 문제점을 고려하여 질문을 수정 보완한다.

[9단계] 수정된 설문지에 대해 전문가 의견 과정을 한 차례 더 거치거나 혹은 동료 연구자들과의 검토 과정을 거쳐 최종 설문지를 완성한다.

[10단계] 본 조사를 수행한 후, 자료 분석을 통해 구성된 설문지에 대한 평가를 하고, 설문지 조사의 경험을 피드백(feedback) 시켜 다음 조사에 반영하도록 한다

최초의 설문지 작성 이후 수십 년이 지난 오늘날까지 누구도 그리고 어떤 설문지도 완벽하지 못했다. 따라서 조사자가 첫 번 시도에서 완벽한 설문지를 만들 수 있다고 생각해서는 안 되고 두 차례 이상의 사전검사를 실시하는 등 앞에서 제시된 10단계에 따라 끊임없이 노력하여야만 한다.

3. 질문문항의 종류

하나의 설문지 속에 포함되는 질문문항들의 종류는 매우 다양하다. 그리고 이들 다양한 질문들은 저마다 다양한 기능과 용도를 지니고 있을 뿐만 아니라 장 단점을 지니고 있다. 따라서 조사자는 이들 다양한 질문 문항의 유형을 파악하여 자신의 설문지 작성을 위해서 적절하게 사용할 필요가 있다.

설문지에 나타나는 질문문항들의 종류는 ① 질문의 내용에 따라 사실질문과 견해 또는 태도질문으로 분류하거나, ② 질문의 구조와 응답의 형식에 따라 비체계적 또는 개방형 질문, 체계적 또는 폐쇄형 질문, 그리고 컨턴전시 질문(contingency questions) 등 크게 두 가지 유형으로 구분할 수 있다.

1) 질문의 내용에 따른 분류

설문지는 대체로 응답자의 사실적 배경에 관한 질문문항들과 특정한 주제들에 대한 견해와 태도를 묻는 질문문항들의 두 가지로 분류하여 구성할 수 있다.

(1) 사실질문(factual questions)

사실질문이란 응답자의 학력 및 경력, 배경, 생활 및 가정환경, 습관 등과 같은 객관적 사실들에 관한 지시이나 정보를 얻어낼 수 있도록 고안된 질문이다. 예로서 응답자의 성(sex), 연령, 결혼여부, 교육 및 소득 등의 항목들이 바로 사실질문의 대상이 된다. 그리고 이와 같은 사실질문에 의해서 얻어지는 정모는 응답자의 견해나 태도에 대한 차이를 설명하는데 도움이 되는 중요한 자료가 될 수 있다.

〈표 7-3〉 사실질문의 실례

【질문 1】 귀하의 성별은? ① 남자 ② 여자

【질문 2】 귀하의 공식적으로 교육받는 햇수는?
① 6년 미만 ② 6년 이상-12년 미만 ③ 12년 이상-16년 미만 ④ 16년 이상

【질문 3】 귀하의 월평균 소득은?
① 50만원 미만 ② 50만원 이상 - 100만원 미만 ③ 100만원 이상 - 150만원 미만
④ 150만원 이상 - 200만원 미만 ⑤ 200만원 이상

【질문 4】 귀하의 나이는?
① 20세 미만 ② 20세 이상-30세 미만 ③ 30세 이상-40세 미만 ④ 40세 이상-50세 미만
⑤ 50세 이상-60세 미만 ⑥ 60세 이상

【질문 5】 귀하의 종교는? ① 카톨릭 ② 불교 ③ 기독교 ④ 대순진리교 ⑤ 회교 ⑥ 기타

이와 같은 사실적 질문들은 다른 질문들에 비해서 설계하기가 매우 용이하지만 그렇다고 문제가 전혀 없는 것은 아니다. 예를 들어 "당신의 집에는 침실(bedrooms)이 몇 개입니까?"라는 단순한 사실적 질문에 대해서도 혼란이 야기될 수가 있다. 즉, 응답자에 따라서는 놀이방이나 거실 등을 침실로 분류할 수 있다는 것이다(N.A. Oppenheim, 1966 : 55). 그러므로 이와 같은 문제점들을 극복하기 위해서는 질문에서 사용되는 개념들에 대하여 정의를 분명히 할 것이 요구된다고 하겠다.

(2) 견해 또는 태도질문(opinion or attitude questions)

견해와 태도는 같은 것으로도 볼 수 있겠으나 엄밀하게 볼 때, 태도는 특정한 주제에 대한 응답자의 선입견과 아이디어, 두려움, 확신 등에 대한 총체적 선호인데 반해서, 견해는 이러한 태도에 언어적 표현이라고 볼 수 있다(L. L. Thurstone, 1928 : 529). 따라서 태도와 견해는 다음의 질문문항에서처럼 구분하여 볼 수 있다.

〈표 7-4〉 태도와 견해에 대한 질문의 실례

태도에 관한 질문
【질문 1】 귀하는 현재 우리나라의 보건교육에 대해 어떻게 생각하십니까? ① 매우 바람직하다. ② 바람직하다. ③ 보통이다. ④ 바람직하지 않다. ⑤ 매우 바람직하지 않다.

견해에 관한 질문
【질문 2】 귀하는 우리나라 정부가 보건교육을 강화하기 위해 적극적인 조치를 취해야 한다고 생각하십니까? ① 적극적으로 찬성 ② 찬성 ③ 보통 ④ 반대 ⑤ 적극적으로 반대

위의 문항【질문 1】은 우리나라의 보건교육에 대한 응답자의 느낌과 생각에 대한 전반적 경향을 나타내는 태도인데 비해서,【질문 2】는 우리나라 정부가 보건교육을 강화시키기 위해 우리 정부의 조치에 대한 응답자의 태도를 언어로 표현한 견해라고 할 수 있다.

응답자의 경우 한 주제의 어떤 측면에는 찬성하고 다른 측면에는 반대하는 태도를 나타내는 등 동일한 주제에 대해서도 다양한 견해를 나타낼 수 있다. 따라서 하나의 주제에 관한 응답자의 태도와 견해를 보다 정확하게 측정하기 위해서는 적어도 둘 이상의 질문문항이 필요하다.

2) 질문문항의 구조에 따른 분류

질문문항들은 질문의 구조와 응답의 형식에 따라 개방형 질문(open-ended questions), 폐쇄형 질문(closed-ended questions) 그리고 컨틴전시 질문(contingency question) 등 세 가지로 구분하여 작성할 수도 있다.

(1) 개방형 질문(open-ended questions)

개방형 질문이란 응답자가 응답할 수 있는 답변의 범위에 제한을 가하지 않고 자유롭게 응답하도록 하는 질문이다. 개방형 질문은 조사자가 질문문항과 함께 응답카테고리를 사전에 작성하게 하지 않고 응답자의 응답범위가 무제한적이라는 점에서 비조직적 또는 비체계적 질문이라고 할 수 있다. 이러한 개방형 질문의 예는 다음과 같다.

〈표 7-5〉 개방형 질문의 실례

【질문 1】 귀하가 근무하고 있는 병원이 직면한 가장 중요한 문제는 무엇이라고 생각하십니까?
(   )
【질문 2】 귀하는 병원원무를 처리할 때 무엇을 가장 중요시 여깁니까?
(   )

개방형 질문의 특수한 형태로써 탐색형 질문(probe or why questions)을 들 수 있다. 탐색형 질문은 응답자가 응답한 개방형 질문에 대한 이유를 탐색(조사)하기 위해서 사용되는 질문이다. 이와 같은 탐색형 질문의 일반적인 형태는 "왜 귀하는 그렇게 생각하십니까?"로써 응답자의 응답 뒤에 숨겨진 태도, 신념 및 견해 등을 보다 깊이 있게 알아보는 것을 목적으로 한다.

이와 같은 개방형 질문의 장점은 조사자가 응답자에게 응답할 수 있는 카테고리들을 사전에 준비할 필요가 없다는 점이다. 그리고 개방형 질문의 가장 큰 장점을 든다면 무엇보다도 응답자로 하여금 제한된 범위 내에서 선택하고 답변하도록 하지 않는다는 점이다. 즉, 제한된 범위 내에서 응답하는 것이 아니라 자기의 견해와 소신을 가지고 충분하게 응답할 수 있는 장점을 지닌다. 따라서 개방형 질문을 사용할 경우 폐쇄형 질문으로는 얻어낼 수 없는 응답자의 내면적 감정에 대한 정보를 얻는 데에도 유용하다.

반면에 개방형 질문은 일반적으로 응답자가 답변하는데 많은 시간과 노력이 필요하다는 문제점을 지닌다. 그러므로 하나의 질문지 속에 실을 수 있는 개방형 질문의 수는 한정적일 수밖에 없다. 개방형 질문의 또 다른 문제로는 응답의 유형이 매우 다양하기 때문에 조사자가 응답의 유형을 분류하는데 시간적으로 많은 어려움을 겪게 된다는 것이다.

(2) 폐쇄형 질문(closed-ended questions)

폐쇄형 질문이란 조사자가 사전에 질문문항과 함께 응답카테고리를 작성하고 응답자들로 하여금 선택할 수 있도록 제공하는 질문을 말한다. 폐쇄형 질문은 조사자가 질문문항과 함께 응답카테고리를 사전에 마련하고 응답자는 이 범위 내에서 답변한다는 점에서 조직적 또는 체계적 질문 이라고 한다. 폐쇄형 질문은 다음과 같이 여러 가지 형태가 있다. 어떤 형태를 사용할지는 부분적으로 질문에서 다루어지는 변수(명목, 서열, 등간, 비율)의 종류에 따라서 달라진다. 후에 자세히 기술하기로 하고 몇 가지만 먼저 소개한다.

〈표 7-6〉 폐쇄형 질문의 실례

이분형(dichotomous questions)
【질문 1】 귀하는 요양급여라는 용어를 알고 있습니까? ① 예 ② 아니오
선다형(multiple choice)
【질문 2】 귀하는 사회험 중 가장 중요한 분야가 어느 분야라고 생각하십니까? ① 건강보험 ② 국민연금 ③ 산재보험 ④ 고용보험 ⑤ 기타
순위형(ranking)
【질문 3】 귀하는 고령사회의 문제를 해결하기 위해 가장 시급히 해결하여야 할 분야를 중요한 순서대로 적어 주십시오. ① 의료분야 ( ) ② 주거분야 ( ) ③ 여가활동분야 ( ) ④ 금융분야 ( ) ⑤ 기타 ( ) 【질문 3】 귀하는 고령사회의 문제를 해결하기 위해 가장 시급히 해결하여야 할 분야를 다음 중 2가지만 선택하여 적어 주십시오. 1) 1순위( ) 2) 2순위( ) ① 의료분야 ( ) ② 주거분야 ( ) ③ 여가활동분야 ( ) ④ 금융분야 ( ) ⑤ 기타 ( )
평정척도형(Likert 5점 척도)
【질문 4】 지난 여름방학 동안 병원실습에 참여한 후 귀하의 전반적인 느낌은 어떠합니까? ① 매우 만족 ② 만족 ③ 중립 ④ 불만족 ⑤ 매우 불만족

(3) 컨턴전시 질문(contingency question)

상황적 질문은 특정한 주제와 관련 있는 표본 가운데 일부 응답자들만을 대상으로 질문하고 응답하게 하는 것으로서 임시질문, 추가적 질문, 해당자 부수 질문 등으로도 불린다. 다시 말해서 컨턴전시 질문은 폐쇄형 질문의 특정한 형태로서 표본의 일부만을 대상으로 하는 질문이다. 이처럼 컨턴전시 질문의 연구의 대상인 표본 전부를 대상으로 하지 않고 그 일부만을 대상으로 하는 이유는 특정한 주제와 관련이 없는 대상들을 제외시킴으로써 편견이 없는 응답을 얻어내기 위함이다. 이와 같은 컨턴전시 질문의 예는 다음과 같다.

〈표 7-7〉 여과질문과 컨턴전시 질문의 실례

【질문 1 : 여과질문】 당신은 마리화나를 피워본 경험이 있습니까?
① 네 (☞ 질문 2번으로 가시오.)
② 아니오 (☞ 5번 질문으로 가시오.)

【질문 2 : 컨턴전시 질문】 당신은 몇 번이나 피워본 경험이 있습니까?
① 단 한번 ② 2 – 4회 ③ 5 – 6회 ④ 7 – 10회 ⑤ 11회 이상

위의 질문은 두 가지 유형의 질문으로 구성되어 있는데, 상자 속에 있는 질문이 임시적 또는 추가적인 질문인 컨턴전시 질문이며, 이 컨턴전시 질문을 이끄는 본 질문은 여과질문(filter question)이라고 불린다. 여과질문은 뒤따르는 컨턴전시 질문에 적합하지 않은 응답자들을 여과 시키고 오직 적절한 응답자들만을 남겨서 컨턴전시 질문에 응답하도록 하는 역할을 하는 질문이다. 따라서 여과질문을 사용함으로써 조사자는 응답자들 가운데 자신들의 무지나 무관심이 노출되는 것을 거려하여 본 질문에 대해 잘 알지 못하면서도 적당히 대답함으로써 발생할 수 있는 편견(bias)과 오도의 가능성을 미연에 방지할 수 있다.

3) 질문형식(question format)에 따른 분류

앞의 질문구조에 따른 분류에서 제시되었던 폐쇄형 질문을 좀 더 구체적으로 기술한다. 폐쇄형 질문들은 질문문항과 그에 대한 응답카테고리를 어떻게 구성하느냐에 따라

① 이분형 질문과 선다형 질문, ② 비교(rating)질문, ③ 매트릭스 질문(matrix questions), ④ 어의차(semantic differential) 질문, ⑤ 서열화(ranking) 질문 등으로 다시 세분화시킬 수 있다. 그리고 이들 질문문항들은 모두 폐쇄형 질문에 속하기 때문에 체계적 또는 조직적 질문들이라고 할 수 있다.

(1) 이분형 질문(가부형 질문)과 선다형 질문(dichotomous vs. multiple choice questions)

가) 이분형 질문

이분형 질문은 응답자가 두 개의 응답카테고리 가운데 하나를 선택하도록 응답을 이분화시킨 질문이다. 이분형 질문에 대한 예는 다음과 같다.

〈표 7-8〉 이분형 질문의 실례

【질문】 귀하는 병원봉사 활동을 한 경험이 있는가? ① 예 ② 아니오

【질문】 귀하의 성별은 무엇입니까? ① 남자 ② 여자

이상에서와 같이 이분형 질문에 대한 응답카테고리는 '예'-'아니오', '찬성'-'반대', '옳음'-'그름', '남자'-'여자' 등 두 가지 가운데 하나이다. 그리고 이분형 질문은 작성하기가 비교적 용이하다는 장점이 있다. 그러나 이 질문은 응답자에게 단지 두 가지의 응답카테고리만을 제시하여 응답의 범위를 제한함으로써 보다 중요한 정보를 잃을 가능성이 있다는 단점이 있다. 예컨대 "당신의 월수입은 200,000원 이상입니까?"라는 질문에 대한 대답은 '예' 또는 '아니오'의 두 가지이기 때문에 이분형 질문이라고 할 수 있다. 만약에 월수입에 관한 질문을 "당신의 월급은 얼마입니까?"라고 개방적 질문에 의해서 물었더라면 그 응답은 매우 다양하였을 것이다. 앞의 이분형 질문에서 '예'라고 응답한 응답자들의 경우도 구체적으로 살펴보면 다양한 월급의 소유자였을 것이 틀림없다. 따라서 이분형 질문이 응답카테고리를 이분화 시킴으로서 상당히 중요할 수 있는 많은 정보를 잃고 있음을 잘 알 수 있다.

나) 선다형 질문

선다형 질문은 응답자가 세 개 이상의 응답카테고리 가운데 하나를 선택하도록 선택의 범위를 확대시킨 질문이다. 선다형 질문의 경우 응답카테고리는 다음 예들에서처럼 대체로 3-5개 정도가 보통인데, 이는 응답카테고리가 너무 많을 경우 응답자가 혼란을 일으킬 뿐만 아니라 조사자가 응답들을 모두 준비하기가 힘들기 때문이다.

〈표 7-9〉 선다형 질문의 실례

【질문 1】 귀하의 결혼여부는? ① 결혼 ② 미혼 ③ 이혼 ④ 사별 ⑤ 별거

【질문 2】 다음 중 지난 한달 동안에 당신이 병원취업관련 주요 정보원으로 삼았던 것은 무엇인가?
① 텔레비전 ② 인터넷 ③ 신문 ④ 학술지 ⑤ 잡지 ⑥기타

(2) 평가질문(rating questions)

평가질문은 여러 개의 응답카테고리들 가운데 하나를 선택한다는 점에서 선다형 질문과 매우 흡사하다. 그러나 평가질문은 서열화 된 응답카테고리들에 대해서 판단하고 선택하는 질문이라는 점에서 단순한 선택을 하는 선다형 질문과 구분된다. 이와 같은 평가질문은 다음의 예에서처럼 '매우 찬성한다.', '찬성한다.', '중립이다.', '반대한다.', '매우 반대한다.' 등 다섯 가지 응답카테고리를 포함하는 것이 보통이다. 이외에도 평가질문에서 많이 사용되는 응답카테고리에는 3점(3 points), 7점(7 points), 9점(9 points), 그리고 11점(11 points) 카테고리 등 다양하며 이들에 대한 몇 가지 예를 들면 다음과 같다.

〈표 7-10〉 평가질문의 실례

【5점 척도】 귀하는 현재 우리나라의 보건정책을 어떻게 생각하십니까?
① 매우 찬성 ② 찬성 ③ 보통 ④ 반대 ⑤ 매우 반대

【7점 척도】 당신은 "창조정부"의 박근혜 대통령이 보건의료에 대해서 얼마나 적절하게 대처했다고 생각하십니까?

1 2 3 4 5 6 7

아주 / 중립 / 아주 잘 대처함

【9점 척도】 당신은 현행 보건의료정책이 질병관리에 기여했다고 생각하십니까?

1 2 3 4 5 6 7

매우반대 / 중립 / 매우찬성

(3) 매트릭스 질문(matrix questions)

매트릭스 질문은 응답카테고리가 동일한 여러 개의 평가질문들을 체계적으로 묶은 것이다. 다시 말해서 매트릭스 질문은 다음 예에서처럼 동일한 응답카테고리를 사용할 수 있는 여러 개의 질문문항들을 한데 묶어서 하나의 질문세트를 만든 것이라고 하겠다.

다음과 같은 일련의 질문문항들에 대해서 당신이 강력하게 동의할 경우 '매우 그렇다.' 동의할 경우 '대체로 그렇다.'에, 그저 그렇게 생각 할 경우 '보통이다.'에, 반대할 경우 '대체로 그렇지 않다.'에, 그리고 강력하게 반대할 경우 '전혀 그렇지 않다.'에 '○'표시를 하시오.

〈표 7-11〉 매트릭스 질문의 실례

척도 / 문항	전혀 그렇지 않다	대체로 그렇지 않다	보통이다	대체로 그렇다	매우 그렇다
【문항 1】 2015년 메르스 사태 이후 전염병 관리는 과거보다 체계화되었다.	1	2	3	4	5
【문항 2】 전염병관리는 메르스 사태 이후 다른 정책과 비교해 상대적으로 잘 집행되고 있다.	1	2	3	4	5
【문항 3】 메르스 사태는 국민들에게 전염병 관리에 대한 관심은 높아졌다.	1	2	3	4	5

이와 같은 매트릭스 질문은 다음과 같은 몇 가지 장점을 가지고 있는 것으로 알려져 있다. 첫째로, 질문에 대한 설명이 동일하고 응답 카테고리 또한 동일하기 때문에 지면을 매우 경제적으로 활용한다는 장점을 가진다. 둘째로, 모든 응답 카테고리가 동일하기 때문에 응답자가 신속하게 응답을 할 수 있다. 셋째로, 조사자와 마찬가지로 응답자도 상이한 질문문항들에 대한 응답을 비교하기가 매우 용이하다.

반면에 이 질문이 가지고 있는 치명적인 문제점은 무엇보다도 '유사응답경향'(response set)을 보일 수 있다는 점이다. 다시 말해서 동일한 응답 카테고리로 구성되었다는 선입관 대문에, 응답자가 질문의 내용을 상세히 검토하지 않고 모든 질문문항들에 대해서 유사하게 응답(response set)하려는 경향을 나타낼 수가 있다. 한 예로 한 문항에 '보통이다.'를 선택한 응답자는 나머지 문항들의 내용을 검토하지도 않고 모두 '보통이다.'를 선택할 가능성이 있다.

(4) 어의차 질문(semantic differential questions)

어의차 질문은 사물(object)이나 개념(concept)에 대한 평가자의 반응을 평가한다는 점에서 평가질문의 한 변형이라고 볼 수 있다. 그리고 어의차 질문은 다음 예에서와 같이 서로 반대가 되는 형용사 어의(contrasting adjectives)를 양극에 두고 7점 응답 카테고리로 측정을 한다.[1]

〈표 7-12〉 어의차 질문의 실례

【질문】 당신은 현행 정부의 보건의료정책에 대한 공정성에 대해 어떻게 생각하십니까?

공정함	–	–	–	–	–	–	–	불공정함
	+3	+2	+1	0	−1	−2	−3	

위의 어의차 질문에서 '0'은 중립내각이 공정하지도 또한 불공정하지도 않고 그저 그러했음을 의미하며, '+' 점수가 많을수록 공정성이 높았음을 의미하며, '-' 점수가 많을수록 불공정성이 높았음을 의미한다. 어의차 질문도 매트릭스 질문의 경우와 같이, 상이한 형용사 어의들을 질문문항들로 삼고 이에 대해서 동일한 응답카테고리로 응답하게 하도록 작성될 수 있다. 이에 대해서는 다음 질문문항을 통해 살펴보기로 한다.

1) 더 상세한 어의차 질문에 대해서는 이 책의 제4장 척도부분 가운데 어의차 척도를 참조

〈표 7-13〉 매트릭스를 사용한 어의차 질문의 실례

【질문】 당신이 거주하는 지역 보건소 공무원들 태도를 평가한다면?

	+3	+2	+1	0	−1	−2	−3	
친절함	–	–	–	–	–	–	–	불친절함
신속함	–	–	–	–	–	–	–	둔함
정확함	–	–	–	–	–	–	–	부정확함
정직함	–	–	–	–	–	–	–	부정직함
활발함	–	–	–	–	–	–	–	활발하지 못함
명량함	–	–	–	–	–	–	–	명량하지 못함

(5) 순위형 질문(ranking list questions)

순위형 질문은 응답자가 제세된 일련의 응답카테고리들에 대해서 중요성(importance)의 정도, 선호(preference)나 우선순위(priorities) 등에 관한 순서에 따라서 응답을 하도록 구성된 질문이다. 순위형 질문에 대한 예는 다음과 같다.

〈표 7-14〉 순위형 질문의 실례

【질문】 다음 제시된 요소들 가운데서 21세기의 보건의료인이 갖춰야 할 자질(리더십의 요건)을 우선순위대로 다섯 개를 고르시오. (　　　　　　　　　　　　)

〈 ☞ 보기 〉 : ① 예견력·통찰력, ② 경륜·비전(세계관), ③ 조직적 목표달성 능력(추진력·정책의 일관성 유지), ④ 도덕성(신뢰성·결백·공인의식), ⑤ 경단력·위기관리 능력, ⑥ 용인술(인사의 효율성·공정성), ⑦ 민주적 지도력, ⑧ 지성(문화적 소양), ⑨ 설득력, ⑩ 노력·집념, ⑪ 인간적 매력(인품·외모 등)

4. 질문지 작성 시 유의사항

질문지를 작성함에 있어 조사자가 염두에 두어야 할 주의사항에는 질문문항들의 배열 및 순서와 관련된 것들과 질문의 용어 등 질문문항의 내용과 관련된 것들이 있다. 이하에서는 이들 두 가지에 관해서 구체적으로 검토하기로 한다.

1) 질문문항들의 배열 및 순서(order of questionnaire)상 유의사항

(1) 민감한 질문(sensitive questions)이나 개방형 질문(open-ended questions)은 가급적이면 질문지의 후반부에 배열한다.

성행위, 소득, 종교 등과 같이 민감한 질문들을 질문지 초반부에 배열할 경우 피조사자들이 거부감을 느끼고 나머지 질문지에 대한 응답을 거부해 버릴 가능성이 있다. 그리고 개방형 질문의 경우 응답 많은 시간과 사고가 필요하기 때문에 응답자에게 거부감을 줄 수 있다. 예로서 질문지 앞부분에 배치된 한 두 개의 개방형 질문들에 15분 이상씩 소요될 것을 우려하여 질문지에 대한 응답의 완성을 거부해 버릴 수가 있다. 그러나 질문지 후반부에 배치된 이들 질문들에 대해 피조사자들이 거부하여 응답을 회피하는 경우라도, 그 앞부분에 배치된 질문문항들만은 영향을 받지 않을 수도 있다는 장점이 있다.[2)]

(2) 답변이 용이한 질문들(easy-answer questions)을 앞부분에 배치한다.

질문의 내용이 응답자에게 명확하고 응답이 용이한 답변들을 질문지의 머리 부분에 배치할 경우 응답자들은 가벼운 마음으로 질문에 응하게 된다. 견해(opinion)나 신념(belief)이 많은 시간과 사고를 필요로 하는 질문들이라고 간주할 수 있는 반면에, 연령, 성(gender), 결혼여부, 직업 그리고 교육수준 등과 같은 일반적 사실들(facts)에 관한 질문들은 대체로 답변이 용이한 질문들에 속한다고 하겠다.

(3) 계속적인 기억이 필요한 질문들을 질문지의 전반부에 배치한다.

일련의 상화 관련된 질문들을 질문지의 앞부분에 배치함으로써 응답자가 맑은 정신으로 기억하고 응답하도록 한다.

(4) 질문문항들을 논리적 순서(logical order)에 의거하여 배열한다.

응답자의 교육적 배경을 시간적 순서에 의거하여 응답하도록 하는 것은 논리적 순서의 좋은 예이다.

---

2) 그러나 사회에 따라서는 소득, 종교 그리고 인종 등과 함께 교육수준이나 직업도 남에게 밝히기를 꺼려하는 질문들로 분류되는 경우가 있다. Kenneth D. Bailey, Methods of Social Research, 2nd ed.(New York : The Free Press, 1982), p. 138.

(5) 응답의 신뢰도를 묻는 질문문항들(reliability-check questions)은 분리시켜야 한다.

응답의 신뢰도를 묻는데 많이 사용되는 한 쌍의 질문(긍정적 질문과 부정적 질문)은 분리하여 배치시켜 피조사자로 하여금 알아차리지 못하도록 하여야 한다.[3] 이처럼 응답의 신뢰도를 묻는 한 쌍의 질문을 분리시켜야 하는 이유는 다음의 세 가지이다. 첫째로, 응답자에 의해서 두 질문이 발견될 경우 응답자는 항상 두 질문에 대해서 동일하게 대답하려고 함으로써 신뢰도를 알아보려는 노력이 무산된다. 둘째로, 두 질문이 동일한 질문인 것이 응답자에 의해서 발견될 경우 그는 앞에서 어떻게 대답하였는가를 알아보기 위해서 시간을 소비해서라도 앞부분을 찾아보게 될 것이다. 셋째로, 응답자는 조사자가 이 한 쌍의 질문을 가지고 자신을 속이려고 한다고 오해할 수도 있다.

(6) 동일한 척도 항목들(scale items)은 모아서 배열한다.

동일한 척도 항목들을 모아서 배열함으로써 척도에 대한 설명을 한번으로 끝낼 수 있다는 장점이 있다. 그러나 동일한 척도항목들을 한군데 모아 놓을 경우, 응답자가 척도에 익숙해져 각 질문문항이 측정하고자 하는 바를 미리 추측하고 이에 맞도록 응답할 수도 있다는 문제가 있다.

(7) 질문문항들이 길이(length)와 유형(type)에 따라 변화 있게 배열한다.

질문문항들을 질문양식(question format), 답변양식(response format), 질문의 길이(length), 개방형 질문 또는 폐쇄형 질문(open-or closed-end question) 등에 의거하여 변화 있게 배열함으로써 응답자가 질문지에 흥미를 갖도록 할 수 있다. 그러나 이렇게 함으로써 질문지가 어려워진다는 문제도 있다.

(8) 여과질문을 적절하게 배열하여 사용한다.

먼저 광범위하고, 일반적인 질문, 심지어는 개방형 질문들을 사용한 후, 보다 구체적인 여과질문을 사용하여 질문문항에 적절하지 못한 응답자들을 제거시킨다. 여과질문(filter or screening question)이란 뒤따르는 질문이 응답자들에게 적합한가의 여부를 결정하는 질문이다. 예로서 자녀가 몇 명인가를 묻는 질문에 앞서 결혼여부를 묻는 질

3) 조사자는 응답의 신뢰도를 묻기 위해서 긍정적 질문(positive questions)이나 부정적 질문(negative questions)을 사용할 수가 있다. 예로서 "사형제도가 철폐되어져야 한다고 생각하는가?"는 긍정적 질문이며, "사형제도가 철폐되어져서는 안 된다고 생각하는가?"는 부정적인 질문이다.

문은 바로 여과질문이다. 여과질문인 '결혼여부'에 대해 '미혼'이라고 대답하는 응답자는 '자녀가 몇인가'를 묻는 질문에 응답자로 적절하지 못하므로 배제시킨다.

2) 질문의 용어와 내용에 관한 유의사항

(1) 애매모호한 용어의 사용에 유의한다.

질문지에서 사용되는 용어들은 전문가가 아닌 보통 사람들도 이해할 수 있는 정도의 쉬운 용어들이어야 한다. 특히 애매모호한 개념을 지님으로써 다양하게 해석될 가능성이 있는 용어들의 사용을 회피해야 한다. 그리하여 모든 응답자들이 같은 의미로 해석할 수 있는 용어들을 사용해야 한다.

(2) 유사응답세트(response set)를 변화 있게 구성한다.

유사응답세트란 세트에 포함된 질문들이 내용에 상관없이 일정한 방향으로 응답되어지는 경향을 갖는 일련의 질문들을 말한다. 이처럼 일정한 방향으로 응답되어질 가능성이 있는 질문들을 매트릭스 질문문항의 경우처럼 동일한 응답형식으로 제시할 경우 문제가 발생한다. 예로서 낙태찬성과 관련된 일련의 질문문항들이 매트릭스 형식으로 제시될 경우, 낙태에 반대하는 응답자들은 모든 질문들의 내용을 상세히 검토하지도 않고 반대에 응답하는 경향을 나타내게 된다는 것이다. 따라서 이와 같은 유사 응답세트의 문제점을 극복하기 위해서는 질문형식(question format)을 변화시키거나 응답카테고리들을 변화시켜야 한다.

(3) 유도질문(leading questions)의 사용에 유의한다.

요도질문이란 응답자에게 조사자가 특정한 응답을 기대하는 것처럼 보이도록 질문하는 경우를 말한다. 그리고 같은 유도질문에 있어서도 유도의 방법에 따라 응답자가 조사자가 기대하는 방향으로 유도되는 경향을 나타나게 된다. 예로서 다음의 두 가지 유도질문을 검토해보자.

질문 1) "최근 대통령이 건강보험제도의 개편에 대해 몇 차례의 공개적인 언급을 했습니다. 당신은 건강보험제도 개편이 필요하다고 생각하십니까?"

질문 2) "서울대학교 보건대학원 어떤 교수는 지속적으로 대학생들의 보건교육의 필요성을 주장하고 있습니다. 당신은 보건교육의 필요성에 대해 어떻게 생각하십니까?"

이들 두 질문에서 유도질문이 사용되었으나 그 유도방법은 다르기 때문에 아마도 응답자들은 동일한 질문에 대해서도 상이한 반응을 보일 수 가 있다. 대체로 두 번째 질문보다도 첫 번째 질문에 대해 응답자들이 동의하는 경향을 보일 것이다. 유도질문은 편견이 있는 응답을 초래하기 때문에 가급적이면 사용되어져서는 안 된다. 그러나 상황에 따라서는 유도질문이 연구목적을 위해서 유용하게 사용되기도 한다.

(4) 위협적 질문(threatening questions)의 사용에 유의한다.

위협적 질문이란 응답자가 당황하여 응답이 매우 어렵게 되는 주제에 관한 질문을 말한다. Norman Bradburn 등에 의하면 불법적이거나 부도덕적인 행위에 관한 질문이거나, 사회적으로는 크게 벗어나지 않았을지라도 죄의식을 가지지 않고 공개적으로 토론될 수 없는 행위들에 관한 질문들이라고 한 바 있다. 위협적 질문에 대해 구체적인 예를 든다면, 응답자의 도박습관, 주벽, 마리화나 흡연여부, 어린이 학대 그리고 성행위 등에 관한 질문들을 들 수 있다.

이와 같은 위협적 질문에 대해서 응답자들이 사실대로의 응답을 회피하는 경향이 있기 때문에 편향된 결과가 나타나게 된다. 심지어는 응답자가 진실 되게 응답해 나가다가도 위협적 질문이 나타나게 되면 '좋은 응답자(good respondent)로서의 역할'에 대해 회의를 느끼게 되어 나머지 모든 질문들에 대해 진실 되지 않게 응답할 수도 있다.

이처럼 위협적 질문은 문제가 있기 때문에 조사자는 사전검사를 통해서 위협적인 질문이 있는가를 찾아내어 제거시키거나 또는 질문을 다듬어서 응답자에게 위협이 되지 않도록 보다 세련되게 구성할 필요가 있다.

(5) 이중질문(double-barreled questions)을 지향한다.

이중질문이란 하나의 질문문항 속에 두 개 이상의 질문이 내포되어 있는 경우를 말한다. 이중질문에 대해서 하나의 예를 들면 다음과 같다.

"우리나라에 있어서 공무원의 부패를 방지하기 위해서는 공무원 봉급을 인상시키고 유능한 공무원을 충원시켜야 할 것이다."
① 강력하게 동의 ② 동의 ③ 중립 ④ 반대 ⑤ 강력하게 반대

이와 같은 질문은 "공무원의 부패가 공무원의 봉급인상으로 방지될 수 있는가?"에 관한 질문과 "유능한 공무원의 충원으로 방지될 수 있는가?" 의 두 가지 질문으로 구성된 이중질문이라고 할 수 있다. 따라서 이와 같은 질문문항들이 갖는 문제는 응답자가 어느 한 질문에만 동의하고 다른 질문에는 동의하지 않을 수 있다는 데서 오는 혼란이라고 하겠다.

5. 사전검사(pretesting)

사전검사랑 모집단과 대체로 유사하다고 믿어지는 소규모 표본을 대상으로 질문문항들의 타당성을 검사하는 과정이다 .즉, 가능한 한 원래의 조사대상이 되는 모집단과 유사하다고 믿어지는 표본을 대상으로 이들이 질문지에 포함된 질문문항들을 조사자의 의도대로 이해하는지 등에 관해 검사함으로써 질문문항들의 타당성을 확인하는 과정이라 하겠다.

사전검사를 위해서는 특별히 확률추출 과정을 거치지 않는데 이는 사전검사 자체가 질문지의 개략적인 검사이며 또한 사전검사가 결과(발견물)의 일반화를 목적으로 하지 않기 때문이다. 그러나 사전검사의 대상은 모집단과 마찬가지로 이질적인 집단이어야 한다. 한 예로 조사의 모집단이 서울시 거주자들이라면, 사전검사의 표본은 어느 지역에 치중되지 않고 적어도 서울의 각 區들에서 추출되어져야만 한다.

사전검사의 결과로 얻어지는 정보는 질문문항들의 보완을 위해서 사용된다. 때때로 사전검사과정에서 질문문항들의 의문점이나 약점들이 발견되고 지속적으로 검토된다. 예로서 새로운 태도척도(attitude scale)가 사회적으로 바람직한 응답을 가져오는데 실패할 경우, 사전검사를 통해서 지속적으로 척도항목들을 변화시키거나 질문용어들을 변화시킴으로써 적절한 태도척도를 작성할 수가 있다. 따라서 하나의 훌륭한 질문지를 작성하기 위해서는 수차례의 사전검사와 보완작업이 필요하다.

이와 같은 사전검사는 질문지 작성에서 최후로 남는 중요한 부분이다. 만약 사전검사가 없이 질문지 작성을 끝낼 경우 질문지에 문제가 없는지 또는 응답자들이 질문문항들에 대해서 조사자가 원하는 대로 이해할 수 있는지 등에 대해서 확신을 가질 수가 없다. 만약 사전검사가 없이 질문지를 작성할 경우 조사자체가 무의미해지는 등 조사가 실패로 돌아갈 수가 있다. 한 예로 사전검사가 없이 작성된 질문문항의 경우 응답자가 질문의 의미를 잘못 이해할 수 있기 때문에, 심지어 99%의 응답자들이 특정한 응답카테고리에 대해 선택을 하더라도 이 조사가 중요한 의미를 지닐 수가 없는 것이다.

6. 응답자에 대한 지시사항

지시사항이란 각 질문이나 일련의 질문들에 포함되는 것으로써 모호하거나 불분명한 질문문항들에 대해서 응답자들이 충분히 이해하여 응답할 수 잇도록 도와주기 위한 내용이다. 직접대면질문, 집단질문, 그리고 전화질문의 경우와는 달리 우송질문의 경우 조사자가 응답자를 상대하지 않으므로 이와 같은 지시사항이 필요하다.

우송질문의 경우 모호하거나 불분명한 질문문항들에 대해서는 응답자들이 응답을 회피하거나 응답하더라도 부정확한 응답을 하는 경향이 많다. 따라서 이와 같은 경우 명백한 지시사항을 제공하는 것은 매우 중요하다. 지시사항의 유형에는 ① 질문지(questionnaire)를 소개하거나, ② 매트릭스 질문문항세트에서와 같이 질문지의 특정한 부분들(subsections)을 소개하는 매우 일반적인 것으로부터, ③ 개별적 질문문항에 대한 구체적인 지시사항까지 있다. 특히 개별적 질문문항에 대한 지시사항에는 "적당한 답란에 X표 하시오."와 같은 단순한 것이 있는가 하면, "우선순위에 의거하여 서열을 매겨주시오."와 같은 복잡한 것도 있다. 그리고 응답자들에게 지시사항이 필요한 개별 질문문항들로는 여과질문, 직업이나 교육배경 등과 같은 역사적 질문 그리고 질문의 길이가 길거나 어려운 질문들을 들 수 있다.

7. 표지편지와 안내문(cover letter and/or introductory statement)

질문문항들의 작성이 완성되고 배열이 결정되면, 질문지 작성의 마지막 작업들로 안내문이나 표지편지를 작성하고, 조사자(또는 면접자)와 응답자에 대한 지시사항, 사전부호화, 사전검사 등을 하는 정리 작업이 남게 된다.

먼저 안내문 또는 표지편지는 응답자에게 조사의 당위성을 설명하고 이들에게 협조를 구함으로써 응답률을 제고시키는 역할을 하는 글이다. 따라서 안내문은 짧으면서도 효과적이다. 안내문이나 표지편지의 역할 가운데 가장 중요한 것은 우송질문이며, 우송질문의 경우 표지편지나 안내문의 내용에 따라서 응답률을 크게 제고시킬 수가 있다. 우송질문의 경우 안내문이나 표지편지는 질문지와 별도로 우송되기도 하지만 대개의 경우 질문지와 함께 우송된다. 우송질문이나 직접대면질문을 위한 표지편지 또는 안내문을 작성함에 있어서 주의하여야 할 사항들은 대체로 다음과 같다.

첫째로, 조사자나 연구의 후원기관에 대한 신분을 밝혀야 한다.

둘째로, 조사가 왜 중요하고 또한 수행되어져야 하는 이유는 무엇인가에 대해서 설명하여야 한다. 이를 위해서 안내문에 조사의 목적과 중요성을 짧게라도 언급해야 한다.

셋째로, 응답자가 질문문항들에 대해서 왜 응답을 해야 하는가에 대해서도 설명하여야 한다. 이를 위해서 응답자가 과학적 표본추출방법에 의해서 추출되었기 때문에 다른 사람으로 대치할 수 없음을 알려줄 필요가 있다. 또한 한 응답자는 많은 모집단에 대한 소수표본의 한 명임을 알려주고, 본인이 추출되지 않은 수 백명 또는 수 천명의 견해를 대표한다는 점에서 응답의 중요성을 강조할 수 있다.

넷째로, 응답내용과 응답자의 신분에 대해서 엄격하게 비밀이 보장(strict confidence)됨을 응답자들에게 확신시켜야 한다. 이를 위해서 응답이 조사목적을 위해서만 사용되어질 것과 응답자의 신분을 절대로 노출시키지 않을 것임을 약속하여야 한다.

끝으로 표지편지의 경우 응답자들의 개별적 주소와 함께, '응답자 귀하'라고 서두에 시작하고, 편지의 말미에 조사자가 친히 사인하여 동봉한 반개별적 편지는 공식적 편지보다 훨씬 더 응답률을 제고시킬 가능성이 있다(Michael T. Matterson, 1973 : 532). 다음은 위에서 언급한 네 가지 유의사항들을 염두에 두고 작성된 안내문 또는 서문의 실례이다.

〈표 7-15〉 표지문의 실례

지역보건의료서비스 전달체계에 관한 실증적 연구

안녕하십니까?
저는 ○○○기관 ○○○부 ○○○담당자입니다. 본 연구자는 "지역보건의료서비스 전달체계에 관한 실증적 연구"를 통해 지역보건의료정책의 전달체계 및 구성요소의 문제점에 관한 연구를 진행하고 있습니다.
본 연구의 목적은 2015년 메르스 사태 이후 지역보건의료의 전달체계의 문제점들을 진단하고 좀 더 생산적인 지역보건의료 전달체계에 관한 정책 방안을 모색하는 것입니다.
귀하의 정확하고도 성실한 답변은 향후 지역전염병 예방관리를 위한 지역보건의료정책설계에 귀중한 자료가 될 것으로 생각됩니다. 다소 번거로우시더라도 협조해 주시면 대단히 감사하겠습니다.
본 조사는 보건복지부, 광역 및 기초자치단체의 복지담당 공무원과 시민들을 대상으로 하여 무기명으로 실시됩니다. 또한 응답한 내용은『統計法』의 규정에 의거하여 통계적 목적 이외의 다른 용도로는 사용되지 않습니다. 따라서 귀하의 응답내용은 철저하게 비밀로 보장됩니다. 부디 솔직하게 그리고 모든 문항들에 답변해 주시길 간곡히 부탁드리겠습니다.

2016. 6.

○○○기관 ○○○부
담당자 ○○○
연락처 : 010-5214-0000

조사대상		설문지 번호	
조사일	2016년 0월 0일	조사자 성명	
조사지역		조사자 연락처	

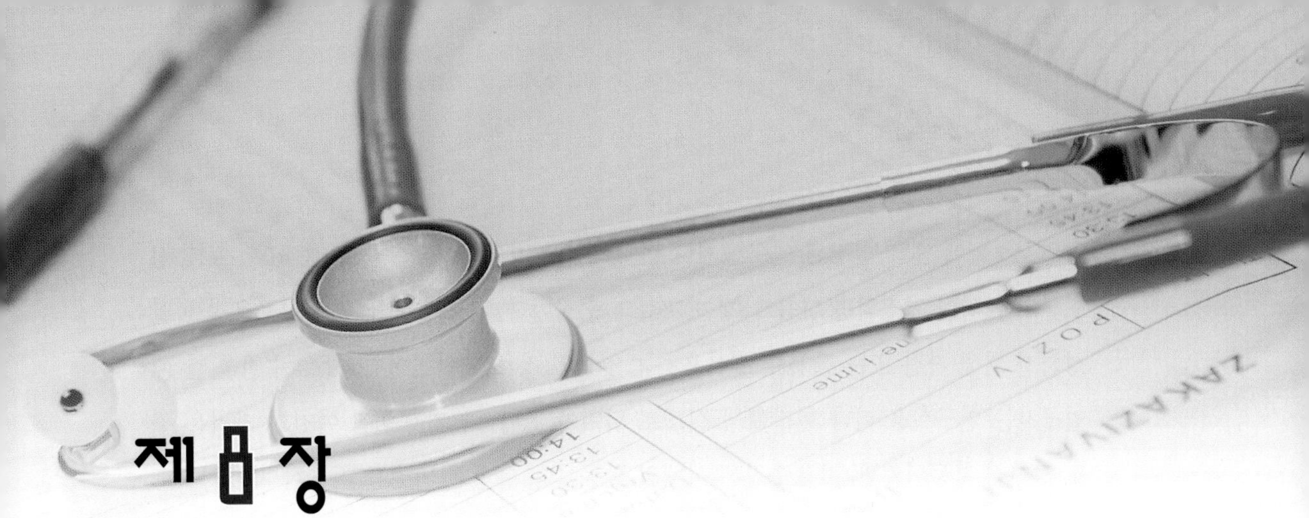

제 8 장

자료의 수집

- Ⅰ. 자료수집과 조사설계간의 관계
- Ⅱ. 관찰법
- Ⅲ. 면접법(interview method)
- Ⅳ. 자료수집상의 장애 극복방법

연구주제에 대해 설정된 연구문제나 연구목적이 명확해지고 연구설계를 한 후, 측정도구와 표집이 결정되면 다음 단계는 자료의 수집이다. 자료란 연구자가 연구목적을 달성하기 위해 직접 또는 간접으로 사용하는 일체의 정보의 원천이다. 자료 수집을 할 때 연구자는 연구실을 떠나 현장에서 실제로 뛰어야 한다. 즉 자료수집 이전의 과정은 주로 정신적 활동이지만, 자료수집은 신체적 활동이다. 유용한 자료를 가능한 체계적으로 쉽게 얻으려면 자료수집 시 준비가 있어야 한다. 표본에 접근하여 협조와 동의를 얻고, 도구를 사전검사하여 적합성 여부를 확인하는 것이 좋은 자료를 얻기 위한 준비이다.

Ⅰ. 자료수집과 조사설계간의 관계

1. 자료의 종류

1) 1차 자료(primary date)

(1) 1차 자료의 개념

연구자가 현재 수행중인 조사 목적을 위해 직접 수집, 작성하는 자료를 말한다. 따라서 1차 자료는 사전에 작성된 적절한 조사연구설계를 통하여 수집된 자료이기 때문에 조사목적에 적합한 정확도, 타당도, 신뢰도 등을 갖고 있다. 즉 지금까지 살펴보았던 조사설계, 측정, 표집 등을 통해 자료수집 대상을 결정하고, 알아보고자 하는 개념과 척도를 구성한 다음 면접이나 설문지, 관찰 등의 자료수집방법을 통해 얻은 자료를 말한다.

(2) 1차 자료의 특성

1차 자료는 연구자가 주어진 연구문제 해결을 위해 사전에 작성된 적절한 조사연구설계를 통하여 직접 수집한 자료이므로 조사목적에 적합한 정확도, 타당도, 신뢰도 등을 갖고 있다. 또한 연구자가 수집된 자료를 필요한 시기에 적절히 이용할 수 있다는 장점이 있다. 하지만 1차 자료를 수집하는 데 비용, 인력, 시간 등이 많이 소모된다. 따라서 1차 자료를 얻기 전에 조사목적에 적합한 2차 자료의 존재 및 가능성을 확인하고 조사목적에 부합하는 2차 자료가 없는 경우에 한해 1차 자료를 수집하는 것이 경제적일 것이다.

2) 2차 자료(secondary date)

(1) 2차적 자료의 의의

2차 자료는 수행중인 조사목적에 도움을 줄 수 있는 기존의 모든 자료를 말한다. 즉 조사자가 현재의 조사목적을 위하여 직접 자료를 수집하거나 작성한 자료인 1차 자료를 제외한 모든 자료를 말한다. 2차적 자료는 보조자료라고도 불리우는 것으로 조사자에 의해서 수집되기 이전에 이미 존재하고 있는 기존의 자료로서 조사자가 연구에 활용할 수 있는 자료를 말한다. 이러한 2차적 자료의 예를 들면 전기, 자서전, 서신 및 일기와 같은 개인에 의한 기록, 신문, 라디오 및 텔레비전의 보도물, 각종 서적 등의 간행물 그리고 인구조사와 같은 정부기관의 각종 통계자료를 들 수 있다. 이와 같이 2차적 자료들은 종류가 다양할 뿐만 아니라 신뢰성이나 계량화의 가능성이란 측면에서도 그 정도가 다르다 할 수 있다.

이에 대해서 몇 가지 예를 들어보면 각종 2차적 자료 가운데서도 전기, 자서전, 서신 및 일기 등의 개인에 관한 또는 개인에 의한 기록은 사견이나 편견이 많이 반영된다는 점에서 객관성이 낮고 조사자가 동일한 대상을 놓고도 다르게 측정할 수 있다는 점에서 신뢰성도 매우 낮다고 할 수 있다. 이에 대해서 신문 등의 매스컴 보도물은 보도자의 사견이나 편견의 개입가능성이 전혀 없다고 볼 수는 없지만 개인 기록물 보다는 객관성 및 신뢰성이 비교적 높다고 할 수 있다. 2차적 자료 가운데서도 신뢰성이 가장 높은 것은 정부문서라 하겠다.

(2) 2차적 자료의 사용 용도

대부분의 자료가 마찬가지이지만 2차적 자료도 조사자에 의해서 다음과 같이 세 가지 목적에서 사용될 수 있다.

① 조사의 주된 자료(main data)

이것은 하나의 조사연구가 2차적 자료만을 사용해서 완성되는 것이다. 이것은 2차적 자료의 용도 가운데서 가장 흔한 경우로서 이러한 조사연구를 가리켜 내용분석연구(content analysis)라고 부른다. 2차적 자료 가운데서 가장 많이 사용되는 자료로는 인구조사(census)를 들 수 있다. 이것은 인구조사야말로 자료수집자들이 편견을 삽입할 가능성이 가장 적기 때문에 신뢰도가 다른 2차적 자료보다는 훨씬 높기 때문이다. 그러나 인구조사자료에 문제점이 전혀 없는 것은 아니다.

첫째, 가장 중요한 문제로서는 인구조사를 위해 많은 자료수집자를 고용하게 되는데 이들에 대한 선발 및 교육의 문제 그리고 이들이 실제로 조사를 위해 현장에 나가서 성실하게 지시대로 교육 받은 대로 자료를 수집하였는가의 문제이다. 사실 이들이 실제조사를 하지 않고 자기가 적당히 기입하였을 런지도 모른다는 의구심을 전혀 배제할 수 없는 것이다.

둘, 문제는 인구조사의 질문문제의 해답 가운데 '기타'에 관한 것인데 이것은 보통 응답자들이 여러 응답대안 가운데 알맞은 대안이 없을 때 선택하는 것이다. 그러나 실제에 있어서는 알맞은 대안이 없어서도 택하지만 대안들이 잘못 구성되었기 때문에 선택하지 않을 수 없는 경우도 있다. 어느 경우이든지 만약 기타를 선택하는 경우가 많을 때 그것은 정확하고 풍부한 정보라고 볼 수 없는 것이다.

끝으로, 인구조사와 같이 이미 존재해 있는 자료의 경우 이를 사용하는 조사자는 이미 자료가 수집되어 있는 상태이므로 아무런 조종을 할 수 없다는 점이다. 특히 조사자의 눈으로는 불완전하거나 잘못된 질문문항에 대해서도 아무런 조치를 할 수 없다는 것이다.

② 보조자료로서의 2차적 자료

2차적 자료의 두 번째의 용도는 조사자가 수집한 자료를 보완하는 의미에서 사용되는 것이다. 보조자료로서 2차적 자료가 사용되는 경우 조사연구의 핵심이 되는 변수에 관한 자료는 조사자가 수집하고 판에 박힌 상례적인 사항에 관해서는 기존의 자료를 사용하는 것이다. 이러한 예를 들면 응답자의 성, 연령, 직업(occupation), IQ점수(IQ scores), 가족수, 혼인여부(marital status), 교육수준(educational background) 등으로서 응답자에 대한 각종 기록을 찾아보면 손쉽게 구할 수가 있다. 이와 같은 보조자료로서의 2차적 자료의 사용은 연구조사의 효율성 또는 능률성이라는 측면에서 그 중요성이 인정된다. 여기서 연구조사의 효율성이나 능률성이란 2차적 자료를 보조자료로 사용함으로써 실제의 면접시간이나 질문구성 및 답변시간을 줄임으로써 답변시간도 줄이고 나아가 수준 높은 자료를 얻어낼 수가 있다는 것을 말한다.

③ 확인자료로서의 2차적 자료

앞에서 언급한 용도 이외에 2차적 자료는 조사자가 수집한 자료의 신뢰도와 타당도를 높이기 위한 수단으로 사용될 수 있다. 이는 응답자의 응답을 2차적 자료와 비교함으로서 수집된 자료의 정확성을 검토할 수 있으며 따라서 신뢰도와 타당도를 높일 수가 있기 때문이다. 그러나 여기서 한 가지 고려해야할 것은 수집된 자료 전부를 비교할 수도 없을뿐더러 비교할 2차적 자료도 불충분할 것이라는 사실이다. 따라서 조사자는 이러한 한계를 염두에 두고 수집된 자료 가운데 중요하다고 믿어지는 것 중 한두 가지를 먼저 비교하여 응답자의 응답에 대한 정확성에 어느 정도의 확신이 설 때까지 비교를 계속하게 되는 것이다.

(3) 2차 자료의 특성

2차 자료는 기존자료(available date)로서 연구자가 문제해결에 필요한 기존자료를 수집하게 되면 1차 자료수집, 즉 설문지 작성 및 적용, 면접, 관찰에 투입되는 비용, 시간, 노력 등을 절약할 수 있다. 하지만 연구자가 자료의 수집 및 분류과정을 통제할 수 없는 유형의 자료이기 때문에 자료수집목적, 측정단위, 조작적 정의 등이 현재 행하는 조사와 일치하지 않은 경우가 많다. 하지만 자료수집과정에서 시간적, 공간적 제약을 받지 않는다는 점에서 자료수집이 쉽고, 비용이 저렴하며, 계속적인 수집이 가능하여 연구자들이 많이 이용한다.

3) 3차 자료(third date)

동일한 연구문제에 대하여 방대하게 축적된 경험적 연구논문들을 기반으로 하여 그 논문들을 대상으로 분석하는 연구를 종합연구라 하는데, 이 종합연구를 수행하기 위한 기초자료를 3차 자료라 한다.

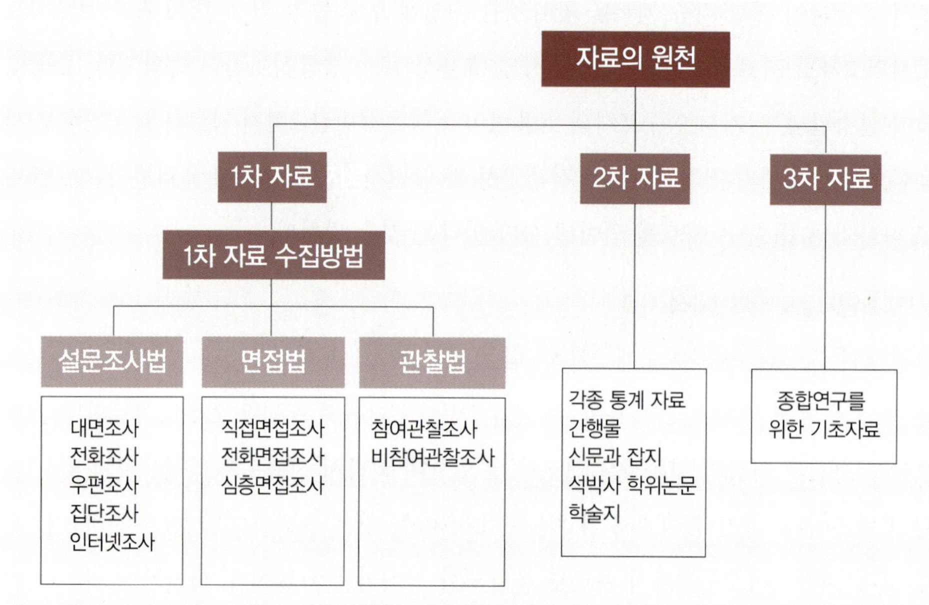

〈그림 8-1〉 자료수집방법의 분류

2. 자료수집방법과 조사연구설계의 관계

사회과학분야의 연구를 위해서 조사자들이 사용하는 자료수집방법은 다양하지만 그 가운데서도 대체로 관찰법, 질문지법 그리고 면접법 등이 핵심을 이룬다. 그리고 이들 자료수집방법들이 절대적인 것은 아니지만 다음 〈표 8-1〉에서 볼 수 있는 바와 같이 조사설계와 일정한 관계를 가지고 성립한다. 예컨대 관찰법은 사례조사와 실험조사에서 많이 이용되어지며, 설문지법은 실태조사에서 그리고 면접법은 사례조사나 실태조사 등에서 많이 이용되어 진다.

〈표 8-1〉 자료수집방법과 조사연구설계간의 관계

자료수집방법	사례조사	실험조사	실태조사
관찰법	●	●	
면접법	●		●

설문지법			●

자료출처 : Dennis P. Forcese and Stephen Richer, Social Research Methods(Englewood Cliffs, New Jersey : Prentice-Hall, Inc., 1973), p. 142 참조.

그러므로 조사자가 자료수집방법을 선택할 경우 조사연구설계가 어떤 것이냐 하는 것을 염두 해 두어야 할 것이다.

II. 관찰법

1. 관찰법의 의의

관찰법은 조사대상에게 직접적인 질문을 하지 않고 조사대상을 조사자가 시각 등의 감각작용을 통하여 파악하여 필요한 자료를 수집하는 방법이다. 관찰법이 이처럼 주로 인간의 감각작용에 의존하여 자료를 수집하기 때문에 사물의 현상이나 인간의 행위와 같은 외면적 조사에는 적절할 수 있으나, 내면적 조사라 할 수 있는 인간의 태도나 행위의 동기를 파악하는 데는 충분하지 못하다. 이 경우 질문지법이나 면접법 등 다른 자료수집방법을 보완적으로 사용함으로써 결점을 극복할 수 있다.

학자들 가운데에는 관찰법을 하나의 독립된 연구설계(research design)로 파악하는 사람들도 있지만 그 보다는 하나의 자료수집방법으로 보는 편이 더 적절하다고 생각된다.[1] 그리고 하나의 자료수집방법으로써 관찰법은 사례조사나 실험조사와 같은 연구 설계에서 비교적 많이 사용되어 진다.

흔히 자료수집행위로서의 관찰은 일상적 관찰과 혼동되기도 한다. 이는 과거 경우 일상적 관찰을 통해서도 많은 과학적 이론들이 발전되었기 때문이다. 예를 들어, Newton이 사과나무에서 사과가 떨어지는 것을 관찰한 후 만류인력의 법칙을 발견하였던 것은

1) 관찰법을 하나의 독립된 연구 설계로 파악하는 사람들은 대체로 사회학자들이나 인류학자들이다. 이들은 관찰법 가운데 특히 참여관찰을 많이 사용한다.

일상적 관찰이 이론으로 발전된 경우라 하겠다. 그럼에도 불구하고 하나의 자료수집방법으로써 관찰은 일상적인 관찰과 구분될 수 있다. 이는 무엇보다도 일상적인 관찰의 경우 관찰에 대한 목적이 사전적으로 결정되지 않은 상태에서 관찰이 진행되기 때문이다. 이에 비해서 자료수집방법으로써의 관찰의 경우 관찰 또는 입증하고자 하는 명제와 관련된 연구목적이 관찰 전에 사전적으로 수립되어 있다는 점이 특징이다. 따라서 자료수집방법으로써의 관찰이 과학적 관찰이라면 일상적인 관찰은 비과학적 관찰이라고 할 수 있다.

2. 관찰의 유형분류

관찰의 종류를 분류하는 방법은 ① 관찰과정의 구조화 체계화 여부에 따른 분류, ② 참여정도에 따른 분류, ③ 조사대상자의 행동시점과 관찰자의 관찰시점이 일치하는 여부에 따른 분류, ④ 상황통제 여부에 의한 분류, ⑤ 관찰도구에 따른 분류, ⑥ 피관찰자의 인지 여부에 따른 분류 등 여섯 가지로 구분된다. 하지만 이하에서는 다음과 같은 세 가지 분류방법에 대해서만 구체적으로 살펴보기로 한다.

〈표 8-2〉 관찰의 유형분류

분류기준	유형
구조화, 체계화 정도에 따라	구조화 관찰, 비구조화 관찰
참여 정도에 따라	참여 관찰, 비참여 관찰, 준참여 관찰
관찰시점에 따라	직접 관찰, 간접 관찰
상황통제 여부에 따라	인위적 · 통제 관찰, 자연 · 비통제 관찰
관찰 도구에 따라	인적 관찰, 기계적 관찰
피관찰자의 인지여부에 따라	공개적 관찰, 비공개적 관찰

1) 관찰과정의 구조화 · 체계화 여부에 의한 분류

관찰의 과정에는 선택, 기록, 부호화 등 세 가지 요소가 있다(Royce Singleton, Jr., Bruce C. Straits, Margaret M. Straits and Ronald J. McAllister, 1988 : 300). 먼저 선택

이란 관찰자가 무엇을 언제 관찰할 것이며 또한 무엇을 기록 할 것인가와 같은 선택에 대하여 의도적 또는 비의도적 선택을 하는 것을 말한다. 그리고 기록이란 실제로 관찰을 하면서 사건들에 관하여 기록을 하는 것이며, 부호화는 기록된 사건들을 분류하고 발생빈도를 세는 등 단순화하는 것을 의미한다.

참여관찰에서는 자료의 선택, 기록 그리고 부호화 등과 같은 관찰의 과정이 묵시적이며 계획적이지 못하다는 점에서 비구조화이며, 비체계적이라고 할 수 있다. 예를 들어 소비자가 음료수를 선택하는 과정을 관찰할 때, '소비자가 처음 손에 집었던 음료수가 무엇이었으며, 그 다음에 다른 종류의 음료수를 바라볼 때까지 어느 정도의 시간에 걸쳐 생각을 하였고, 결국 어떤 제품을 선택하여 구매했다.'와 같이 기록하게 된다.

그러나 비참여 관찰에서는 이와 같은 관찰과정이 사전에 그리고 명백하게 계획되어 있다는 점에서 구조적이고 체계적이라고 할 수 있다. 예를 들어 소비자가 음료수를 선택하는 과정을 관찰하고자 할 때, 소비자가 고려한 제품 : ( )개, 상표 : ( ), 최후 구매제품 : ( ), 구매에 고민한 시간 : ( ) 등으로 기록될 것이다(양정하 외 6인 공저, 2003:294). 다시 말해서 관찰은 선택, 기록 그리고 부호화 등 관찰과정이 구조적인가의 여부에 의해서 다시 구조적 관찰(structured obser-vation) 또는 체계적 관찰(systematic observation)과 비구조적 관찰(unstructured observation) 또는 비체계적 관찰(unsystematic obser-vation) 등 두 가지로 분류될 수 있다. 구조적 관찰과 비구조적 관찰의 양자는 모두 조사대상의 자연 상태를 해치지 않는 범위 내에서 관찰을 수행한다는 점에서 공통점을 지닌다. 그러나 양자는 관찰대상, 관찰기술 및 절차의 표준화 등에 있어서 엄격하지는 않지만 어느 정도의 구별이 가능하다.

2) 참여여부에 의한 분류

앞에서는 관찰과정에 수반하는 세 가지 활동이 얼마나 명시적이며 사전계획적인가의 여부에 의해서 관찰을 분류하는 방법을 제시한 바 있다. 그러나 관찰을 유형화하는 또 다른 방법으로는 관찰자가 관찰대상집단에 참여하는가의 여부에 따른 방법을 들 수 있다. 그리고 관찰자가 관찰대상집단에 참여하는가의 여부에 의한 방법은 다시 참여관찰(participant observation), 비참여관찰(non-participant ob-servation) 그리고 준참여관찰(quasi-participant observation) 등 세 가지로 나누어진다. 여기서 참여관찰이란 조사자가 관찰대상집단의 구성원이 되어 함께 생활하면서 관찰하는 경우이며, 비참여관찰이란 관찰대상 집단에 참여하지 않고 국외자로서 관찰하는 경우인 반면에, 준참여관찰이란 관찰대상에 비정기적으로 참여(예 : 방문 등)해서 관찰하는 경우를 의미한다.

3) 조사대상자의 행동시점과 관찰자의 관찰시점이 일치하는 여부에 따른 분류

관찰법을 구분할 수 있는 또 다른 근거는 조사대상자의 행동시점과 관찰자의 관찰시점이 일치하는 여부이다. 행동시점과 관찰시점이 일치한다는 것은 관찰자가 대상자의 행동을 직접 관찰한다는 뜻이고, 일치하지 않는다는 것은 관찰 대상행동이 일어난 후에 관찰자가 흔적, 마모, 비디오녹화 등을 통해서 그 행동을 본다는 뜻이므로 간접관찰이 된다.

직접관찰이 조사대상자의 행동을 관찰자가 직접 보고 기록하는 관찰연구에서 가장 흔히 사용되는 방식이라면, 간접관찰은 첫째, 직접관찰이 여러 가지 이유로 불가능할 때, 둘째, 관찰해야 할 행동이 이미 일어났을 때, 셋째, 직접관찰보다 간접관찰이 더 유용한 관찰법이라고 판단될 때 사용할 수 있는 방법이다.

예를 들어 남녀관계 같은 사생활문제는 당사자의 허락 없이는 관찰자체가 불가능하고, 허락을 받는다고 하더라도 관찰당하고 있다는 사실에 대해서 조사대상자가 반응을 보일 수 있기 때문에 관찰대상의 보편적 객관성에 문제가 있을 수 있다. 이런 경우 조사대상자와 직접적인 접촉을 하지 않는 간접관찰이 직접관찰보다 더 효과적인 방법이 될 수 있다.

또한 사람에 의한 직접관찰은 그 속성상 하루 24시간 지속적으로 진행한다는 것이 불가능하다. 따라서 관찰 대상행동이 언제 일어날지 정확하게 알지 못하는 한 행동시점과 관찰시점 사이에는 차이가 생기기 마련이다. 이와 같은 경우 직접관찰과 아울러 CCTV 같은 보조적인 간접관찰 도구를 활용하면 직접관찰에서 놓치기 쉬운 장면에 대한 추후 관찰이 가능해진다. 어떠한 경우에는 직접관찰보다 간접관찰이 시간과 비용 면에서 더 효율적인 방법이 될 수도 있다. 예를 들어 모 대학교 본관 앞에 가로, 세로 각각 300미터짜리 대형 잔디밭을 만든 후 잔디밭의 어느 곳에 보행로를 만드는 것이 좋을까 고민하고 있다고 가정해 보자. 교직원들이 사무실에 앉아 주먹구구식으로 보행로의 위치를 결정하고 싶지 않다면 그들은 아마도 잔디밭이 내려다보이는 곳에서 잔디밭의 어느 부분으로 학생들이 가장 많이 지나다니는지를 '직접관찰' 할 수밖에 없을 것이다. 그러나 어떤 의미에서는 이러한 직접관찰이 시간과 비용을 낭비라고 볼 수도 있다. 몇 달 지나지 않아서 잔디밭 내에는 사람들이 가장 많이 지나다닌 자연스런 사람의 흔적이 생길 것이기 때문이다. 즉 직접 관찰할 필요 없이 시간이 지난 후 흔적을 간접 관찰하면 된다는 것이다. 이러한 간접관찰의 예는 도처에서 발견할 수 있다. 도서관에서 잘 읽는 책과 그렇지 않은 책은 손때의 흔적을 간접 관찰함으로써 구분할 수 있고, 기숙사에서 누가 술을 많이 마시는지는 방 옆에 쌓여 있는 맥주와 소주 빈 병을 간접적으로 관찰함으로써 가능하게 된다. 이러한 간접관찰법은 직접관찰법보다 관찰시간과 비용면에서 때론 훨씬 효율적인 방법이 될 수도 있다(박성복 외 3인 공저, 2003 : 306-307).

3. 관찰자의 유형

관찰법에서 관찰자의 역할은 다양하지만 대체로 완전참여자, 관찰자로서의 참여자, 참여자로서 관찰자 그리고 완전한 관찰자 등 네 가지로 구분할 수 있다(Raymond L. Gold, 1963 : 30). 그러므로 이하에서는 이들에 관하여 검토하기로 하겠다.

1) 완전참여자(complete participant)

완전참여자로서 관찰자란 자신이 연구를 하면서 순수하게 참여자 역할을 하는 경우를 의미한다. 이처럼 완전참여자로서 관찰자가 역할을 수행 할 경우, 관찰자 자신과 연구목적이 관찰대상에게 절대로 노출되어져서는 안 되며, 그 자신은 관찰대상집단의 구성원으로서만 인식되어야 한다. 따라서 관찰자가 만약 연구대상집단과 지위 등에서 거리가 있는 경우 관찰자는 순수하게 관찰대상집단의 한 구성원으로 인식될 수 있도록 적극적으로 참여하는 등 가능한 모든 노력을 하여야 한다. 예로서 관찰대상집단의 학력이 낮은 경우 관찰자가 대학교수나 대학원생처럼 행동해서는 안 되는 것이다.

2) 관찰자로서 참여자(participant as observer)

관찰자로서 참여자란 조사를 수행한다는 점을 명백히 하면서 관찰대상집단에 완전히 참여하는 경우를 말한다. 즉, 관찰자로서 참여자란 완전참여를 위하여 위장된 역할을 하는데서 비롯되는 문제들을 축소시키기 위해서 관찰대상이 관찰자를 과학자로 인식하도록 하는 역할을 의미한다. 관찰자로서 참여자는 관찰에 응하고 정보를 제공하는 관찰대상집단의 구성원들과 밀접한 관계를 유지하려고 시도한다.

이와 같은 관찰자로서 참여자의 경우, 관찰대상자가 관찰사실에 대해서 알게 되므로 관찰대상의 행동이 자연스럽지 못하게 될 가능성이 있다. 그리고 관찰자로서 참여자는 ① 관찰대상집단의 구성원과 관계수립, ② 신뢰할 만한 자료원의 발견, ③ 관찰자와 피관찰자 사이의 관계유지 등 세 가지 핵심적 문제들에 직면하게 된다.

여기서 먼저 관찰대상집단의 구성원과의 관계수립의 가능성은 대체로 관찰대상집단의 상태와 관찰자의 기술에 달려 있다. 둘째로, 관찰자와 관찰대상집단 구성원들 사이에 관계가 성립하면 관찰자로서 참여자는 집단의 임시구성원(provisional member)으로 간주된다. 그리고 관찰대상집단 구성원들은 관찰자에게 집단 내에서 행동하는 방법을 가르치게 된다. 이 단계가 끝나야만 비로소 관찰자로서의 참여자는 집단의 정규구성원(categorical member)으로 간주되고, 합의된 범위 내에서 관찰이 진행될 수 있게 된다. 끝으로 관찰자와 피관찰자 사이의 관계는 관찰이 끝난 후 관찰자가 관찰대상집단을 떠나게 되면서 새로운 관계가 발생하고 유지된다. 즉, 양자, 특히 관찰대상집단의 구성원들이 관찰기간 동안에 형성된 관찰자와의 관계를 관찰이 끝난 후에도 계속해서 유지하기를 원하게 됨으로써 새로운 관계가 발생하고 유지되는 것이다(Chava Nachmias and David Nachmias, 1981 : 172).

3) 참여자로서 관찰자(observer as participant)

참여자로서 관찰자란 자신이 조사자임을 밝히고 참여자 흉내를 내지 않으며 오직 참여자와 상호작용만 하는 역할을 의미한다. 예를 들어 설명하면 병원노동자들의 노조구성과 같은 사회적 운동을 취재하려는 신문기자의 역할이 좋은 예라고 할 수 있다. 이 경우 신문기자는 자신의 신분을 밝히고 노동자들의 작업 활동과 시위과정을 취재하고 나아가서는 노조간부들을 면접할 수도 있는 것이다.

4) 완전한 관찰자(complete observer)

완전한 관찰자는 조금도 참여함이 없이 관찰대상을 관찰하는 경우를 말한다. 이처럼 완전한 관찰자가 되기 위해서는 관찰자가 관찰대상과 어느 정도의 거리를 유지해야만 한다. 이 경우 관찰대상은 자신들이 관찰되고 있는지에 관해 전혀 알지 못하기 때문에 관찰대상의 행동은 그만큼 자연스럽게 된다는 장점이 있다. 그러나 관찰자가 일정한 거리를 유지해야만 하기 때문에 관찰의 내용이 그만큼 개략적이 될 염려가 발생하게 된다.

4. 관찰법의 종류

일반적으로 조직적 또는 체계적 관찰은 비참여관찰이나 준참여관찰에 많으며, 비조직적 또는 비체계적 관찰은 참여관찰에 많다. 여기에서는 관찰의 종류를 참여관찰과 비참여관찰의 두 가지로 구분하여 좀 더 상세하게 검토하기로 하겠다.

1) 참여관찰법(participant observation)

(1) 참여관찰법의 의의

참여관찰법은 조사자가 연구하고자 하는 대상집단의 구성원으로 참여하면서 자료를 수집하는 방법이다. 이처럼 조사자가 대상집단의 구성원이 되어 참여관찰을 해야 하는 이유는 대상집단의 밖에서는 도저히 원하는 자료를 수집할 수가 없기 때문이다. 따라서 참여관찰의 경우, 조사자는 대상집단에게 자신의 신분이 노출되지 않도록 유의하여야만 한다.

이와 같은 참여관찰은 조사자가 연구하고자 하는 주제에 대해 별로 아는 것이 없고 그렇다고 타인에 의해 연구된 바도 없을 때, 주로 행해지는 탐험적 연구이다. 이 때문에 참여관찰의 경우 특정한 가설이나 변수관계를 미리 밝힐 수도 없고 조사자는 조사대상 속에 들어가서 참여하며 자료를 수집하게 된다. 즉, 참여관찰은 상세한 관찰지표를 세울 수도 없으며 관찰자의 조사능력과 해석능력에 절대적으로 의존하는 자료수집방법이기 때문에 비조직적 관찰이라고 불린다. 또한 이러한 이유로 인해서 참여관찰은 단순한 자료수집방법이라기 보다는 하나의 독립된 조사 설계로 간주되기도 한다.

(2) 참여관찰법의 활용

참여관찰법은 오늘날까지 사회학자나 인류학자들에 의해서 많이 활용되어 왔다. 먼저 인류학은 학문적 특성상 현지조사(field research)를 많이 하며 대상에 대한 기존의 자료가 충분하지 못한 경우가 많기 때문에 참여관찰에 주로 의존하게 된다. 예로써 인류학자가 원시종족에 관해서 연구하고자 할 경우 그는 이 미지의 집단에 대해서 아무런 지식도 없으며 또한 비록 유사한 종족에 관해 알려진 지식이 있다 해도 별 도움이 되지 못한다. 따라서 그의 연구를 완성시키기 위한 가장 적절한 방법은 직접 이 집단 속에 들어가서 함께 생활하며 관찰을 통하여 가능한 한 많은 자료를 수집하여 연구를 완성시키는 것이다.

(3) 참여관찰법의 장 · 단점

참여관찰은 장점과 함께 단점을 지닌다. 먼저 장점을 살펴보면 다음과 같다.

① 관찰대상이 관찰되고 있다는 사실을 알지 못한다고 가정할 경우, 관찰대상의 행동이 매우 자연스러우며, 따라서 가공되지 않은 자연 그대로의 생생한 자료를 비교적 정밀하게 직접적으로 수집할 수 있다.

② 조사대상(피관찰자)의 노력이 적게 든다.

③ 읽거나 쓸 수 있는 등 의사소통이 가능하지 않은 대상으로부터도 자료를 수집할 수 있다.

그리고 참여관찰의 단점은 다음과 같다.

① 관찰대상에게 신분을 숨기기가 매우 어렵다. 만약 신분이 노출되고 관찰되는 사실이 알려지게 될 경우, 얻어진 자료는 매우 왜곡되고 부정확한 것이 된다.

② 관찰에 시간이 많이 소요된다.

③ 참여에는 한계가 있다. 그것은 흔히 나무는 볼 수 있되 숲을 보지 못하는 경우와 유사한 것이다. 또 우리가 범죄 집단을 관찰하기 위해서 범죄자가 될 수는 없는 것이다. 예를 들어 폭력조직은 조사목적을 위해 그 집단의 구성원으로 침투하기가

힘들고, 그 구성원으로 행동하는데 애로점이 크다.

④ 사적인 문제(예로서 부부싸움이나 성행위 등)나 행동의 동기에 대한 관찰이 곤란하다.

⑤ 관찰자의 사적 관심사만 관찰하는 등 주관적인 관찰이 되기 쉽다. 특히 오랜 관찰로 인해 집단에의 귀속감이 생겨 시간이 지남에 따라 객관적 관찰이 어려워질 수 있다.

⑥ 자료(수집)의 신뢰성(reliability)에 문제가 있을 수 있다.

⑦ 이상과 같은 이유들 때문에 연구의 반복이 어렵다.

2) 비참여관찰법

(1) 비참여관찰법의 의의

비참여관찰이란 앞에서 관찰자가 관찰대상집단의 구성원으로서의 역할을 수행하면서 관찰하는 것이 아니고 완전히 외부에서 관찰하는 경우를 말한다. 비참여관찰은 관찰대상에게 관찰상황을 알리는 경우와 알리지 않는 경우의 두 가지를 들 수 있다. 전자의 경우는 관찰자인 조사자가 관찰대상집단에게 자신의 신분과 조사목적을 알리고 허락을 받은 후 관찰을 하게 된다. 그리고 후자의 경우는 관찰대상집단이 관찰사실에 대해서 전혀 알지 못하게 하면서 관찰하는 경우이다. 이와 같은 두 가지 비참여관찰은 관찰대상과 직접적으로 접촉이나 상호작용을 하지 않으면서 관찰하여 자료를 수집하는 방법이라는 점에서는 공통점을 가지고 있다.

비참여관찰법은 참여관찰과 달리 관찰과정에서 계획, 관찰의 표준화가 이루어지게 되므로 조직적 또는 체계적 관찰이라고 불리운다. 비참여관찰의 예로는 한편에서만 볼 수 있는 유리창을 통해 그 안에 있는 사람(들)의 행위를 관찰하는 경우를 들 수 있다. 이상과 같은 비참여관찰은 다른 자료수집방법에 비해 사회과학분야에서 비교적 적게 이용되고 있으며 심리학자들에 의해서 어린 아이들이나 동물들을 연구할 경우에 가장 많이 사용된다.

(2) 비참여관찰법의 유형

조직적 또는 체계적 관찰인 비참여관찰은 통제된 관찰이라고도 할 수 있으며, 이는 통제의 정도에 따라서 다시 실험실 실험과 현지실험의 두 가지로 세분할 수 있다. 그리고 비참여 관찰의 구체적인 유형으로서 실험실실험과 현지실험은 모두 통제된 관찰이라고 할 수 있지만 엄밀하게 볼 때 현지실험에서 보다 실험실 실험에서 더 엄격한 통제가 가능하다.

가) 실험실 실험(laboratory experiment)

실험실 실험이란 자연환경의 특징들을 모방한 통제된 환경(실험실) 하에서 독립변수인 조건(condition)을 소개하고 종속변수에 미치는 영향을 관찰하여 자료를 수집하는 경우를 말한다. 다시 말해서 실험실 실험은 실험실에서 수행되는 실험과정을 관찰하여 자료를 수집하는 방법으로서 대체로 비참여관찰이라고 할 수 있다. 그리고 실험실 실험을 통한 관찰에서는 엄격한 통제 하에서 한번에 하나 또는 둘 이상의 독립변수를 소개함으로써 이들 각자가 가져오는 효과에 대한 관찰이 가능하게 된다. 따라서 사회과학에서 가장 엄격한 통제가 이루어질 수 있는 자료수집방법은 바로 실험실 실험을 통한 관찰이라고 할 수 있다.

나) 현지실험(field experiment)

현지실험은 통제되지 않은 원래의 자연적 상황 하에서 조사자가 조사대상 집단에 비참여하여 국외자로서 독립변수를 조작하고 이 독립변수가 종속변수에 미치는 영향을 파악하여 관찰하는 경우이다. 다시 말해서 현지실험은 비참여관찰로 현지에서 수행되는 실험과정을 통해서 자료를 수집하는 방법이라고 할 수 있다. 이와 같은 현지실험과 앞에서 설명한 실험실 실험과의 근본적 차이는 실험실과 관찰이 수행되어지는 장소(setting)라고 하겠다. 즉, 실험실 실험은 관찰의 장소가 자연환경을 모방한 실험실인데 비해서, 현지실험의 실험과 장소는 야외현장인 현지(field)라는 자연적 상황이다. 그러므로 실험실 실험과는 달리 현지실험에서는 실험상황을 통제하기가 매우 어려우므로 가능한 한 조심스럽게 통제할 필요가 있다.

그리고 비참여관찰인 현지실험은 앞에서 설명한 참여관찰의 현지조사(field research)와도 비교될 수 있다. 즉, 양자는 모두 관찰이 수행되어지는 장소가 현지(field)라는 공통점을 지니지만, 현지실험은 조사자가 조사대상집단에 참여하지 않고 수행되는데 비해서 현지조사는 조사자가 조사대상집단에 참여하여 수행된다는 점에서 구별된다고 하겠다.

(3) 비참여관찰의 장 · 단점

비참여관찰법은 다음과 같이 장 · 단점을 지니고 있다. 먼저 장점에 관하여 살펴보면 다음과 같다.

① 피관찰자에게 관찰사실을 숨기는 것이 용이하다.
② 관찰의 표준화가 이루어지므로 자료의 신뢰성이 높아지고 자료수집의 반복성이 가능해진다.
③ 참여관찰에 비해 시간과 비용이 적게 들 수가 있다.
④ 이상과 같은 이유들 때문에 과학적 연구가 가능해진다.

반면에 비참여관찰은 다음과 같은 단점을 지니고 있다.

① 조직적이고 체계적인 관찰을 하기 위한 관찰의 범위와 규모의 한계가 있다.
② 비자연적인 상황에서 자료가 수집되므로 참여관찰에 비해서 수집된 자료의 신선미가 떨어진다.
③ 참여관찰법에서와 마찬가지로 사적인 문제나 행동의 동기 등에 관한 관찰이 불가능하다.

이상에서 우리는 관찰을 참여관찰법과 비참여관찰법으로 구분하여 검토하였다. 그리고 이들 두 가지를 구분 짓는 기준으로 자료의 선택, 기록 그리고 부호화 등 세 가지 과정이 얼마나 명시적이며 사전 계획적인가를 제기한 바 있다. 그런데 참여관찰법과 비참여관찰법은 이론적으로 보아서 이분론적으로 구분될 성격은 아니며 양자는 오히려 하나의 연속체(continuum) 상에 놓여 있다고 보는 편이 정확하다. 즉, 실제의 경우 연속체상의 한 쪽 끝에는 관찰자가 관찰대상에 적극적으로 참여하는 참여관찰이 존재할 것이며, 그 다른 한쪽 끝에는 관찰자가 관찰대상으로부터 초연하게 위치하는 비참여관찰이 존재한다고 보아야 할 것이다. 뿐만 아니라 모든 체계적인 관찰도 처음부터 체계적일 수는 없는 것이다. 오히려 관찰대상에 대해 아무것도 아는 것이 없는 상황인 연구의 초창기에는 일단은 비체계적인 참여관찰로 시작하게 되는 것이 일반적이다. 이와 같이 볼 때 역시 참여관찰과 비참여관찰은 이원론적이라기보다는 상호보완적이라고 보아야 할 것이다.

그리고 준참여관찰법은 관찰범위를 비참여관찰법보다는 다소 확대시켜서 관찰대상집단을 방문하는 등 부분적 참여를 통해 관찰한다는 점에서 비참여관찰법과 참여관찰법을 혼합한 것이라고 하겠다. 따라서 준참여관찰법은 그 장 단점에 있어서 참여관찰과 비참여관찰법의 중간지점에 위치한다.

5. 관찰의 기록

관찰의 기록이란 관찰한 내용을 글로 옮겨 쓰고 기술하는 것으로서 연구의 자료가 된다. 관찰의 기록이 중요한 이유는 아무리 관찰을 잘 하였다 하더라도 기록되지 않은 관찰은 자료로서 아무런 가치를 지니지 못하기 때문이다. 관찰의 기록은 관찰자가 하기 때문에 관찰자의 주관이나 편견이 개재될 가능성이 많다. 그리고 관찰법은 조사자가 직접적으로 기록한다는 점에서 면접법의 경우와 유사하지만 조사대상이 기록하게 되는 질문지법과는 차이가 난다.

특히 관찰자가 기록하게 될 내용은 조사와 가설의 성격에 따라 달라진다. 앞에서 자료수집방법으로서 관찰법이 대체로 사례조사와 실험조사에서 사용되어진다고 한 바 있으므로 이들 두 가지 조사설계와 결부시켜볼 필요가 있다.

먼저 사례조사에서 관찰법이 사용될 경우, 관찰자가 기록해야 할 내용은 매우 많다고 할 것이다. 이는 사례조사의 성격이 대상사례인 모집단은 하나이지만 연구의 내용이 사정에 확정되지 않은 상태에서 조사자가 대상집단에서 참여하여 관찰하는 경우가 많기 때문이다. 이 경우 관찰자는 '때, 장소, 관련자 그리고 관찰내용' 등을 적는 등 일기를 쓰는 것과 같은 기록이 오히려 바람직할 수도 있다(Dennis P. Forcese and Stephen Richer, 1973 : 149).

이에 비해서 관찰법이 실험조사에서 사용될 경우 관찰자가 기록하여야 할 내용은 한정적이다. 이는 실험조사의 경우 연구자가 조사대상집단에 참여하지 않은 상태에서 연구계획 수립시에 한정시킨 연구의 내용과 일정에 의거하여 체계적으로 관찰하고 기록하면 되기 때문이다.

6. 관찰법의 보완

인류학자들이나 사회학자들은 관찰법만을 사용하여 연구를 완성시키기도 하였다. 그러나 관찰법의 주관성이 가져올 수 있는 결함 때문에 다른 자료수집방법에 의한 보완이 필요할 경우가 많다. 즉, 앞에서 언급한바와 같이 관찰자들이 주관적 판단에 의거하여 자료를 수집할 경우 자료의 정확성이 의문시되고 필요한 자료가 결여되는 등 신뢰성에 문제가 발생할 가능성이 있다.

따라서 신뢰성을 증가시키기 위해서는 다음과 같은 세 가지 방법을 사용할 수 있다. 첫째로, 관찰자의 수를 늘리는 방법이다. 만약 관찰자가 한 사람일 경우 편견이 높은 자료를 수집할 가능성이 높지만 관찰자 수를 둘로 늘려 이들 두 관찰자에 의해서 수집된 자료를 비교함으로서 편견 있는 자료를 수집할 가능성이 훨씬 줄어들게 된다. 둘째로, 테이프레코더나 필름과 같은 객관성을 유지해주는 장치들을 사용한다면 수집되는 자료의 신뢰성은 매우 높아지게 될 것이다. 그러나 테이프레코더나 필름과 같은 장치의 사용이 항상 허용되지는 않을 수 있다는 것이 문제가 된다. 셋째로, 이와 같은 이유 때문에 질문지법이나 면접법, 그리고 2차적 자료의 사용 등 다른 자료수집방법을 사용하여 부족한 자료를 보완할 필요가 있다.

관찰법은 오늘날까지 인류학자들과 사회학자들에 의해서 주로 사용되어온 것이 사실이지만 그 밖의 분야에서도 상당히 많은 학자들에 의해서 애용되어 온 자료수집방법이다. 이는 질문지법이나 면접법 등 다른 자료 수집방법들에 비해서 관찰법이 지니는 여러 가지 장점들 가운데 무엇보다도 조사대상의 노력을 거의 필요로 하지 않는다는 점 때문이다.

결론적으로, 관찰법, 특히 참여관찰법은 다른 자료수집방법들에 비해서 비교적 시간이 많이 소모되고 관찰자의 고도의 기술에 의존해야만 하는 자료수집방법이라는 특징을 갖는다. 실험실 실험이 아닌 현지실험의 경우 관찰법이 효과를 거두기 위해서는 관찰자들이 보다 더 인내를 해야만 한다. 이와 같은 이유 때문에 관찰법은 반복이 어렵고, 수집된 자료의 신뢰성과 타당성이 의문시 된다는 비판을 받는다. 그럼에도 불구하고 제한적이나마 관찰법만이 지니는 자료수집방법으로서의 특성과 장점들 때문에 사회학이나 인류학자들뿐만 아니라 다른 사회과학분야의 학자들에 의해서도 앞으로 계속적으로 애용될 것이 분명하다.

Ⅲ. 면접법(interview method)

1. 면접법의 의의

면접법이란 언어를 통한 대화를 수단으로 하여 조사연구에 필요한 자료를 수집하는 방법이라고 할 수 있다. 즉 일정한 조건하에서 언어를 매개로 하여 질문을 가하여 응답을 얻는 방법이다. 면접법은 질문지법과 함께 사회과학에 관한 연구, 특히 통계적 처리가 요구되는 연구의 자료수집에서 가장 많이 활용되는 방법 중의 하나이다.

〈표 8-3〉 면접조사의 실례

서울지역의 구별 보건소 서비스 제공 실태를 파악하기 위해 구별로 보건소를 방문한 주민 30명씩을 선발하여 면접조사를 실시하였다.

면접법은 면접자들을 피조사자들(면접대상)에게 보내 언어적으로 질문을 하고 응답내용을 기록한다는 점에서 설문지법의 하나라고 볼 수 있는 것이다. 이렇게 볼 때 면접법은 피조사자로 하여금 질문사항들을 읽고 스스로 응답하여 질문지의 자료를 수집하는 질문지법과는 구별되는 것이다. 다시 말해서 응답자에게 직접 질문지가 주어지지 않고 응답자에게 질문을 읽어주고 조사자가 직접 응답내용을 기입한다는 점에서 질문지법과 차이가 있다.

면접은 흔히 직접대면(face-to-face) 방법에 의해서 이뤄지지만, 전화면접의 방법을 취하기도 한다. 그리고 조사규모가 매우 작아서 조사자가 스스로 면접대상들을 모두 면접할 수 있는 경우를 제외하고는 대부분의 면접에서 면접원들을 고용하여야만 한다. 따라서 면접법은 면접자들의 선택과 훈련에 상당한 노력을 들여야 할 필요가 있는 것이다.

2. 면접의 종류

면접의 종류는 면접에서 사용하는 질문의 조직화 정도에 따라 조직적 면접(structured interview)과 비조직적 면접(unstructured interview)으로 구별되거나, 표준적 면접과 비표준적 면접으로 구분되기도 한다. 그리고 표준적 면접과 비표준적 면접 사이에 양자의 중간형태로 절충된 반표준적 면접이 추가될 수 있다. 면접의 종류를 구분하는 다른 방법으로서는 피면접자를 만나는 방법에 따라서 직접면접(personal interview or face to face interview)과 전화면접(telephone interview)으로 구분할 수 있다. 그러므로 이하에서는 이들 면접의 유형에 관해 좀 더 구체적으로 살펴보기로 한다.

1) 면접질문의 조직화 정도에 의한 분류

(1) 표준적 면접(standardized interview)

표준적 면접은 계획적 구조적 면접(schedule-structured interview)과 같이 사전에 면접표를 만들어 가지고 모든 응답자에게 같은 순서와 언어로 질문하여 면접하는 방법이다. 즉, 면접에 착수하기 전에 면접에서 사용될 질문들을 만드는데 있어 질문의 내용, 언어구성, 질문의 순서 등을 고정시킨 상태에서 만들고, 이와 같은 면접질문을 모든 대상들에게 똑같이 실시하는 것을 말한다. 따라서 표준적 면접의 경우 면접자는 임의로 질문표현이나 개별적인 상황에 맞추어서 적절한 질문을 할 재량이 없으며 이미 만들어진 면접표에 따라 면접을 진행해야만 한다. 이렇게 볼 때 표준적 면접은 질문지법과 상당히 접근하게 되지만 양자의 근본적인 차이는 기록자가 다르다는 것이다. 즉 조사자가 기록을 하는데 비해서 질문지법에서는 피조사자가 기록을 한다(chava nachmias and david nachmias, 1981 : 188).

이처럼 사전에 준비된 면접표에 의한 표준적 면접을 하는 경우는 대체로 면접대상이 너무 많아서 조사자가 이들을 모두 면접할 수가 없고 또한 조사자의 의도를 충실하게 대행할 수 있는 잘 숙달된 면접자들을 확보할 수가 없기 때문이다. 이와 같은 경우 표준면접을 사용함으로써 신뢰도가 높은 자료를 확보할 수가 있다. 이는 잘 정리된 질문문항들이 수록된 면접표를 사용함으로써 면접 시 발생할 수 있는 여러 가지 오류를 최소한으로 줄일 수 있기 때문이다.

그러나 표준적 면접시에는 면접자가 재량권이 없으므로 상황에 맞춰서 임기응변을 할 수가 없다는 점이 경우에 따라서는 크게 제한적인 요소가 될 수 있다. 다시 말해서 면접상황에 따라서는 면접표에는 없더라도 좀 더 깊이 있는 질문을 함으로써 심도 깊은 자료를 확보할 가능성이 있는 데도 불구하고 이를 할 수가 없는 것이다.

(2) 비표준적 면접(unstandardized interview)

비표준적 면접은 면접질문의 내용, 순서 그리고 언어구성이 표준적 면접의 경우와는 달리 일률적으로 정해져 있지 않고 면접의 대체적인 요점만을 적은 면접지침(interview guide)에 따라 면접이 행해지는 경우를 말한다. 그러므로 비표준적 면접의 경우 면접자는 면접상황에 따라 자유롭고 적절하게 면접문항을 추가하거나 제한하는 등 재량권을 가진다. 따라서 비표준적 면접은 질문의 순서가 일정하지 않고, 면접자와 면접대상이 자유롭게 대화하는 가운데서 자료를 수집하는 비계획적 면접(nonscheduled interview)과 매우 유사하다.

이와 같은 비표준적 면접이 사용될 수 있는 경우란 피면접자의 수가 그리 많지 않아서 조사자 자신이 직접적으로 면접해 나갈 수 있거나 또는 피면접자가 많더라도 숙달된 면접자들을 충분히 확보할 수 있는 상황이어야만 한다.

비표준적 면접은 표준적 면접에 비해서 신뢰도는 다소 떨어질 수 있다는 단점이 있다. 그러나 상황에 따라 융통성 있게 면접을 행함으로써 수집되는 자료가 풍부할 수도 있고 또한 측정하고자 하는 것을 비교적 정확하게 측정할 수 있다는 점에서 타당도가 높다는 장점이 있다. 뿐만 아니라 면접상황에 따라서 면접질문을 바꾸거나 추가할 수 있는 재량권이 있기 때문에 조사설계 당시에는 전혀 생각할 수 없었던 새로운 사실을 발견할 수 있다는 장점이 있다.

(3) 반표준적 면접(semi-standardized interview)

반표준적 면접은 표준적 면접과 비표준적 면접의 중간 형태로써 비교적 양자의 장점만을 취한 것이라 하겠다. 즉, 반표준적 면접은 조사연구의 목적과 내용에 비추어 중요한 요소들은 면접표에 의거하여 표준화하고 그 밖에 중요하지 않거나 또는 사전에 미리 준비할 수 없는 부분들에 대해서는 면접지침에 요점만을 적어 면접에 임하는 경우이다. 반표준적 면접은 비계획적 구조적 면접(nonschedule-structured interview)과 매우 유사하다.

그리고 비계획적 구조적 면접은 다음과 같은 특징들을 갖는다. 첫째로, 이 면접은 특정한 경험에 관련이 있다고 알려진 면접대상들을 대상으로 한다. 둘째로, 면접 이전에 분석의 대상이 된 상황을 대상으로 한다. 셋째로, 연구가설과 관련이 있는 주제를 한정하는 면접지침에 근거하여 진행된다. 끝으로, 이 면접은 연구의 대상이 되는 상황과 관련이 있는 주관적 경험에 초점을 맞춘다. 이와 같은 반표준적 면접이야말로 면접에 있어 신뢰도와 타당도를 동시에 보장할 수 있는 가장 이상적인 방법이라고 할 수 있다.

2) 면접대상을 만나는 방법에 따른 분류

(1) 직접면접

직접면접은 교육을 받은 면접자가 면접대상을 직접 만나서 면접을 하고 응답을 기록하는 것으로서 일반적으로 면접이라고 할 때 이러한 직접면접을 의미한다. 이와 같은 직접면접이 지니는 장점으로는 면접의 융통성과 이에 따른 자료의 풍부성을 들 수 있다. 특히 직접면접이 질문지법과 유사하게 시작되고 수행되기는 하지만 상황에 따라서(특히 비표준적 면접이나 반표준적 면접의 경우) 각 질문을 보완할 수 있는 탐색질문들(probe questions)을 사용할 수 있다는 것이 커다란 장점이라 할 수 있다.

이에 비해서 직접면접의 단점으로는 비용이 많이 드는 점과 면접질문과 응답의 기록과정에서 야기될 수 있는 면접자의 편견의 가능성 등을 들 수 있다.

(2) 전화면접

면접의 또다른 유형인 전화면접은 숙련된 면접자가 선택된 면접대상들에게 전화를 걸어서 면접(질문)을 하고 응답을 기록하는 면접이다. 이와 같은 전화면접은 다음과 같은 장 · 단점을 지니는데 장점들에 관해 먼저 검토해 보면 다음과 같다.

첫째로, 직접면접에 비해 신속하게 수행할 수 있다는 장점이 있다. 특히 당면하는 사안에 대한 여론을 신속하게 파악하기를 원하는 경우 전화면접은 가장 적절한 자료수집방법이다. 예로서 어떤 신문이 대통령의 암살이나 정치적 사면 등과 같은 급변하는 사안들에 대한 국민의 반응과 여론에 대해 연구하고자 할 경우 절적한 표본을 추출하여 전화로 면접함으로써 사건이 발생한 날에 연구결과를 얻을 수 있다는 점에서 신속성을 보장할 수 있다.

둘째로, 전화면접은 비용이 비교적 적게 든다는 장점을 지닌다. 심지어는 장거리전화를 장시간하는 경우라 하더라도 여행을 하여 직접적으로 면접대상을 만나는 경우에 비하면 비용이 훨씬 적게 든다. 어떤 학자들은 전화면접이 직접면접의 경우에 비해서 20%에서 25%정도의 비용밖에 들지 않는다고 주장하기도 한다.

셋째로, 전화면접은 직접면접에 비해 익명성(anonymity)이 높다는 점이다. 익명성을 보장함으로써 면접대상이 감수성이 높은 질문들을 포함해서 모든 면접질문들에 대해서 자유로운 기분으로 답변할 수가 있게 된다.

넷째로, 전화면접은 면접대상이 지역적으로 흩어져 있는 경우라도 비용이나 시간적으로 큰 어려움이 없다는 점이 큰 장점이다.

끝으로, 전화면접은 면접자들을 면접현장에 직접 내보내지 않고 한 곳에서 면접을 진행시킬 수 있다는 점에서 감독과 통제가 용이하여 면접의 질을 높이고 면접의 표준화를 쉽게 이룰 수 있다는 장점을 지닌다.

반면에 전화면접은 면접이 아무 때나 수시로 단절될 수 있다는 점이 첫번째 문제가 된다. 면접을 하는 동안이라도 면접대상이 내키지 않으면 언제라도 전화를 끊음으로써 면접이 중단될 수 있는데 이에 대해서 면접자는 아무런 조치를 취할 수가 없다.

둘째로, 전화면접의 경우 면접대상이 면접자를 신뢰하지 않을 수도 있기 때문에 면접이 이루어지지 않거나 면접이 이루어진다해도 면접내용이 큰 의미가 없을 수가 있다. 셋째로, 전화면접에서는 그림과 같은 자료들을 사용할 수 없으면 동시에 면접대상의 얼굴표현과 같은 간접적인 자료를 얻을 수가 없는 점이 한계이다.

끝으로, 전화면접의 경우 면접대상들의 면접응답률이 대체로 적으며, 전화를 소유하지 않거나 번호부에 기록되지 않은 대상들이 표본추출에서 제외된다는 점에서 표본추출에 편견이 개입될 수 있다는 점이 커다란 단점이다. 또한 전화면접은 면접대상이 면접자를 신뢰하지 않을 수 있기 때문에 면접이 이루어지지 않거나 면접이 이뤄진다고 해도 면접의 내용이 진실 되지 못할 수가 있다는 문제가 있다.

3. 면접의 절차(procedures in conducting an interview)

면접의 절차는 준비단계, 면접실시 그리고 면접기록의 정리단계 등 크게 세 단계로 나눠볼 수가 있다.

1) 제1단계 : 준비단계

이 단계는 면접대상을 선정하고, 면접표나 면접지침을 작성하여, 면접자들을 선택해서 교육을 시키는 등 면접의 실시를 위해서 전반적인 계획을 수립하는 단계라고 할 수 있다. 여기서는 면접표와 면접지침, 면접자의 선택과 교육에 대해서 검토하기로 하겠다.

(1) 면접표와 면접지침(interview schedule and interview guide)

면접자가 면접대상을 면접하여 이들로부터 필요한 자료를 끌어내기 위해서는 면접을 일관성 있게 진행시킬 필요가 있는데 이를 위해 사용하는 것이 면접표 또는 면접지침이다. 면접표나 면접지침은 면접시 면접자에 의해서 질문되고 또 기입될 수 있도록 만들어진 일련의 조직적 또는 비조직적인 항목이나 질문문항들이다.

특히 면접표는 면접대상들에게 읽혀지는 질문지와 동일한 것으로서 질문들이 상세하게 명기되어 있고, 부호화가 되어져 있으며 조직적이거나 개방형 질문으로 구성되어 있다. 조직화된 질문의 경우에는 면접대상들은 여러 개의 대답들 가운데서 하나를 선택하도록 요구된다. 이러한 면접표가 질문지와 다른 점은 기록자가 다르다는 점도 있지만 무엇보다도 융통성을 들 수 있다. 즉, 질문지의 경우 응답자는 제한된 질문의 범위 내에서 의사를 표시하지만 면접의 경우에는 비록 면접표에 의해서 면접이 진행된다 하더라도 면접자와 면접대상은 보다 자유로워지는 것이다. 더구나 면접대상이 의문이 있는 질문에 대해서는 면접자에게 물어볼 수도 있으며 애매모호한 질문에 대해서는 보완설명을 할 수가 있다. 따라서 면접표에 의한 면접은 질문지법의 경우보다 응답률이 높다는 장점이 있다.

이에 비해서 면접지침(interview guide)은 조직적인 면접표와 같이 자세한 질문문항들로 구성된 것이 아니고 면접자에게 지시된 면접내용의 요점들만으로 구성되어 있는 것이다. 따라서 면접의 실제내용(질문)이나 질문의 순서까지도 면접 대상에 따라 달라질 수가 있으며 그만큼 면접자에게는 자유재량권이 부여된다. 이와 같은 면접지침은 실제 연구에 있어서 좀 더 조직화된 질문들을 구성하기 위한 예비조사나 사전검사(pretest)와 같은 예비연구로서 유용하다. 특히 주제에 관해서 별로 알려진 것이 없을 경우에는 매우 유효하다.

면접질문을 작성하는 요령은 질문지법을 작성하는 요령과 동일하나 면접질문이 질문지법과 차이가 나는 점은 필요한 경우마다 탐색질문을 사용할 수 있다는 점이다. 특히 Good와 Hatt는 면접에서 탐색질문이 사용될 수 있는 경우를 다음과 같이 몇 가지로 제시하고 있다(William J. Goode and Paul K. Hatt, 1957 : 200).

첫째로, 면접대상이 질문을 정확히 이해하고 이에 대한 정확한 응답을 갖고 있으면서도 불분명하게 응답한다고 믿어지는 경우이다.

둘째로, 면접대상이 질문에 대한 응답을 즉시 하지 못하거나 응답하는 것을 두려워하고 있거나 질문자체를 이해하지 못한다고 믿어지는 경우이다.

셋째로, 면접대상이 진실을 말하지 않는다고 믿어지는 경우 면접대상에게 감정적인 자극을 주고 싶은 경우 등 세 가지이다.

이처럼 세 가지의 경우에 사용될 수 있는 탐색질문은 면접과정에서 상황에 처한 다음 만드는 것보다는 면접에 들어가기 전에 미리 구성해 두는 것이 바람직하다. 이것은 만약에 이러한 탐색적 질문을 각 상황에 대해서 작성한다면 차후에 다른 조사자가 동일한 주제를 가지고 조사연구를 반복할 가능성이 희박해지기 때문이다.

(2) 면접자의 선발과 훈련(selection and training of interviewers)

조사의 규모가 크고 면접대상의 숫자가 많을 경우 이들 모두를 조사자 자신이 면접한다는 것은 가능하지 않다. 따라서 조사자를 대신해서 면접을 수행할 면접자들을 선발하고 선발된 면접자들을 교육시켜야 할 문제가 발생한다.

면접자의 선발과 교육 가운데서 보다 중요한 것은 면접자의 선발이라고 볼 수 있다. 이는 숙달된 면접자가 선발될 경우 교육이 없이도 면접을 성공적으로 이끌 수 있겠으나 면접자의 선발이 여의치 못할 경우 교육에 아무리 노력을 들여 보아도 효과가 별로 없을 것이기 때문이다. 그리고 면접자의 선발에서 중요한 요소들은 다음과 같이 세 가지로 나누어 볼 수 있다.

첫째로, 면접자의 성격이나 개성을 참조하여 선발하여야 한다. 명랑하고 활발한 성격을 가진 면접자는 면접대상에게 친근감을 주어서 면접을 성공시킬 가능성이 매우 높다.

둘째로, 면접자의 경험이나 배경을 참조하여 선발하여야 한다. 특히 면접자의 연령, 性(sex), 종교적 배경은 면접내용이나 면접대상에 따라서는 크게 영향을 줄 수 있는 요소가 될 수 있기 때문이다.

셋째로, 면접자가 면접내용에 관해서 면접대상과 더불어 얘기할 수 있는 상대라는 인식을 줄 수 있는 사람이어야 한다. 이를 위해서는 면접자가 면접내용에 대해서 충분히 알고 있다는 인식을 면접대상에게 줄 수 있어야 한다.

적절한 면접자들이 선발되고 나면 이들 선발된 면접자들을 조속히 훈련 또는 교육을 시키는 문제에 당면하게 된다. 면접자의 교육내용은 면접자에 따라 매우 다양할 수 있다. 만약에 면접에 대한 경험이 전혀 없는 면접자들을 교육시켜야 할 경우 시간과 노력을 들여가면서 면접의 기초부터 세밀하게 교육을 시켜야 할 것이다. 교육에 있어서 항상 강조되어야 할 것은 면접의 목적은 편견 없이 면접대상에게 질문하고 적절한 응답을 유도해 내도록 하는 것이다. 이를 위해서 면접자는 위협적인 태도가 아닌 유쾌하고 진지한 태도를 유지해야 만이 면접대상이 가능한 모든 면접질문들에 대해서 성실하게 응답한다는 점을 교육시켜야 한다.

면접자의 훈련 및 교육과 관련해서는 다음과 같은 내용 및 절차가 적용될 수 있다.

첫째로, 먼저 조사연구의 책임자가 연구목적, 후원자, 표본추출계획 등에 관해 개략적으로 설명해 줄 필요가 있다.

둘째로, 면접대상으로부터 협조를 얻는 방법과 면접대상들과 지나치게 친절하지 않으면서도 접근하는 방법 그리고 탐색질문을 하는 방법 등 면접기술과 규칙에 관해 교육을 시켜야 한다.

셋째로, 면접원들이 면접표나 지시사항에 익숙해지도록 해야 하며 또한 주제를 설명하고 응답을 기록하기 위한 지시사항 등에 관해 훈련과 교육을 받아야 한다. 특히 면접책임자는 면접원들로 하여금 면접질문들을 읽게 한 후 이들 자료들을 놓고 서로 토론하게 함으로써 자료에 익숙해지고 자료의 문제점들을 발견하게 된다.

넷째로, 면접원들에게 면접표를 사용하여 면접을 하는 실습을 하도록 한다. 연구책임자는 면접원들이 면접질문 등의 자료에 익숙해진 후 실제와 같은 면접상황을 만들어 훈련을 시킬 필요가 있다.

끝으로, 면접을 적절하게 수행할 동기나 능력이 부족하다고 판단이 되는 면접원은 과감하게 탈락시켜야 한다. 앞의 세 단계에서 이루어진 모든 상황들과 관련된 전반적인 문제들에 대해서 면접원들에게 질문할 기회를 주어서 종합적으로 정리하게 된다.

면접자의 교육에서 빼놓을 수 없는 것은 면접자의 외모나 언행이 단정 할 수 있도록 교육시켜야 하며 면접의 처음부터 끝마치는 순간까지 고맙다는 말을 잊지 말도록 교육시켜야 한다. 이는 무엇보다도 외양이나 최초의 대면이 면접을 성공적으로 이끄는 관건이 되기 때문이다. 이와 같은 교육이 끝나면 이들에게 면접에서 사용될 면접질문과 면접도구들에 대해서 충분히 이해할 수 있도록 자세하게 교육을 시켜야 한다. 면접과정에서 면접자들이 면접도구들을 잘 다루지 못할 경우 면접대상들은 면접자들을 불신하거나 면접자체를 경시할 가능성이 있기 때문이다. 끝으로 면접자들이 면접대상들을 처음 대면할 때 자신의 신분을 밝힐 수 있도록 신분증과 다른 증명서를 소지하도록 교육시켜야 한다.

2) 제2단계 : 면접의 실시단계

면접의 실시단계란 면접자가 직접 현장에 나가서 면접대상들을 면접하고 기록함으로써 자료를 수집하는 단계이다. 면접의 실시단계는 면접대상에게 접근하는 단계와 면접을 시행하는 단계로 구분하여 볼 수 있다.

(1) 면접대상에게 접근(access to respondents)

면접은 면접자가 면접대상에게 접근하여 대면을 요청한 후 면접대상이이에 응함으로써 시작된다. 따라서 면접대상이 면접자의 면접요청에 응하지 않을 경우 면접은 이루어지지 않을 수밖에 없다.

그런데 모든 면접대상이 하나같이 면접자의 면접요청에 순순히 응할 것이라고 기대하는 것은 잘못이다. 따라서 면접자가 면접대상을 처음 만나는 순간이 사실은 면접이 성공할 수 있는가를 판단하는 고비가 된다. 이 순간이 중요하다는 것은 오늘날 대부분의 경험 있는 면접자들이 면접에 있어서 가장 어려운 문제가 바로 면접대상을 설득하여 면접에 응하도록 하는 것이라고 지적하는 것만 보아도 잘 알 수 있다. 이와 같은 어려움은 오늘날 우리나라의 경우 더욱 심각하다. 우리의 경우 낯선 사람을 의심하고 기피하는 현상이 있는데 이는 사회범죄가 극심한 대도시의 경우 더욱 두드러진다. 이와 같은 이유 때문에 면접자들도 낯선 사람으로 인식되어 기피당하고 면접대상에게 접근하지 못하는 경우가 빈번하다. 그러므로 면접자가 면접대상에게 접근함에 있어서 다음과 같은 몇 가지 사전작업들을 수행할 필요가 있다.

첫째로, 면접대상이 많을 경우, 비용이 허락한다면 TV, 라디오, 신문 등 매스컴을 통해서 조사연구에 관해 주지시킬 필요가 있다. 즉, 조사연구의 목적과 연구를 주관하는 사람이나 기관 등에 관해 면접자가 면접대상을 만나기 하루 전에 방송하는 것이 효과적이다.

둘째로, 면접의 대상이 비교적 적은 숫자일 경우에는 매스컴을 통하여 선전하는 첫 번째의 방법은 무엇보다도 비용이 많이 들기 때문에 피하는 것이 좋다. 따라서 이 경우는 대안으로서 서신이나 전화를 통하여 사전안내를 하는 것이 바람직하다. 조사연구자나 공신력 있는 후원기관으로부터의 서신이나 전화는 면접대상으로 하여금 면접에 대해 호감을 갖도록 하는 효과를 가져온다.

셋째로, 앞의 두 경우 중 어느 경우라도 모든 면접자는 확실한 신분증명서를 지녀야 한다. 특히 면접자가 학생일 경우는 학생의 신분을 나타내는 학생증 같은 증명서의 소지가 필요하다.

넷째로, 가능한 한 면접은 주간에 시행되어야 한다. 저녁이나 야간에는 면접대상에게 의심을 줄 가능성이 있으며 설사 면접요청이 허락된다 해도 내용이 질적으로 의미 없는 경우가 많다.

(2) 면접의 시행

일단 면접대상과의 첫 대면이 성공적으로 이루어져 면접대상이 면접요청을 수락하면 면접이 시작된다. 면접은 면접자와 면접대상 두 사람 사이의 상호작용이다. 이러한 면접은 상호간에 즐길 수 있는 것이라야 하며 그러기 위해서는 양측 모두가 사회적 보상을 받을 수 있어야 한다. 즉, 면접자와 면접대상은 똑같이 시간소비와 노력에 대해서 적절한 보상을 받아야 한다. 면접자가 조사자 자신일 경우 필요한 자료를 얻는 것으로써, 고용된 사람일 경우에는 금전적으로 보상을 받게 될 것이다. 면접자가 받는 또 다른 보상은 면접 중에 면접대상의 행태를 조정한다는 측면에서 영향력의 행사를 들 수 있다.

반면에 면접대상이 받는 보상으로는 처음부터 끝까지 계속되는 면접자로부터의 칭찬을 들 수 있다. 대개의 경우 사람들은 자기의 의견을 피력할 때 남들이 경청해 주는 것을 좋아하는데 면접대상이 면접질문에 대해 응답할 때 면접자가 진지하게 경청함으로써 면접대상이 사회적 보상을 받은 셈이 된다. 즉, 주의를 집중하여 진지하게 경청하는 면접자의 태도에서 면접대상은 면접시간과 노력이 헛되지 않았다는 느낌을 갖게 되는 것이다.

면접의 실시 중에 기록이란 피면접자의 말들을 가능한 한 빠짐없이 쓰는 것이다. 그러나 이것은 항상 가능하지도 않고 또한 용이하지도 않다. 많은 면접자들은 중요한 문구들만 기록하였다가 면접 후에 나머지를 채우기도 하고 면접대상의 사전양해 아래 녹음기 같은 면접보조수단을 사용하기도 한다. 그러나 녹음기 같은 것을 사용할 경우 면접대상이 불쾌하게 생각할 수도 있으므로 주의하여야 한다.

면접대상에게 접근하고 면접을 성공적으로 수행하여 원하는 정확하고도 정직한 면접자료들을 획득하는데 도움이 될 수 있는 면접요령들은 다음과 같다.

① 면접대상의 집에 도착하여 면접대상이 문 앞에 나타나면, 면접자는 자신의 이름을 밝힌 후 자신의 신분증을 제시하여야 한다. 그리고 면접목적을 간략하게 설명하고 면접하고 싶은 대상을 알린다. 경우에 따라서는 면접대상들이 조사연구의 후원기관과 응답자가 선택된 이유에 대해서 물을 수도 있기 때문에 간략하게 답변할 수

있도록 미리 준비해 갈 필요가 있다.

② 면접을 성공리에 마치기 위해서는 면접대상으로 하여금 편안한 마음을 가질 수 있도록 배려해야 한다. 이를 위해서는 면접자 자신이 먼저 긴장을 풀고 중립이 되도록 노력해야 한다.

③ 되도록 면접은 간략히 해야 한다. 면접대상은 모두 바쁜 사람들이므로 되도록 면접을 간략히 해야 한다. 설혹 면접대상이 면접질문에 대해서 장황하게 긴 설명을 할 경우라도 면접자는 짜증을 부리거나 서두르지 말고 공손한 태도로서 면접대상이 요점에 가깝게 응답하도록 유도하여야 할 필요가 있다.

④ 되도록 면접상황을 면접자와 면접대상만의 양자관계로 맞추어야 한다. 즉, 면접장소에 면접대상이 아닌 다름 사람들이 있을 경우 면접자의 시선을 면접대상의 시선에 맞춤으로써 면접상황이 흐트러지지 않도록 노력하여야 한다.

⑤ 면접자는 편견을 버려야 한다. 면접자는 자신의 이념이나 자신이 속해 있는 특정한 단체를 면접대상에게 밝힘으로써 면접대상이 면접자에 대한 편견을 갖게 해서도 안 된다.

⑥ 면접자는 면접대상 앞에 나타나기 전에 먼저 면접도구에 완전하게 숙달되어야 한다. 경우에 따라서는 면접질문의 내용을 미리 암기함으로써 면접상황에서는 면접표는 보지 않고 면접대상만을 바라보면서 질문을 할 수 있어야 한다.

⑦ 면접자는 면접표에 정리된 순서대로 면접질문을 해야 한다. 이는 많은 경우 면접표 속의 언어구성이 일정한 순서에 의해서 이루어지기 때문이다.

⑧ 만약 신뢰할 만한 면접자료를 원한다면 면접자는 면접대상이 면접질문의 내용을 충분히 이해할 수 있도록 천천히 말해야 할 것이다.

⑨ 어떠한 경우라도 면접자가 면접대상에게 응답을 알려서는 안 된다. 면접대상이 면접질문에 대한 답변을 주저하거나 망설일 경우 면접질문을 정확하게 반복해야 하며, 손쉽게 답변을 알려서는 안 된다.

⑩ 필요할 경우 정확한 탐색질문을 사용하여야 한다. 탐색질문이 필요 할 경우란 초기의 질문이 불완전하거나, 모호하고 또는 관련이 없는 경우등이다. 탐색질문을 해야 하는 경우 답변을 제시함이 없이 중립적으로 해야 한다.

⑪ 면접장소를 떠나기 전에 모든 면접질문에 대한 답변이 이루어졌는가를 확인하여야 한다.

3) 제3단계 : 면접기록의 정리 단계

면접기록의 정리단계는 면접법의 최종단계이며 사실상 자료분석과 연결된다. 이 단계에서 행해지는 작업으로는 면접자에 의해서 얻어지는 자료들을 직접 분석할 수 있도록 미비점을 보완하고 요약할 것은 요약하는 등의 정리작업이라 하겠다.

4. 면접법의 평가

하나의 자료수집방법으로서 면접법은 관찰법이나 질문지법에 비해서 비교적 적극적인 자료수집방법이라고 할 수 있다. 여기서 적극적인 자료수집방법이란 면접자가 면접대상을 찾아가서 직접 대면하여 자료를 획득한다는 의미이다. 따라서 이와 같은 적극적인 자료수집방법 은 그 나름대로의 장 단점을 지닐 수 있는데 이하에서는 그 장 단점을 다른 자료수집방법과 비교하여 검토해 보기로 하겠다.

1) 면접법의 장점

면접법의 장점들은 다름과 같다(Kenneth D. Bailey, 1988 : 182).

① 면접법의 가장 중요한 장점으로는 융통성(flexibility)을 들 수 있다. 면접자는 면접대상이 질문의 내용을 이해하지 못할 경우 몇 번이고 질문을 반복할 수가 있으며, 필요할 경우에는 탐색질문을 사용할 수 있다는 융통성이 있다. 뿐만 아니라 상이한 면접대상에게 상이한 면접질문을 할 수 있는 융통성이 있다.

② 면접법은 면접자들을 직접적으로 만나기 때문에 우송에 의존하는 질문지법 보다는 응답률(response rate)이 높다.

③ 글을 읽거나 쓸 수 없는 대상들에 대한 조사가 가능하다. 뿐만 아니라 쓰는 노력을 회피하려는 대상들에 대한 조사도 가능하다.

④ 면접법은 복자한 이슈에 관한 조사에 적절하다. 즉, 질문지법의 경우 복잡한 이슈

에 관한 조사는 피조사자들을 혼동시킬 가능성이 있으나, 면접법에서는 이들 복잡한 이슈를 면접대상들에게 설명해 줄 수 있기 때문에 효과적이다.

⑤ 면접법은 면접자가 애당초 선정한 대상을 면접 할 수 있다는 장점이 있다. 이에 비해서 우송질문지의 경우 애당초 선정된 조사대상이 응답을 하였는지를 확신할 수가 없다.

⑥ 면접법에서는 질문순서가 잘 지켜질 수 있다. 면접자 자신도 면접질문의 순서를 지키며 면접대상으로 하여금 질문의 순서대로 응답을 하도록 할 수 있다.

⑦ 면접법에서는 질문지법의 경우와 달리 그때 그때 나올 수 있는 자연발생적인 응답을 기록할 수 있다는 장점이 있다.

⑧ 면접법에서는 모든 질문문항들에 대한 응답이 완성되었는가에 대해 확인하고 불완전한 응답에 대해서는 보완할 수 있다는 장점이 있다. 이에 비해 우송된 질문지법에서는 완성되지 않은 질문문항에 대해서 보완할 방법이 없다.

2) 면접법의 단점

면접법의 단점들은 다음과 같다.

① 비용이 매우 많이 든다는 점이 문제이다. 표본추출과 면접표 작성에 많은 비용이 필요하며, 뿐만 아니라 면접자의 교육과 면접수행을 위해서도 충분한 비용을 지급하여야 면접이 성공을 거둘 수 있다.

② 면접 자체에도 시간이 많이 소요되지만, 면접수행을 위해서 면접자가 여행을 해야 하므로 면접은 시간이 많이 든다.

③ 면접자가 면접내용을 잘못 이해하고 또한 기록을 잘못 하는데서 나오는 면접오류의 가능성을 배제할 수 없다.

④ 우송된 질문지법에 비해 면접법에서는 면접대상이 질문에 대해 충분히 고려할 시간적 여유가 없다는 점이 문제이다.

⑤ 면접이 면접대상에게 피로, 긴장, 흥분 등을 가져옴으로써 면접내용이 부실해질 가능성이 있다.

⑥ 면접법은 면접대상의 익명성이 보장되지 않기 때문에 당혹감을 자아내거나 민감

한 면접질문에 대해서는 면접자가 위험을 느끼고 정직하게 응답하지 않는 등 자유롭게 의사표시를 하지 않을 가능성이 있다.

⑦ 면접에서 종종 사용되는 탐색질문은 면접대상에 따라 다르게 면접 질문을 할 가능성이 있고 또한 모든 면접대상에게 사용되는 것이 아니므로 조사자가 이들 응답결과를 표준화하기가 매우 어렵다.

⑧ 면접대상이 전국에 산재해 있을 경우 면접은 비용이 많이 들 뿐만 아니라 제한된 연구비용으로 이루어지는 면접조사 자체가 거의 불가능하게 된다.

Ⅳ. 자료수집상의 장애 극복방법

1. 협조요청

인간을 대상으로 하는 연구에서는 개인이나 단체소속기관의 협조를 얻어야 한다. 협조를 구하는 것이 어려운 것은 민감한 연구주제, 시간의 제약, 사생활의 노출 등 여러 가지 이유로 대상자가 꺼리기 때문이다. 다음 표는 이 어려움을 어느 정도 극복하는 방법이다.

〈표 8-4〉 자료수집상의 장애 극복방법

협조요청의 장애	극복방법
시간을 뺏긴다.	정보, 금전, 물건, 서비스 등과 같은 유인물을 제공한다.
흥미가 없다.	이타주의에 호소하거나, 흥미를 유발할 유인물을 제공한다.
돈이 소모된다.	미리 모든 경비를 제공한다.
일상생활에 방해가 된다.	자료수집 대상자들에 대한 시간과 장소의 편의성을 제공하여 일상생활의 불편을 최소화한다.
너무 사적이라 침해가 된다.	비밀이나 익명을 보장한다.
위험을 느낀다.	비밀이나 익명을 보장하며, 자료수집 제공에 따른 이익을 보여준다.

2. 연구대상의 보호

연구의 대상이 인간이라면 협조를 얻기 전에 연구대상자의 기본적인 윤리문제가 있다. 그러므로 그들에게 연구에 대한 충분한 정보를 주어 참여할 것인지, 안할 것인지를 결정하도록 해야 한다.

최초의 윤리 규정은 원래 새로 개발된 약을 본인 모르게 투여하거나, 동의하지 않은 사람에게 투여할 때 적용시킨 것이다. 또한 참여를 강요당하고 있다고 느끼는 복지혜택자, 죄수, 정신질환자를 의학적 · 생물학적 실험연구의 악용을 방지하기 위하여 생겼는데, 최근에는 인간을 대상으로 하는 연구에 적용하게 되었다. 아직 우리나라에서는 연구자 개개인의 양심에 따라 연구대상을 보호하게 되나 외국에서는 연구에 대한 많은 윤리의 지침이 제시되고 있다. 그 한 예로 동의서를 얻는 것이 있다. 동의서의 주요내용은 다음과 같다.

〈표 8-5〉 연구대상 동의서의 주요 내용

1. 연구목적과 과정의 설명
2. 가능한 위험의 서술
3. 가능한 혜택의 서술
4. 가능한 대상을 이롭게 하는 대안적 과정
5. 어떠한 질문에는 응답하지 않아도 된다는 것
6. 어떠한 이유로든지, 어떠한 때든지 연구 참여를 포기할 자유를 보장

동의서를 받는 것은 인간의 권리를 보호하기 위해 필요하다고 여기면서도 실제로 적용할 때에는 많은 문제가 야기된다. 왜냐하면, 연구목적과 연구기대를 대상자에게 말하는 것은 그들의 반응을 왜곡하게 하여 연구를 가치 없게 만들 수도 있을 뿐만 아니라, 연구자 자신도 자료수집과정에 일어나는 모든 것을 완전히 알지도 못하므로 설명할 수도 없는 연구가 허다하기 때문이다.

어떤 장애인이나 아동의 경우에는 연구의 참여여부를 판단하지 못하기 때문에 또 다른 문제를 초래한다. 그러나 장애인이나 아동의 이해정도와 나이에 따라서 알릴 수 있는 것은 알려야 하고 동의를 요청하는 것이 그들의 권리를 존중하는 것이다.

3. 예비연구와 사전검사

자료는 가능한 한 체계적으로 수집해야 하지만 실제로는 대부분 그렇지 못하여 아무 문제없이 수집되는 경우는 드물다. 잘못된 자료수집은 틀린 결론으로 이끄는 원인이 되며 많은 자료를 쓸모없게 한다. 자료수집의 많은 어려움을 피하거나 줄이기 위한 방법으로는 예비연구(pilot study)나 사전검사(pretest)[2]를 한다. 예비연구는 방대하고, 복잡하고 경비가 많이 드는 대규모 연구를 진행하기 전에 행하는 소규모의 연구이다. 그러므로 예비연구에서는 연구의 모든 절차, 도구, 분석 등을 대규모 연구와 똑같이 행해야 한다. 예비연구를 통해 후속되는 대규모 연구의 시간, 에너지, 돈을 낭비하지 않도록 가능한 문제를 찾아낼 수 있어야 한다(조복희, 2002 : 83-86).

2) 사전검사는 엄격히 두 가지 의미를 가지는데 첫째는 실험 또는 준실험 연구에서 처치 전에 행해지는 말 그대로 사전에 행하는 검사이고, 둘째, 자료수집 전에 측정도구를 수정하고 정교화 시킬 목적으로 실시해보는 것이 있다. 보통 사전검사란 두 번째를 의미한다. 사전검사를 통해 측정도구의 애매한 점, 누락된 것 등의 문제점을 찾아내어 수정하여 본 조사에는 오류를 최대한도로 줄여야 한다.

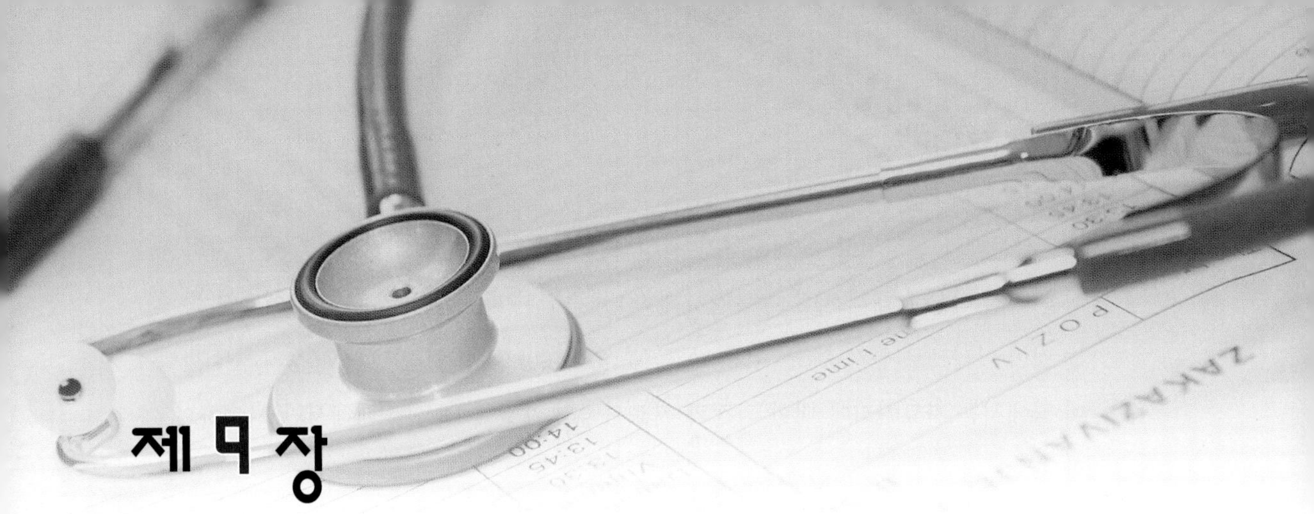

제 9 장

자료처리와 자료분석

조사문제가 설정되고, 측정도구가 결정되면 이를 조사대상에 적용시켜 연구자가 관심을 가진 현상에 대해 자료를 수집하게 되며, 수집된 자료는 바로 분석에 이용할 수 있는 것이 아니므로 원자료(raw data)들을 분석에 이용할 수 있는 형태로 정리해야 한다. 이 장에서는 자료처리에 대한 과정과 자료분석의 개괄적 내용에 대해서만 기술하기로 한다.

Ⅰ. 자료처리

1. 자료처리의 의의

일단 조사연구설계와 자료수집방법에 의해서 수집된 자료는 처음 수집된 형태로는 직접적인 분석이 불가능하므로 이들 자료는 분석 가능한 형태로 정리되어야 한다. 자료처리란 이와 같은 처음 수집된 자료를 분석이 가능하도록 처리하는 것을 말한다. 그러나 이와 같은 자료처리를 위해서는 먼저 기입이 완료된 조사표를 회수함에 있어서 점검 및 보완작업과 응답내용의 분류, 부호(code)화 등의 과정을 거쳐야 한다.

이런 과정을 거쳐서 이루어지는 자료의 처리는 수작업으로 할 수도 있으나 수작업에 의할 경우에는 많은 시간이 소요되며, 대량의 자료처리와 복잡한 자료의 처리 및 수작업으로 인해 일정한 한계에 부딪치게 되므로 오늘날과 같이 컴퓨터의 사용이 보편화된 상황 하에서는 대개의 경우 컴퓨터에 의해서 처리되고 있다.

그런데 컴퓨터에 대한 일반의 그릇된 인식은 컴퓨터가 만능인 것처럼 잘못 판단하고 있다는 점이다. 컴퓨터는 단순히 수많은 자료를 신속하고 정확하게 처리해 주는 하나의 도구에 불과할 뿐 그 자체가 잘못 구성된 질문지나 편견이 있는 표본 등을 바르게 잡아주는 것은 아니다.

2. 자료처리의 방법

1) SPSS(statistical package for the social sciences)

SPSS란 statistical package for the social sciences의 약자이다. 여기서 package는 프로그램의 모음을 뜻하며 statistical package는 통계분석방법의 프로그램을 모아 놓은 것이다. SPSS의 개발은 1965년 스탠포드 대학에서부터 비롯된다. 정치학과와 정치학연구소에서 수집된 자료를 분석하고자 할 때 분석자료가 틀리면 분석 프로그램을 일일이 다시 작성해야하는 불편과 시간 및 경비의 낭비가 많았다. 만일 통계분석 프로그램을 미리 작성해 놓고 통계자료를 수집할 때마다 그 프로그램을 이용할 수 있다면 대중이 이용하기 편리하고 경제적이다. 이와 같은 아이디어의 발상이 통계분석방법의 프로그램 패키지를 개발하게 하였는데, 여러 관련 학자들이 참여하여 공동으로 개발 완성한 것이 SPSS이다.

이 SPSS는 자료처리 기계화의 주역을 맡고 있는데 한국에서도 여러 연구기관 및 대학에서 이를 설치 활용하고 있다. 그리고 이것이 다루고 있는 것은 집계 · 제표 · 도표화 · 산포도의 작성과 같은 집계작업은 물론, 각종의 대표치와 통계량의 계산, 대표적인 통계분석방법 등을 포함하고 있으며, 특수한 분석을 시도하는 것 이외에도 대부분의 자료처리를 수행하고 있다. 이는 컴퓨터 활용의 대중화를 촉진시키고 있는 점에서도 획기적이라 할 수 있으며, 조사자들의 자료처리 능력을 크게 향상시켜 주리라고 기대되고 있는 것도 사실이다.

오늘날 컴퓨터 응용시스템(application system)의 발전은 컴퓨터 이용자들에게 지대한 편리를 제공해주고 있다. 컴퓨터 이용자(computer user)들은 자기가 직접 프로그램을 작성하지 않고도 이미 개발되어 있는 수많은 프로그램 패키지를 활용하면 되는 것이다. 그러나 이와 같은 보배로운 프로그램 패키지를 활용하기 위해서는 컴퓨터의 매카니즘(mechanism)과 프로그램 패키지의 기본기능 및 내용에 대한 지식을 갖추지 않으면 안 된다. 조사자는 조사표의 설계과정에서부터 이미 자료분석 방법과 분석결과에 대한 예측 및 양식(format)에 관한 구상을 어느 정도 구체화 할 수 있어야 하는데 그러기 위해서는 사전에 컴퓨터와 활용하려는 프로그램 패키지에 대한 이해가 선행되어야 한다는 것이다.

SPSS Release 12.0에서 처리할 수 있는 통계처리 분석방법은 대체로 다음과 같다. 어떤 유형의 작업이 가능한가를 살펴두면 도움이 될 것이다.

〈표 9-1〉 SPSS를 사용한 주요 통계처리 분석방법

1. Frequency distribution, histogram 및 descriptive statistics.
2. Multiway crosstabulation 및 명목자료의 관련성 측정.
3. Tabulation of Multiple response data.
4. Pearson, Spearson 및 Kendall의 상관계수.
5. Partial correlation.
6. Canonical correlation.
7. Analysis of variance with multiple classification analysis.
8. Stepwise discriminant analysis.
9. Multiple regression analysis.
10. Anova.
11. Analysis of time series.
12. Bivariate plot.
13. Factor analysis.
14. Guttman scale analysis.
15. Nonparametric analysis.
16. Survival analysis.
17. Paired 및 Group comparison t-test.
18. Missing value의 처리 등이다.

그러나 이들이 사용가능한 통계방법 중 중요한 것들이기는 하지만 전부는 아니다. 이것 외에 사용가능한 방법에 관해서는 전문서적을 참조하기 바란다. 모든 조사자들이 컴퓨터에 설치된 SPSS를 직접 사용할 필요가 있는 것은 아니지만 이 SPSS를 충분히 활용하기 위해서는 전기한 바와 같이 통계분석방법을 숙지하고, 또한 SPSS 및 컴퓨터의 메카니즘을 정확하게 이해하지 않으면 안 된다.

3. 컴퓨터의 유용성과 사용조건

1) 컴퓨터의 유용성

컴퓨터에 의한 자료처리는 여러 가지 이점을 지니고 있으며, 오늘날 널리 활용되고 있다. 컴퓨터의 유용성을 종합적으로 보면, ① 신속성(speed), ② 정확성(accuracy), ③ 편리성(convenience), ④ 정교성(neatness), ⑤ 영구성(permanancy), ⑥ 융통성(flexibility), ⑦ 재생산성(reproducibility) 등을 들 수 있다.

2) 컴퓨터의 사용조건

컴퓨터에 의한 자료의 처리가 언제나 가장 경제적인 방법이라고 할 수는 없으며, 경우에 따라서는 수작업에 의한 처리가 더 용이하고 비용도 더 적게 들 수가 있다. 여기서 컴퓨터의 사용이 비용과 편익 면에서 가장 바람직한 경우를 지적한다면 다음과 같은 경우라 하겠다.

① 표본의 크기가 적어도 100 이상이 될 때이다.
② 표본의 크기가 이보다 적더라도 복잡한 통계적 분석을 하고자 할 경우나 분석이 비교적 오랜 시간에 걸쳐 보존되어야 할 경우이다.
③ 자료가 하나의 조사결과를 위해서 뿐만 아니라 다른 조사자들을 위해서 사용될 가능성이 있을 때 등이다.

4. 컴퓨터의 작업과정

연구조사의 분석에서 컴퓨터의 활용은 필수라고 해도 과언은 아니다. 개인용 컴퓨터를 이용한 사회과학의 통계분석에서 일반적으로 많이 쓰이고 있는 통계프로그램에는 SPSS(statistical package for the social sciences)나 SAS(statestical analysis system) 등이다. 이외에도 여러 가지 통계프로그램들이 있지만 어떤 프로그램을 사용하든 원자료(raw data)들을 컴퓨터 분석이 가능한 상태로 전환하여야 한다.

연구의 목적에 따라 질문조사를 실시한 후 수백 장의 질문지를 수거했다 할지라도 질문지 그 자체만 가지고서는 연구 결과를 도출하는 데 아무런 도움이 되지 않는다. 따라서 정해진 표본집단을 대상으로 질문조사를 실시한 후 수집된 자료에 대한 분석을 해야 한다. 여기에서는 그 과정에 대해서 설명할 것이다. 일반적으로 자료처리는 원자료의 정리와 편집, 코딩(coding, 부호화), 자료입력으로 나눌 수 있다(최일섭 외 2인 공저, 2001 : 227-229).

1) 원자료의 정리 및 편집

원자료의 정리 및 편집이란 자료처리에서 수집된 자료들을 정리하고, 점검하며, 편집하는 것을 말한다. 앞에서 살펴본 것처럼 자료들은 조사연구의 성격에 따라 다양한 수집기법과 자료유형에 따라 다양하다. 우리가 수집한 자료들은 가장 쉽게 떠올릴 수 있는 설문지 외에도 비표준화면접에 의한 자료들이 있을 수도 있고, 관찰에 의한 기록지가 있을 수도 있다. 대개는 하나의 방법으로 자료가 수집되지만, 연구목적이나 주제에 따라서 여러 가지 자료수집방법이 혼용되며 이런 경우에는 다양한 형태의 원자료들을 적절하게 정리하거나 통합하는 것이 필요하다.

또 다른 작업은 원자료에 대한 검토이다. 이 과정에서 검토해야 할 사항은 다음과 같다(김경동외 1인공저, 1995 : 418; 김광웅, 1996 : 505; 채서일, 1997 : 403).

첫째, 응답자가 실제의 조사대상자의 표본으로 적합하지를 다시 확인한다. 문헌연구일 경우 분석대상이 적합했는지를 검토한다.

둘째, 질문지 중에서 응답이 누락되었거나 기입이 불완전한 항목을 검토한다. 만약 누락되거나 기재가 불분명한 경우가 발견되면, 응답자에게 추가질문을 하여 이를 보완하거나, 조사지역 등 조사원과 관찰자를 통해 확인할 수 있는 내용을 보충한다. 여기에서 조사원이나 연구자의 임의적인 판단이 개입되어서는 안 된다. 만약 이와 같은 작업이 불가능할 경우에는 분석대상에서 제외키거나 무응답으로 처리하여야 한다.

셋째, 잘못 기입된 응답이 없는지를 검토하여야 한다. 만약 조사원이나 관찰자가 임의의 기입을 했다든가, 동일한 사람의 응답사항이 서로 모순되어 자료 자체의 신뢰가 의심되는 경우, 응답내용이 전반적으로 의심되는 경우에는 분석에서 제외시켜야 한다.

넷째, 개방형 질문의 경우 다음의 코딩 과정에서 처리될 수 있도록 모든 응답내용을 일정한 범주로 구분하여 각 응답이 분류될 수 있도록 해야 한다.

2) 코딩(coding)

코딩이란 수집된 자료들을 일정한 규칙에 따라 숫자, 문자, 기호 등을 부여하는 과정이라고 할 수 있는데, 주로 숫자를 부여한다. 즉 코딩이란 조사된 질문지의 응답 내용을 수치화하여 컴퓨터 혹은 코딩 용지에 기록하는 과정이다. 질적인 분석의 경우에는 코딩 작업자체가 자료 분석이라고 할 수 있는데 유형화된 틀을 갖지 않고 수집된 자료를 유형화하는 것만으로도 자료 분석의 주된 내용이 되기 때문이다. 양적인 자료수집방법의 경우에는 코딩은 단순작업이라고 할 수 있다.

설문지의 내용을 기록하기 위해서는 코딩 프레임(coding frame, 또는 coding guide 라고 함.)을 사용해 입력오류를 줄이는 것이 바람직하다. 코딩 프레임은 설문 자료를 컴퓨터에 입력하는 작업을 도와주는 안내책자, 지침서의 역할을 하며, 다른 연구자에게 원자료에 대한 정보를 제공한다. 아래의 설문지를 사용해 코딩 프레임을 작성해 보자.

첫째, 코딩 프레임을 작성하기 전에 설문지 표지에 설문지 고유 번호를 부여하고, 이를 컴퓨터에 입력한다. 설문지 고유번호를 부여하는 이유는 입력에러가 발생할 경우에 이를 확인해서 수정하기가 용이하기 때문이다. 설문지의 고유번호를 부여하는 방법은 설문지 매수에 따라 100개 미만일 경우 01-99, 1,000개 미만일 경우에는 001-999의 설문을 갖는다. 다음 〈표 9-3〉의 코딩의 마지막 번호를 볼 때 100개이므로 001-100까지의 설문을 갖는다.

둘째, 설문문항의 선택 항목이 9자리 이하이면 한 자리로 코딩하고, 10개 이상이면 두 자리로 각 변수의 자릿수를 지정한다. 예를 들어 〈표 9-2〉에서 성별은 변수값이 남자와 여자 이으로 입력 칼럼은 한 칸을 지정하고, 연령은 01-99세까지 이므로 칼럼은 두 칸을 지정한다. 만약 110세인 사람이 있다고 한다면 001-110세까지 이므로 칼럼은 세 칸을 지정하면 된다. 주거지역, 결혼여부 등에 대해서도 각각 한 칸을 지정한다. 또한 월 평균 수입의 경우에는 실제 월평균수입을 100만원, 1,000만원 등으로 기입해야 하므로 4칸을 지정한다.

셋째, 설문 문항에서 아무것도 표시하지 않은 무응답은 코딩시 0 또는 9, 99, 999로 입력한다.

넷째, 설문 문항이 주관식일 경우에는 설문지의 답변을 검토한 이후에 공통 범주를 나누어, 범주별로 값을 부여하는 것이 좋다. 예를 들어 아래의 〈표 9-2〉에서 월 평균 수입의 경우에는 범주를 나누어 ① 100만원 미만, ② 100만원 이상-200만원 미만, ③ 200만원 이상-300만원 미만, ④ 300만원 이상 등의 네 가지 변수값을 부여할 수 있다(한승준, 2006 : 307-309).

〈표 9-2〉 설문지의 실례

지역주민의 의료시설 만족도 조사
【질문 1】 귀하의 성별 무엇입니까? ① 남자 ② 여자
【질문 2】 귀하의 나이는? (만 : 세)
【질문 3】 귀하가 거주 지역은 어디에 해당 됩니까? ① 대도시 ② 중소도시 ③ 농어촌지역
【질문 4】 귀하의 혼인 여부는? ① 기혼 ② 미혼 ③ 이혼 ④ 별거
【질문 5】 귀하의 학력은 어느 정도 입니까? ① 중졸이하 ② 고졸이하 ③ 대졸이하 ④ 대학원 졸 이상
【질문 6】 귀하의 월 평균 수입은? ( )만원
【질문 50】 현재 거주하는 지역의 의료시설에 대해 만족하고 계십니까? ① 매우 만족 ② 만족 ③ 보통 ④ 불만족 ⑤ 매우 불만족

〈표 9-3〉 코딩되어 입력된 실례

0011261230500 --	1
0021362110150 --	2
0032271230250 --	3
0042453121000 --	1
⋮	
10015023220200 --	4

〈표 9-3〉에서 첫 번째 코딩한 내용을 〈표 9-4〉와 〈표 9-5〉를 통해 설명해 보자. 즉 설문지 번호는 1번이며, 성별은 남자이고, 연령은 26세이며, 거주지역은 대도시이며, 교육수준은 대학을 졸업하였고, 월 평균수입은 500만원이며, 지역의료시설에 대한 만족도는 매우 만족함을 알 수 있다.

〈표 9-4〉 코딩되어 입력된 첫 번째 사례의 해설

설문번호	성별	연령	거주지역	결혼여부	교육수준	월 평균 수입	…	거주지역 만족도
001	1	26	1	2	3	0500		1

〈표 9-5〉 코딩 프레임의 실례

설문 번호 및 내용	변수이름	입력칼럼	변수값
설문지 입련 번호	일련번호	1-3	001-100
1. 성별	성별	4	① 남자 ② 여자
2. 연령	연령	5-6	실제 연령 기입
3. 주거지역	주거지역	7	① 대도시 ② 중소도시 ③ 농어촌지역
4. 결혼여부	결혼여부	8	① 기혼 ② 미혼 ③ 이혼 ④ 별거
5. 교육수준	교육수준	9	① 중졸이하 ② 고졸이하 ③ 대졸이하 ④ 대학원 졸 이상
6. 월 평균 수입	월수입	10-13	① 매우 만족 ② 만족 ③ 보통 ④ 불만족 ⑤ 매우 불만족
	⋮		
50. 거주 지역 의료시설 만족도	거주 지역 의료시설 만족도	80	① 매우 만족 ② 만족 ③ 보통 ④ 불만족 ⑤ 매우 불만족

II. 자료분석(data analysis)

1. 자료분석의 의의

앞에서 우리는 컴퓨터에 의한 자료처리과정을 중심으로 수집된 자료의 처리과정을 살펴보았다. 그러나 이와 같은 자료의 처리는 컴퓨터를 통해서 하는 방법이 유일한 방법은 아니다. 앞에서도 언급한 것처럼 수작업을 통해서도 이루어질 수 있는 것이다. 자료의 처리를 수작업으로 할 것인가 컴퓨터에 의해서 할 것인가 하는 문제는 단순히 결정되는 것이 아니라, 시간, 비용 및 편리성의 측면에서 고려하여 결정할 문제이다. 그리하여 선택된 수단에 의해서 자료가 처리되고 나면 이것을 분석하고 요약함으로써 조사연구의 끝을 맺을 수 있는 것이다.

따라서 자료의 처리, 분석, 요약 및 보고는 조사연구의 최후의 과정으로서 매우 중요하다고 할 수 있는 것으로, 그것은 수집된 자료에 어떤 의미를 찾아 주는 작업과도 같은 것이다. 즉, 그것은 마치 흩어진 상태에서는 자료로서의 의미 밖에 지니지 못하는 돌이나 시멘트 및 나무 등의 건축자재를 건축가가 조립하여 건물을 지음으로써, 이들에게 참다운 의미를 찾아주는 것과도 같은 논리라고 하겠다.

앞에서 우리는 가설의 종류가 기술적 가설과 설명적 가설의 두 가지가 있으며, 연구설계의 종류에도 기술적 연구설계와 설명적 연구설계의 두 가지 종류가 있음을 설명하였다. 먼저 기술적 가설이나 기술적 연구설계는 변수의 특징에 대한 기술을 목표로 하는데 비해서 설명적 가설이나 연구설계는 둘 또는 둘 이상 변수들의 상관관계에 초점을 맞춘다.

2. 자료분석의 종류

1) 기술적 분석(Descriptive Analysis)

기술적 분석은 하나의 변수에 대한 기술에 초점을 맞추는 분석이다. 기술적 분석의 대표적 예로서는 사례조사 분석과 기술적 실태조사 분석을 들 수 있다.

(1) 사례조사 분석

사례조사 분석의 예로는 서울대 이정재 교수 등이 행한 "한국 장수지역의 특성"에서 "고도"와 "연평균 기온"이 비교적 높은 지역에 장수인이 집중되었다는 것이었다. 즉, 이 교수 등 몇 명 학자들은 강원도 내 10만 명 당 100세 인구가 7명 이상인 지역을 조사한 결과 강릉시, 양양, 화천, 고성, 횡성, 인제, 홍천군 등 7곳을 얻어 냈으며, 이들 일곱 개 장수 지역의 특성을 조사한 결과 "고도와 연평균 기온이 비교적 높은 지역"이라는 공통적 특징을 발견한 것이다. 이에 대한 이유로서 이 교수 등은 과거 "경제력, 거주지의 지역적 특징 등이 장수를 결정하던 것"에서 최근 "보건 의료 등 사회복지 수준이 고르게 향상되면서, 이들 고산지역의 경우 맑은 공기와 신선한 채소 등의 섭취, 나아가 지역적 여건 때문에 자연히 운동량이 많을 수밖에 없는 요인들 때문"이라고 분석하였다. 따라서 과거 "사회경제적 요인이 장수에 미치던 영향은 줄어들고" 지역적 특징, 즉 고산지역이 장수의 요인으로 작용한다는 잠정적인 사례분석결과를 발표한 것이다(이정재 외, 2002 : 116).

사례조사 분석의 또 다른 예로는 Forcese 등이 어느 학교의 점심시간 동안에 학생들이 상호간에 보여주는 "호(好)" "불호(不好)" 등 상호작용을 60일 동안 분석한 결과를 소시오그램(sociogram)으로 분석한 것을 들 수 있다. 이와 같은 소시오그램 분석을 통해서 Forcese 등은 리더십 구조와 파워구조를 분석할 수 있으며, 조직의 문제점을 분석하여 개선방향을 제시할 수도 있다는 것이다(D. Forcese and S. Richer, 1973 : 196).

(2) 기술적 실태조사 분석

실태조사는 기술적 실태조사와 설명적 실태조사로 구분되며, 기술적 실태조사도 설명적 실태조사를 위한 예비적 연구로 사용될 수 있다는 점에서 순수한 기술적 실태조사란 있을 수 없다. 그러나 기술적 실태조사는 표본조사를 통해서 얻어진 모집단의 특징들을 기술하는 것을 목적으로 한다. 이와 같은 기술적 실태조사의 원 자료들은 질문지나 면접에 대한 표본들의 반등들에 의해서 만들어진다. 그리고 모집단의 특징들을 명백하게 나타내기 위해서는 표나 그래프가 사용되기도 한다. 이와 같은 기술적 실태조사 분석은 ① 분석을 위한 준비단계, ② 표본의 대표성을 검사하는 단계, ③ 그리고 표본의 특징들을 기술하는 단계 등 세 단계로 구분된다. 이하에서 세 단계들에 대해서 좀 더 상세히 살펴보기로 하겠다.

① **자료의 준비**(preparing the data)

기술적 실태조사에서 자료의 준비란 수집된 자료를 분석할 수 있도록 준비하는 단계로써 조사대상이 되는 표본들이 응답한 내용들을 컴퓨터에 입력시키는 활동을 말한다. 기술적 실태조사에서 수집되는 자료들은 대체로 조사대상들이 질문지나 면접에 응답한 형태로 얻어진다. 조사대상인 표본의 수가 많고 또한 질문문항 숫자가 많을 경우 컴퓨터를 사용해서 분석할 수밖에 없다. 따라서 컴퓨터가 이들 자료들을 읽고 분석하는 등 컴퓨터 처리를 위해서는 질문이나 면접에 대한 각 대답내용들을 일일이 컴퓨터에 입력시켜야만 한다.

② **표본의 대표성 검사**(testing for sample representativeness)

모든 응답내용들이 입력된 후 가장 먼저 할 일은 표본이 모집단을 얼마나 잘 대표하는가를 알아보는, 즉 "표본의 대표성"을 검사하는 일일 것이다. 표본이 모집단을 얼마나 잘 대표하는가를 알아보기 위해서는 모집단의 일부 알려진 특징들을 표본의 특징들과 비교해보는 것도 한 방법이다. 예를 들어 "서울시민들의 버스중앙차선제에 대한 인식조사"를 함에 있어서 이미 알려진 서울시민 전체의 남녀비가 54 대 46인데 비해서, 표본의 남녀비가 55 대 45라면 이 표본은 성 변수측면에서는 모집단을 대체로 잘 대표한다고 할 수 있다. 이와 같은 방법으로 연령, 소득 등 다른 변수들에 관해서도 비교하여 대체적으로 일치하는 내용을 발견할 경우 이 표본은 모집단을 잘 대표하는 표본이라는 결론을 내릴 수가 있을 것이다. 그런데 이와 같은 표본의 값과 모집단의 특징들을 비교함에 있어서 주의할 점은 비교대상이 되는 변수들에 대한 모집단 값이 가용해야 하며, 이들

변수들이 연구에 중요한 변수들이어야만 한다는 것이다.

③ 모집단 특성에 대한 기술(describing the population)

세 번째 단계에서는 모집단 특성을 기술하는 작업을 하게 될 것이다. 모집단 특성의 기술은 변수들의 측정수준에 따라 달라진다. 예로써 변수들의 측정수준이 명목적인 경우에는 모집단에 대한 기술은 비율이나 백분율, 그리고 그래프로 보완되는 수준에서 만족할 수밖에 없다. 그러나 등간적 자료가 가능한 경우라면 여기에 중앙집중화 경향과 분산에 대한 기술이 추가될 수 있을 것이다. 따라서 여기에서는 먼저 명목적 변수들의 기술에 대해서 검토한 후 서열적, 등간적, 그리고 비율적 변수들에 대한 기술에 대해서 살펴보기로 하겠다.

가) 명목적 변수들의 기술

명목적 변수들에 대한 기술적 분석을 위해서는 자료에 대한 테이블의 마지널 분석방법이 가장 유용하다. 마지널(marginals)이란 단순히 질문응답에 대한 표작성이며, 각 문항에 대한 응답숫자나 백분율로 표시되기도 한다. 즉, 아래와 같이 흡연여부를 묻는 질문에 대한 응답숫자와 백분율이 마지널에 나타나 있다. 이와 같이 마지널은 응답대상 숫자가 적어 그 분석이 비교적 간단하지만 표본이 커지고 응답대상 숫자가 많아질 경우 컴퓨터를 사용해서 분석을 용이하게 할 수 있다.

〈문1〉 당신은 담배를 피우십니까?

예	38(19)
아니오	54(27)
무응답	8(4)
합계	100(50)

이와 같은 표의 마지널 분석을 도와줄 수 있는 수단이 그래프에 의한 분석이다. 막대그래프나 꺾은 그래프는 시각적인 분석에 매우 효과가 있는데, 특히 표본이 클 경우 매우 유용하다. 기술의 마지막 단계에서 조사자가 앞의 표 분석이나 그래프 분석에 대해서 기술적 해설(descriptive commentary)을 첨부한다. 이와 같은 조사자의 기술적 주석을 통해서 표와 마지널 분석이 지닌 의미가 잘 표현되어진다. 따라서 조사자의 기술적 해설이야말로 기술적 분석의 핵심이라고 할 수 있다.

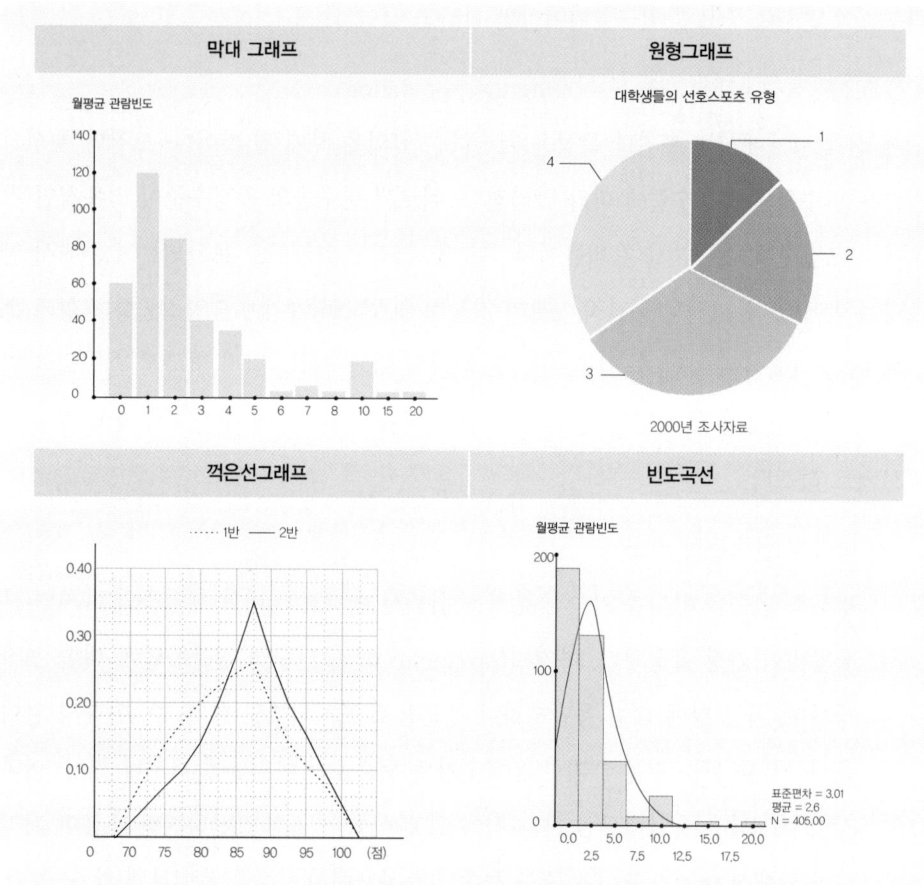

〈그림 9-1〉 다양한 그래프

나) 서열적, 등간적, 그리고 비율적 변수들의 기술

변수들의 측정수준이 높아지면 정리와 분석이 그만큼 어려워지게 된다. 즉, 명목적 수준의 변수의 경우 분석을 위한 표의 정리가 비교적 단순했지만, 서열적 수준 이상의 변수들의 경우 응답카테고리가 다양하기 때문에 표의 정리와 분석이 그만큼 어려워진다. 서열적 수준 이상의 변수들의 경우 심하면 응답자 수만큼의 응답카테고리가 나올 수도 있기 때문에 다양한 이들 응답카테고리들을 축소시켜 의미 있는 자료로 만드는 작업이 필요하다. 다음은 비율적 변수로서 2016년 1학기에 개설된 모 대학 보건조사방법론 과목의 수강생 50명의 성적에 관한 가상적 자료이다.

〈표 9-6〉 보건조사방법론 수강생 50명의 가상적 성적

99	85	87	87	95
77	70	55	64	58
89	92	70	78	83
88	86	90	91	98
95	85	83	82	87
72	88	83	86	90
65	78	93	90	72
66	88	82	95	98
75	72	84	81	97
53	68	81	80	92

모집단에 대해 기술하기 위해서는 무엇보다 먼저 복잡한 이들 자료를 잘 정리해야만 한다. 따라서 이 자료는 50점 이상 60점 미만, 60점이상 70점 미만, 70점 이상 80점 미만, 그리고 90점 이상 100점 미만 등 다섯 카테고리로 다음 〈표 9-7〉와 같이 다시 정리할 수가 있다.

〈표 9-7〉 다시 정리된 보건조사방법론 성적들

그룹별 성적	그룹별 숫자	퍼센트
50~59	3	6
60~69	4	8
70~79	9	18
80~89	20	40
90~99	14	28
	50	100

이와 같이 재정리된 표를 통해서 이번 학기에 사회복지조사방법론을 수강한 학생들에 대한 분석이 가능해졌다. 표에 의하면, 가장 많은 점수 그룹, 즉 최빈수는 80점대로 40%나 되었다. 이 자료는 앞의 명목적 변수의 경우처럼 그래프로 정리될 수도 있다.

비율적 수준의 이 자료로부터 최빈수 이외에도 중앙집중경향(central tendency)과 분포상황(dispersion)에 대한 정보를 얻는 것이 가능하다. 즉, 50명의 성적에 대한 산술평균(arithmetic mean)을 산출하여 성적에 대한 평균(average)을 산출하면 된다. 그리고 분포상황의 분석을 위해서는 표준편차(standard deviation)을 산출하면 된다. 중앙집중화 경향분석을 위한 산술평균과 분포상황을 분석하기 위한 표준편차의 산정에 대해서는 뒤에 통계부분에서 상세히 다루기로 하겠다.

········· 참고하기

분포상황(dispersion)과 관련된 공식들		
범위(Range)	(최대값 – 최소값)	
평균편차(Mean Diviation)	$MD = \frac{\sum \lvert X_i - \overline{X} \rvert}{n}$	
분산(Variance)	모집단 분산/표준편차	표본의 분산/표준편차
	$\sigma^2 = \frac{\sum (X_i - \mu)^2}{N}$	$S^2 = \frac{\sum (X_i - \overline{X})^2}{n-1}$
표준편차(SD)	$\sigma = \sqrt{\frac{\sum (X_i - \mu)^2}{N}}$	$S = \sqrt{\frac{\sum (X_i - \overline{X})^2}{n-1}}$

마지막으로 조사자의 기술적 해설(descriptive commentary)을 위해서는 단순한 산술평균이나 표준편차의 수치를 열거하는 것만으로는 부족하다. 자료의 중앙집중화와 분산에 대한 보다 상세한 기술과 함께 같은 다른 학기의 사회복지조사방법론 수강생들의 성적과의 비교 또는 같은 학기의 다른 과목들의 성적들과의 비교에 초점을 맞추는 해설도 필요하다. 예를 들어 2015년 1학기 보건조사방법론 수강생들의 평균과 본포상황을 비교함으로써 2016년 1학기 학생들의 학업성취를 알아볼 수가 있는 것이다.

2) 설명적 분석(Explanatory Analysis)

반면에 설명적 분석은 둘 또는 둘 이상 변수들의 상관관계를 분석하는데 초점을 맞춘다. 기술적 분석의 예로는 실험조사 분석과 설명적 실태조사 분석을 들 수 있다.

(1) 실험조사 분석

실험설계에 대해서는 제3장에서 설명한 바와 같이 실험변수, 즉 독립변수가 종속변수에 어떠한 영향을 미치는가를 알아보는데 초점을 맞추고 있다. 이를 위해서 대상 집단을 실험의 대상이 되는 실험집단과 실험처리에서 통제되는 통제집단으로 나눈 후, 실험처리의 결과가 두 집단에 어떻게 상이하게 나타나는가를 비교한다.

두 집단의 비교분석에는 사용되는 분석수단은 종속변수의 측정수준에 따라 다르다. 즉, 종속변수에 대한 측정수준이 명목적 수준일 경우 가장 유용하게 사용되는 분석수단으로는 퍼센티지 분석을 들 수 있다. 그러나 만약 측정수단이 서열적 수준 이상, 즉 등간적 또는 비율적 수준까지 이르면 평균, 중앙값 그리고 변동(variance)의 분석 등 복잡한 분석수단들의 사용이 가능해진다.

명목적 자료의 실험에 대한 퍼센티지 사례분석을 위해서 다음과 같은 "금연교육"의 효과를 "통제집단 후 비교설계"를 통해 실험을 해보자. 즉, 무작위로 흡연자 100명을 50명씩 두 집단으로 나누고, 한 집단(실험집단)에게만 일주일 동안의 "금연교육"을 실시한 후 두 집단의 흡연에 어떤 변화가 나타나는가를 조사해본 결과 다음과 같은 가상적인 자료를 얻었다고 하자.

〈표 9-8〉 당신은 담배를 피우십니까?

R	50	X	35(70%)
R	50	X	49(98%)

위의 가상적인 자료에 대한 퍼센티지 비교분석에서 실험처리, 즉 "금연교육"의 실시 이전에는 두 집단의 50명 모두(100%)가 흡연을 하였으나, 실험처리 이후에 실험집단과 통제집단에는 상당한 변화가 나타났다. 즉, "금연교육"의 대상이 되었던 실험집단에는 흡연자가 70%로 줄어든 반면에 "금연교육"의 대상이 되지 않았던 통제집단에는 흡연자가 거의 줄어들지 않은 98%로 나타난 것이다.

이와 같은 가상적인 자료에 대한 퍼센티지 비교분석을 통해서 "금연교육"이 상당히 효과가 있음이 판명되었다. 그러나 한 번의 실험으로 "금연교육이 효과적"이란 결론을 내리기에는 미흡하다. 아마도 여러 차례의 동일한 실험을 통해서 같은 "효과적"이란 결과가 나올 때 비로소 우리는 "금연교육이 효과가 있다"고 결론을 지을 수가 있을 것이다.

(2) 설명적 실태조사 분석

설명적 실태조사는 두 변수 사이의 인과적 관계를 수립하는 것을 목적으로 하기 때문에 인과적 실태조사(causal survey)라고도 불린다. Forcese와 Richer는 인과적 서베이에 대한 예로서 "고등학생들의 비교과목 활동(extracurricular)에의 참여"와 "학업을 마치려는 욕구"와의 관계를 제시하였다.

〈문 2〉 당신은 고등학교를 마치실 작정입니까?

_______________ 예

_______________ 아니오

〈문 3〉 당신은 교내 써클이나 동아리의 회원입니까?

_______________ 예

_______________ 아니오

이와 같은 질문에 대한 응답 자료들이 수집되면, 표본검사와 기술, 상관관계의 계산, 상관관계의 중요성에 대한 검사, 그리고 두 변수간의 인과관계에 대한 검증 등 인과관계 서베이의 네 단계가 시작된다.

가) 표본검사와 기술(sample testing and description)

표본검사란 앞의 기술적 실태조사의 경우처럼 표본의 대표성을 검증하는 작업이다. 표본의 대표성을 검증하기 위해서 "비교과목 활동에 참여"하는 학생들의 "학업" 성적에 대해서 표본과 모집단을 비교하는 것이다. 이와 같은 대표성의 검증을 가능하게 하기 위해서는 표본학생들의 학업성적은 물론, 모집단 학생들의 비교과목 활동참여와 이들 참여 학생들의 성적에 대한 기록 등 자료를 확보할 수 있어야만 할 것이다.

표본의 대표성 검사에 이어서, 분석의 핵심이 되는 변수들에 대한 모집단의 기술이 필요하다. 이는 인과관계 분석이 매우 복잡하기 때문에 모집단의 기본적 정보에 대한 상세한 기술을 미리 해둘 필요가 있기 때문이다. 즉, 해당 학교 전체 학생들(모집단)의 최근 몇 년 동안에 졸업예정자 비율, 중도탈락자 비율, 비교과목 활동에 참여하는 학생비율 등에 대한 기술 등에 대한 사전 이해와 기술이 필요하다. 그리고 이러한 이해와 기술을 바탕으로 좀 더 복잡한 인과관계의 분석으로 나아갈 수 있는 것이다.

나) 상관관계의 측정(measure of association)

두 변수의 상관관계를 측정하는 통계수단들은 제법 많다. 하나의 변수가 다른 변수와 얼마나 밀접하게 상관이 있는가를 측정하는 수단은 "상관관계의 측정수단"이라고 불린다. 여기서 상관관계(association)란 단순히 "하나의 변수를 알게 됨으로써 다른 변수를 알게 되는 정도"를 말한다. 예를 들어 "성"과 "머리의 길이"가 비교적 밀접한 상관관계를 가졌다고 하자. 만약 어떤 사람의 머리 길이를 알 경우 그가 남자인지 혹은 여자인지를 알 수 있다는 것이다. 물론 성과 머리의 길이 사이의 상관관계는 최근에 와서는 상당히 약해진 것이 사실이긴 하지만 아직도 어느 정도는 유효하다고 할 수 있다.

따라서 "비교과목 활동에의 참여"와 "학생들의 졸업에 대한 의욕"사이의 상관관계를 측정하기 위한 가설은 "학생 개인의 비교과목 활동에의 참여여부를 알 경우, 그의 졸업계획에 대해서도 알 수 있다"를 세울 수 있다. 즉, 비교과목 활동에 참여하는 학생들의 경우 졸업가능성이 높은데 반해서, 비교과목 활동에 참여하지 않는 학생은 졸업의 가능성이 낮다는 것을 예측할 수 있다는 것이다.

그러므로 이제는 "비교과목 활동참여"와 "고등학교 졸업계획"사이의 상관관계를 측정하는 작업에 나설 수 있다. 그런데 이들 두 변수들은 모두 명목적 수준에서 측정되었다. 인과 관계의 분석은 변수들의 측정수준에 따라 달라지지 않기 때문에 명목적 변수의 분석에서 시작하는 것도 괜찮다.

상관관계 측정 단계에서 제일 처음 해야 할 작업은 "비교과목 활동참여"와 "고교 졸업계획"이라는 두 변수의 카테고리들에 해당하는 개인들의 숫자를 세는 한편, 이를 표로 작성하는 일이다. 이들 카테고리 숫자를 일일이 세는 작업은 매우 지루하고 시간 소모적이므로 컴퓨터로 하여금 대신 작업을 할 수가 있다. 또한 컴퓨터의 "교차제표프로그램"(cross-tap program)에 의해서 다음 〈표 9-9〉와 같은 가상적인 결과를 얻을 수 있다.

〈표 9-9〉 비교과목 활동참여와 고교졸업 계획과의 상관관계

		비교과목 활동에의 참여	
		예(yes)	아니오(no)
고교를 졸업할 계획	예(yes)	40(A)	25(B)
	아니오(no)	10(C)	25(D)

〈표 9-9〉의 가상적 결과에 의하면, 고교를 졸업할 계획을 가진 학생들은 모두 65명, 졸업할 계획이 없는 학생들은 35명이다. 비교과목 활동에 참여하는 학생들 가운데 고교를 졸업할 계획을 가진 사람은 40명(80%)인데 비해서, 고교를 졸업하지 않을 계획을 가진 학생들은 10명(20%)에 불과하다. 반면에 비교과목 활동에 참여하지 않는 학생들은

고교를 졸업할 계획을 가진 학생들과 졸업하지 않을 계획인 학생들이 반반씩이다.

그러면 이와 같은 교차제표의 가상적인 결과에 대해서 두 변수, 즉 "비교과목 활동에의 참여가 고교를 졸업할 계획"과 상관관계를 가졌다고 분석할 수 있겠는가? 예를 들어 비교과목 활동에 참여여부를 알면, 그 학생의 고교졸업 계획을 알 수 있을 것인가? 이와 같은 명목적 변수의 상관관계의 분석을 위해 사용되는 수단이 "Phi 계수(Phi-coefficient)와 Q계수(Q-coefficient)" 등을 들 수 있다.

모든 다른 상관관계를 측정하는 계수들의 경우와 마찬가지로, Q계수의 변동 범위는 -1에서 +1 사이이다. "1"에 가까울수록 변수들 사이의 관계가 밀접함을 나타내며, "+"의 경우 긍정적, 그리고 "-"의 부정적인 상관관계를 나타낸다.

〈표 9-9〉처럼 명목적 변수들의 2×2 테이블의 경우에 Q계수가 잘 적용되는데, Q계수를 산정하기 위한 공식은 다음과 같다.

$$Q = \frac{AD - BC}{AD + BC}$$

이 공식에서 Q계수는 Cell A와 Cell D의 값을 곱한 것에서 Cell B와 Cell C의 값을 곱한 것을 뺀 값을 두 셀들의 곱을 더한 값으로 나누어서 얻게 된다. 이와 같은 Q계수 산정 공식을 위 〈표 9-9〉의 비교과목 활동과 고교졸업 계획이라는 두 변수의 상관관계에 적용시켜 Q계수 값을 산출하면 다음과 같다.

$$Q = \frac{40 \times 25 - 25 \times 10}{40 \times 25 + 25 \times 10} = \frac{1000 - 250}{1000 + 250} = +.60$$

즉, Q계수 값이 .+.60이 나왔는데, 이 값이 의미하는 바는 "비교과목 활동에의 참여와 고교졸업계획 사이의 상관관계는 긍정적이며, 또한 중간 정도가 약간 상회하는 관계"가 있음을 나타낸다. 다시 말해서 비교과목 활동에 참여하는 학생들은 대체로 고교를 졸업할 계획을 가지고 있다는 것이다.

지금까지는 각 Cell의 빈도에 초점을 맞춰 상관관계를 분석하였는데, 백분율(퍼센티지)에 초점을 맞춰 상관관계를 분석하는 것도 한 방법이다. 따라서 위의 〈표 9-9〉를 퍼센티지 자료를 첨가해서 다시 작성하면 아래 〈표 9-10〉와 같다.

〈표 9-10〉 비교과목 활동참여와 고교졸업 계획과의 상관관계

		비교과목 활동에의 참여	
		예(yes)	아니오(no)
고교를 졸업할 계획	예(yes)	40(80%)	25(50%)
	아니오(no)	10(20%)	25(50%)

퍼센티지에 초점을 맞춰 두 변수간의 상관관계를 분석하는 방법은 종축으로 읽는 방법이 아닌, 즉 횡축으로 읽는 것이다. 〈표 9-10〉의 자료를 횡축으로 읽으면, 고교를 졸업할 계획을 가진 학생들 65명 가운데, 40명은 비교과목 활동에의 참여자들이며 나머지 25명은 참여를 하지 않은 자들이다. 즉, 횡축으로 퍼센티지 비교를 해보면, 고교를 졸업할 계획을 가진 학생들로서 비교과목 활동에 참여하고 있는 학생들은 80%인데 비해서 비교과목 활동에 참여하지 않고 있는 학생들은 50%로서 그 차이는 30%이다. 퍼센티지 차이가 많으면 많을수록 두 변수들이 두 변수들이 밀접하게 상관관계를 맺고 있다고 할 수 있는데, 퍼센티지 변동범위는 "0%"에서 "100%"이다. 즉, 흔하지는 않겠지만 예를 들어 퍼센티지 차이가 "0%"일 경우, 두 변수들 간에는 아무런 상관관계가 없으며, "100%"인 경우 두 변수는 완전하게 상관관계를 맺고 있다고 할 수 있다. 이를 앞의 표와 연계하여 볼 때, 비교과목 활동에 참여하는 학생들로서 고교를 졸업할 계획을 가진 학생들이 100%이고, 비교과목 활동에 참여하지 않는 학생들이 고교를 졸업할 계획을 가진 학생들은 0%인 경우, 두 변수는 완전상관관계(perfect association)를 이룬 것으로 볼 수 있다.

다) 상관관계의 통계적 유의성(the statistical significance of the association)

위에서 우리는 두 변수 간에 상관관계의 강도를 측정하는데 초점을 맞추었다. 두 변수가 얼마나 밀접하게 상관관계를 맺고 있는가를 측정하기 위해서 Q계수를 사용하거나 "퍼센티지 차이"를 알아보는 방법을 사용하였다. 이와 같은 검토결과로 Q계수가 크거나 퍼센티지 차이가 많을 경우 "두 변수는 상호 관련되어 있는 것 같다"라고 결론을 맺을 수가 있었다.

이와 같이 위의 연구결과로 "두 변수는 상호 관련되어 있는 것 같다" 정도로 결론

지을 수밖에 없는데, 이는 위의 연구가 표본을 대상으로 하는 이상 표본오차(sampling error)를 염두에 둘 수밖에 없기 때문이다. 다시 말해서 모집단을 대상으로 하는 경우 그 연구결과는 그것으로 최종적이다. 그러나 표본을 추출하여 연구를 하는 경우, 아무리 표본을 잘 추출한다 해도 모집단과는 차이가 나는 등 표본오차를 피할 수 없다. 즉, 아무리 무작위 표본추출을 한다 해도 추출하는 표본마다 차이가 나며 모집단 특성과도 차이가 난다.

따라서 우리의 관심은 우리의 연구가 모집단을 직접 연구했을 경우와 어느 정도로 차이가 나며, 특히 이러한 연구가 통계적으로 어떤 의미를 지니는가에 관한 것이다. 결국 우리의 연구에서 얻은 두 변수간의 차이(예를 들어 30%)가 표본오차에서 얻어질 확률이 매우 낮은 것이라는 분석이 나올 경우, "모집단에서 두 변수 간에 차이가 없다"는 영가설(null hypothesis)은 거부될 수 있을 것이다. 반면에, 두 변수간의 차이가 표본 오차에서 얻어질 수 있을 정도로 매우 높은 것이라는 분석이 나올 경우 위의 영가설을 거부할 수가 없을 것이다.

이와 같은 분석을 위해서 표준오차(the standard error of a percentage difference)라는 개념이 사용되는데 이에 대한 산출 공식 및 해석은 다음과 같다. 먼저 표준오차 산출 공식에 의해서 위 〈표 9-10〉의 두 변수의 퍼센티지 차이의 결과를 산출하면 대략 "9.5%"라는 값을 얻게 된다. 즉, "1" 표준오차 값이 "9.5%"이므로 "30%"라는 값은 "3" 표준오차 거리 밖으로 나가게 된다. 따라서 앞 〈표 9-10〉에서 얻어진 두 변수간의 차이 "30%"가 우연히 얻어질 확률은 매우 낮으며 실제적으로 존재하는 차이라는 것이다. 즉, "모집단에서 두 변수가 차이가 없다"는 영가설은 거부되어져야만 한다. 요약하면 "고교를 졸업할 계획은 비정규과목 활동에의 참여에 따라 달라진다." "비정규과목 활동에 참여한 학생들은 그렇지 않은 학생들에 비해서 고교를 졸업할 가능성이 높다"는 연구가 통계적으로 의미가 있다는 결론을 맺을 수가 있게 된다.

위에서는 표준오차를 산정하여 통계적인 유의성을 검토하였으나, "카이스케어" 값을 산정하여 통계적 유의성을 검토할 수도 있다. 특히 "카이스케어" 테스트는 2×2 테이블이 아닌 다양한 테이블의 경우에도 적용이 가능하므로 그 유용성이 매우 높다.

라) 인과관계 또는 대안가설의 채택(causality or not-alternative Hypotheses)

위에서는 두 변수가 상관관계가 있는가? 나아가서 두 변수의 상관관계는 통계적으로 유의성을 지니는가? 등에 관해서 검토하였다. 여기서는 가설검증의 결정이라고 할 수 있는 인과관계의 분석, 즉 "두 변수는 인과관계를 맺고 있는가?"에 대해서 검토한다.

변수들의 인과관계 가설을 검정하기 위해서는 실험설계가 가장 적절하다. 그 예로서 고전적 실험설계의 경우를 살펴보자. 이 설계에서 두 집단을 실험집단과 통제집단으로 나누고, 두 집단은 독립변수(실험변수)에의 노출을 제외하고는 모든 측면에서 동등화를 이룰 수 있도록 무작위적으로 배치한다. 따라서 두 집단 사이에 차이가 발견된다면 이는 곧 독립변수(실험변수) 때문이라고 주장할 수 있는 것이다. 그런데 실제에 있어서는 이와 같이 실험설계를 완벽하게 수행하기는 매우 어려운데 이는 ① 시간순서와 ② 제3의 변수의 영향 등 두 가지 문제들 때문이다. 따라서 이하에서는 변수들의 인과관계 가설검증을 위해서 필요한 두 가지의 요소 "시간순서"와 "제2의 변수의 영향" 등에 관해서 검토하기로 한다.

① 시간문제(problem of time order)

먼저 시간순서 문제란 독립변수가 종속변수가 종속변수에의 변화보다 먼저 발생했는가의 문제로서 인과관계에는 매우 중요한 문제이지만 이는 그리 간단한 문제가 아니다. 앞 〈표 9-10〉에서 독립변수인 "비교과목 활동참여"가 먼저 발생한 후, 종속변수인 "고교 졸업계획"에 변화가 나타날 경우 우리는 독립변수가 종속변수보다 먼저 발생한 것이라고 간주할 수 있다. 그런데 "고교 졸업계획"은 "비교과목 활동 참여" 이전인 입학시절부터 이미 어느 정도로 결정되어 있었을 경우도 있기 때문에 시간문제가 발생하게 된다. 즉, 고등학교가 마음에 들지 않는다든가 너무 거리가 멀다든가 등 이유 때문에 할 수 없이 입학은 했지만 이미 입학초기부터 고등학교를 졸업하지 않을 계획을 가지고 있는 학생들의 경우 "비교과목 활동참여"라는 독립변수 이전에 종속변수에 대한 변화문제가 이미 발생한 상태, 즉 시간문제가 발생한다는 것이다. 따라서 이와 같은 상황을 알아보기 위해서 〈표 9-10〉의 학생들에게 "입학초기에 고교를 졸업할 계획이 있었는가?"라는 질문을 물어본 후, 다음 〈표 9-11〉과 같은 가상적인 결과를 얻었다고 하자.

〈표 9-11〉 비교과목 활동참여에 따른 입학초기의 고교졸업계획

		비교과목 활동에의 참여	
		참여	비참여
입학초기 고교졸업자 계획비율(%)	그룹A	85.0	83.0
	그룹B	83.0	51.0

〈표 9-11〉의 가상적인 결과에서, 그룹 A의 학생들의 경우 비교과목 활동 참여자들이나 비참여자들의 입학초기에 고교를 졸업할 계획을 가진 학생들의 비율은 대체로 비슷한 "85.0%"와 "83.0%"이였다. 따라서 초기의 동등화가 이루어졌기 때문에 나중에 종속변수, 즉 "고교졸업계획" 상에 나타나는 차이는 비교과목 활동에의 참여 때문이라고 할 수 있다.

그러나 그룹 B의 경우 비교과목 활동에 참여자들과 비참여자들은 이미 입학 초기에 고교를 졸업할 계획에서 상당한 차이, 즉 "83.0%" 대 "51.0%"를 보여주었다. 따라서 이와 같은 차이가 이미 존재하고 있었기 때문에 나중에 종속변수("고교졸업계획")상에 나타나는 차이가 독립변수인 "비교과목 활동참여"에서 온 것이라고 하기에는 문제가 있다.

그런데 애당초 실험그룹과 통제그룹의 선정 시 매칭(짝짓기) 등 무작위배치를 통해서 두 그룹의 완전 동등화를 이룰 경우, 이와 같은 "입학초기의 고교 졸업계획에 대한 결정"과 관련된 시간적 문제는 해결될 수가 있다. 이와 같이 두 집단 간에 동등화가 이루어질 경우, 두 집단은 독립변수, 즉 "비교과목 활동참여" 이외의 모든 측면에서 동등하게 되며, 이후에 나타나는 종속변수상의 차이는 독립변수의 효과라고 봄으로써 두 변수 사이에 인과관계가 성립한다.

② 제3의 변수의 영향문제(the effect of the third variable)

위에서는 인과관계의 입증에 중요한 요소가 되는 시간적 문제를 다루었는데, 여기서는 시간문제 못지않게 중요한 요소인 제3의 변수의 영향문제를 다루기로 한다. 독립변수와 종속변수 이외의 제3의 변수가 나타날 경우, 독립변수와 종속변수 모두가 이 제3의 변수의 영향을 받고 본래의 독립변수와 종속변수 사이에는 아무런 관계가 없게 되는, 즉 허위상관(spurious relationship)이 존재한다고 본다.

앞 〈표 9-11〉에서 독립변수인 "비교과목 활동참여"와 종속변수인 "고교졸업 계획" 사

이의 인과관계가 제3의 변수인 학생들의 "사회적 계급"(social class)이 나타날 경우, 제3의 변수가 원래의 독립변수와 종속변수의 원인변수가 되고 원래의 독립변수와 종속변수 사이에는 아무런 관계가 없는, 즉 허위상관이 존재하게 된다. 즉, "사회적 계급"이 학생들의 "비교과목 활동참여"의 원인이 됨과 동시에 "고교졸업 계획"에 대한 원인으로도 될 뿐, "비교과목 활동참여"와 "고교졸업 계획" 사이에는 아무런 관계가 없는, 즉 허위상관이 성립하게 된다는 것이다.

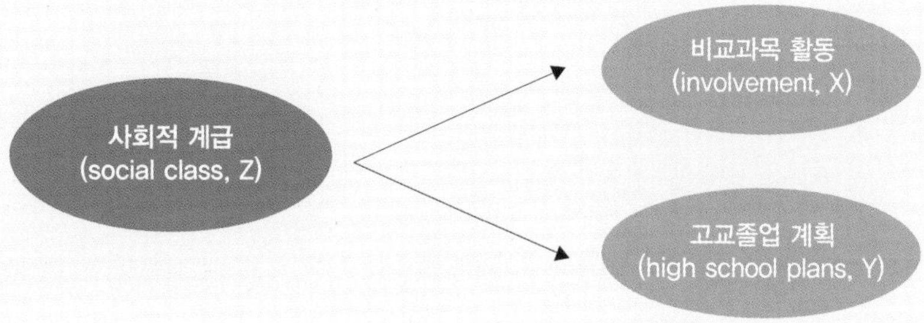

〈그림 9-2〉 제3의 변수의 영향과 허위상관

요약하면, 사회적 계급(social class) 이외에도 "비교과목 활동참여"와 "고교졸업 계획" 사이의 인과관계를 훼손시킬 수 있는 변수들로는 교육이나 소득 등 여러 가지가 있다. 이들 다양한 변수들의 영향력을 일일이 모두 검토해본다는 것은 매우 어려운 일이다. 따라서 기존의 연구들에서 중요성이 인정된 변수들과 조사자가 특별히 중요하다고 인식하는 변수들을 연구에 포함시켜 검토하는 방법이 최선이 될 것이다. 실제에 있어서 이처럼 중요한 여러 변수들에 대한 검토가 매우 어려운 일이므로 결국 실험집단과 통제집단에 대해서 완전하게 매칭을 통해서 이들 제3의 변수의 영향력을 통제할 수 있는 방법을 모색하는 것이 필요하다.

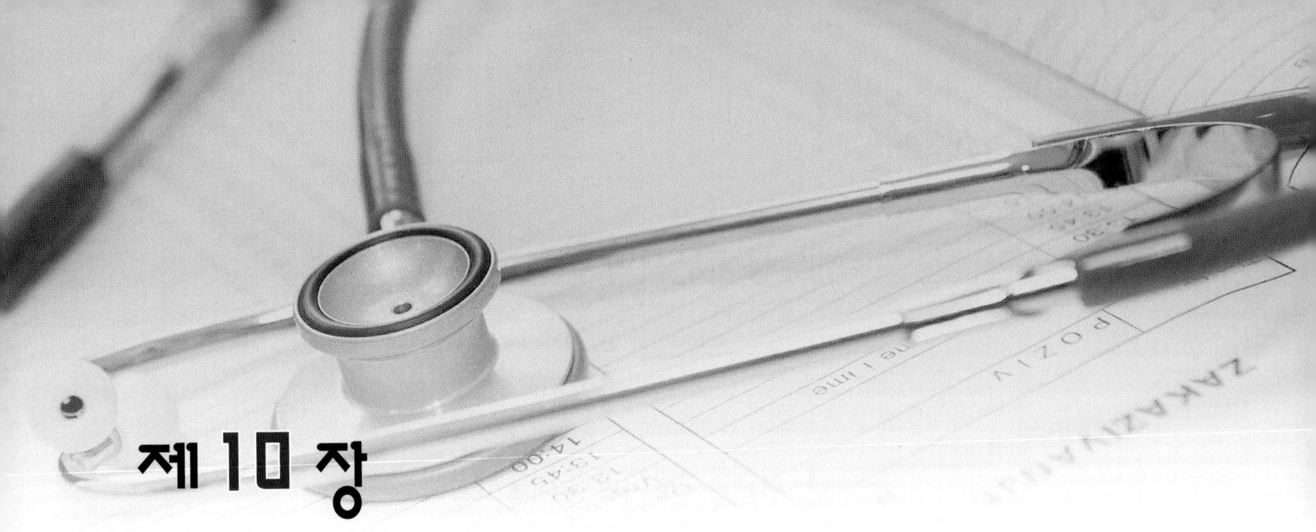

제10장

보건조사방법론

통계분석 방법

Ⅰ. 통계분석의 종류와 관계

1. 기술통계분석과 추리통계분석

기술통계분석(descriptive statistics)은 자료를 있는 그대로 기술하는 것을 목적으로 하며, 추리통계(inferentical statistics)는 가설을 검증하고 자료의 의미를 추론하고자 하는 목적을 갖는다. 기술통계는 분석된 자료를 요약하여 이해하기 쉬운 형태로 전환시키는 것으로, 분석 기법으로는 빈도분포, 집중경향치, 변산도가 대표적이다.

빈도분포는 가장 기초적인 자료분석 방법으로, 전체 자료를 범주별로 나누어 빈도수로써 기록하는 것이다. 빈도분포는 자료의 실제 관측값[1]이 어떠한 분포를 하고 있으며 그 특성이 무엇인지를 보여준다. 관측값의 빈도를 그림으로 나타냄으로써 시각적으로 특성을 두드러지게 표현할 수 있는데, 원 그림, 막대 그림, 꺾은선 그림 등 여러 가지 그림이 활용된다. 집중경향치란 관측값의 대표치를 알 수 있는 방법으로, 흔히 사용되는 집중경향치의 세 가지 방법으로는 최빈값(mode), 중앙값(median), 평균(mean)이 있다. 변산도는 관측값들 간의 산포도[2]를 알 수 있는데, 자료가 동질적인 성격을 띠는 지 이질적인 성격을 띠는 지를 설명하고자 할 때 사용된다. 관측값들이 서로 유사하다면 그 자료는 동질적인 성격을 띤다고 할 수 있지만, 관측값들이 서로 다른 분포를 보이면 그 자료는 이질적인 성격을 띤다고 할 수 있다(은난운, 2015).

추리통계분석은 연구자가 설정한 가설을 검증하고 궁극적으로 모집단에 결과의 특성을 일반화하고자 할 때 사용하는 통계방법이다. 수집된 자료의 결과를 일반화 하는 데 주요한 단서가 되는 것은 통계적 유의성의 검증을 통해 이루어진다. 물론 결과가 통계적으로 유의미한 차이가 있다고 해서 결과 모두가 타당하고 일반화가 가능한 것은 아니다. 이론적으로 표본의 크기가 클수록 유의도를 얻을 수 있으며 일반화 하는 데 유리하

1) 관측값이란 자료수집방법을 통해 실제로 측정된 값을 의미한다. 예를 들어 설문지를 이용해 주거만족도를 5점 척도로 질문하였으며, 어떤 응답자가 5(매우 만족한다)라고 응답하였다면 이 5라고 체크된 숫자는 관측값이 되는 것이다.

2) 산포도(dispersion)란 자료의 관측값(관측치)가 분산되어 있는 정도를 말한다.

다고 보는 것이다. 이러한 추리통계는 모수적 검증(모수통계)와 비모수적 검증(비모수통계)으로 나눌 수 있다.

2. 모수통계분석과 비모수통계분석(확률통계와 비확률통계)

모수통계분석과 비모수통계분석은 모집단의 확률과 분포에 대해 알려져 있는 지 여부에 따라 구분할 수 있다. 모수통계분석의 경우 모집단의 분포와 특성에 대해 알려져 있는 경우 사용하는 방법이며, 모집단의 분포와 특성 등에 대해 알려져 있지 않는 경우에는 비모수통계 방법을 사용할 수 있다. 추리통계에서 표본의 결과를 일반화하고자 할 때 확률로써 표시하게 되는 데, 표본 추출과정에서도 표본이 모집단으로부터 추출될 확률을 알 수도 있고, 그 확률을 모를 수도 있는 것이다. 예를 들어 우리나라 65세 이상 노인을 대상으로 건강상태를 파악하고자 할 때, 모집단인 우리나라 65세 이상 노인이 총 몇 명인지 파악할 수 있다면 이는 모집단으로부터 추출될 표본의 확률을 구해낼 수 있을 것이다. 이때 사용할 수 있는 방법이 모수통계이다. 모수통계는 모수적 방법, 모수적 검증이라고도 하는 데, 관측값의 특성에 있어 두 가지 가정을 전제로 한다(은난운, 2015).

- 가정 1 : 관측값은 정상분포이다.

정상분포란 다음 〈그림 10-2〉에서와 같이 관측값의 분포가 좌우대칭의 종모양 곡선으로 이루어짐을 의미한다. 평균값, 중앙값, 최빈값이 같은 값에 해당하며, 양 극단의 값은 그 분포가 적은 반면 가운데 부분에 관측값이 모여 있는 형태를 하고 있다. 이때 측정수준은 비율척도 또는 등간척도가 되어야 한다.

- 가정2 : 관측값의 변량이 같다.

변량(variance)는 각 측정값의 점수가 평균과 얼마나 차이가 있는 지를 측정하여 수학적 공식에 의해 산출되는 값이다. 변량과 관련된 개념으로는 표준편차(standard deviation)가 있는데, 변량에 제곱근을 씌워 계산한 값이다. 이처럼 변량은 수학적으로 산출되는 값으로써 정상분포 가정에 비해 많이 사용되지는 않는다.

모수통계는 단변량 분석과 다변량 분석으로 다시 분류할 수 있다. 단변량분석에는 적률상관관계분석, t-test(t 검증), 일원변량분석, 단순회귀분석이 있다. 다변량 분석으로는 중다회귀분석, 요인분석, 판별분석 등이 있다.

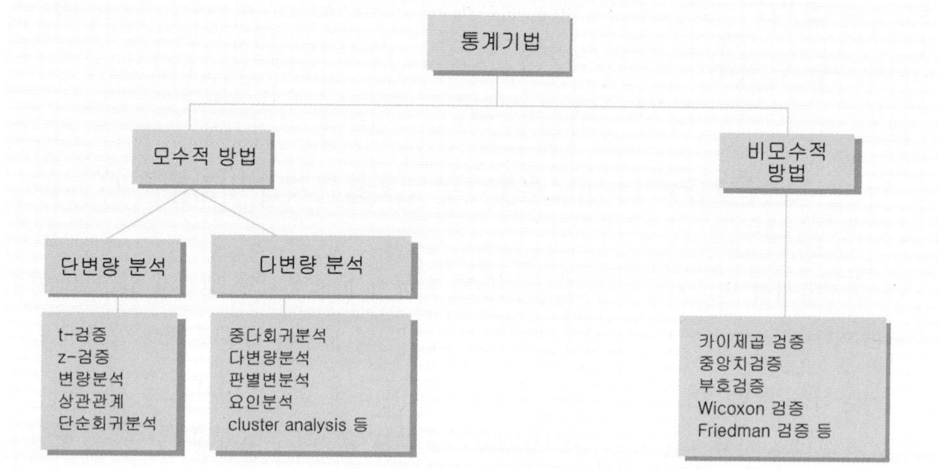

〈그림 10-1〉 통계분석의 분류(출처; 홍성렬, 2005)

비모수통계분석은 모집단의 분포에 대해 알려져 있지 않는 경우에 사용하며 모수통계의 대안으로 사용되기도 한다. 비모수통계는 첫째, 모집단이 정상분포라는 확신을 가질 수 없고, 집단간의 변량이 동일하다는 근거가 없는 경우, 둘째, 측정수준이 명목척도 혹은 서열척도로 낮은 수준의 경우, 셋째, 표본수가 충분히 크지 않을 때 사용된다.

비모수통계의 대표적인 방법으로는 카이제곱검증(x2-test), 스피어맨의 순위상관관계, 부호검증, 윌콕슨의 짝 지워진 부호-서열 검증, 중앙치 검증, 맨 휘트니 U검증, 크루스칼-윌리스 변량분석 등이 있다. 비모수통계는 주로 명목척도 자료를 검증하기 위한 방법이지만 명목(명명)척도, 서열척도, 등간척도, 비율척도의 측정수준 각각에 대한 비모수적 검증이 존재한다.

········· 요약하기

기술통계 : 수집된 자료의 특성을 기술하기 위한 기초 분석
예) 빈도분석, 백분율, 평균, 교차분석

추리통계 : 변인간의 관계 분석, 모집단을 일반화하고자 사용하는 통계
예) 상관관계 분석, t-검증, 카이제곱검증, 변량분석
변인간의 관련성과 그 크기를 추정하고자 할 때 사용하는 통계
예) 회귀분석

II. 빈도분석, 백분율, 평균

1. 기술통계의 기본 개념들

기술통계는 자료를 단순히 일목요연하게 정리하거나, 몇 개의 대표적인 수로 요약하여 자료의 특징을 보여주고자 하는 통계기법이다. 즉 기술통계는 자료를 요약하여 이해하기 쉬운 형태로 전환시키는 것으로, 집중경향치, 변산도, 빈도분석이 있다.

2. 집중경향치

집중경향치는 중심경향치, 대푯값(average)이라고도 하며, 빈도분포에서 나타난 관측값의 대표치를 알 수 있는 방법이다. 집중경향치의 대표적인 3가지 유형으로는 최빈값, 중앙값(중위수), 평균이 있다.

1) 최빈값(최빈수, mode)

측정값들 중에서 빈도가 가장 많은 측정값을 말한다. 한 분포에서 가장 자주 나타나는 수치나 유형으로 질적자료나 양적자료에서 주로 사용된다. 대표치 가운데 최빈값을 사용하는 경우는 가장 흔히 일어나는 경우를 알고 싶을 때, 대표치의 대략의 짐작으로 충분할 때, 대표치를 가장 빨리 추정하고 싶을 때이다. 예를 들어 빈도분석 결과, 관측된 값이 2 3 7 7 1 3 7 5 4 8 라면, 이 중 가장 빈도수가 높은 수는 7이므로 최빈값을 7이라 할 수 있다.

[예시] 관측값 2 3 ⑦⑦ 1 3 ⑦ 5 4 8

⇩

최빈값 7

2) 중앙값(중위수, median)

측정값들을 가장 작은 값부터 크기 순서로 나열했을 때 가운데 위치하는 측정값이다. 중앙값=n이 홀수개이면 n+1/2 번째 측정값이다. 반면, 중앙값=n이 짝수개이면 n/2 번째와 n/2+1 번째 측정값의 산술평균이 중앙값이 된다. 즉 자료의 수가 홀수 이면 중앙에 있는 자료가 중앙값이지만, 자료의 수가 짝수이면, 중앙 부근에 있는 두 자료의 산술평균값이 중앙값이다. 중앙값은 그 계산이 비교적 간편하고 해석이 용이하며 극단치의 영향을 받지 않는 장점을 가지고 있다. 반면, 표집에 따른 변화가 비교적 크며, 다른 통계치와 관련되어 해석되기 어려운 접이 있다. 대표치 가운데 중앙값을 사용하는 경우는 측정척도의 단위가 등간성이 의심될 때, 접수분포가 심하게 편향되어 있을 경우 등에서 사용된다. 위 예를 이용해 중앙값을 구해보면 다음과 같다(권현주 외, 2015 : 291).

[예시] 관측값 2 2 7 7 1 3 7 5 4 8

⇩

1 2 3 4 5 7 8

⇩

중앙값 4

3) 평균(mean)

평균은 모든 관측값의 합을 전체 사례수(표본의 크기)로 나눈 값으로 산술평균에 해당하며 약자로 M 혹은 $\overline{X}$로 표시한다. 모든 관측값이 포함되어 있기 때문에, 극단값(관측값이 매우 크거나 매우 작은 값)이 존재할 경우 평균에 비정상적인 영향을 미칠 수 있기 때문에 결과를 왜곡할 가능성이 있다. 예를 들어 아래 예시에서 관측값 중 하나가 50으로 측정되었다면, 이를 포함해 평균을 구했을 때 그 값이 극단적인 점수 쪽으로 기울게 되어 자료를 정확하게 설명하는 데 한계를 준다. 이러한 극단값의 처리는 빈도분포를 보고 연구자 판단 하에 결과를 왜곡시킬 만한 극단값을 분석에서 제외시킴으로써 보완하기도 한다.

[예시] 관측값 2 2 7 7 1 3 7 5 4 8

⇩

$$\frac{2 + 3 + 7 + 7 + 1 + 3 + 7 + 5 + 4 + 8}{10 \text{ (표본의 크기 10개)}}$$

⇩

중앙값 4

모집단이 정상분포라면 다음 그림에서와 같이 최빈값과 중앙값, 평균은 같은 값을 갖게 된다. 하지만 정상분포가 아닌 한쪽으로 치우친 분포의 경우 세 값이 각기 달라지게 된다. 자료의 분포 모양을 설명하기 위해 왜도와 첨도가 사용된다. 분포가 어느 한쪽으로 치우쳐져 있는 정도를 왜도(skewness)라 하는 데, 정적분포와 부적분포로 나누어 볼 수 있다. 정적분포(positively skewed distribution)는 분포의 꼬리 부분에 존재하는 높은 점수의 극단값이 평균값을 증가시킨다. 반면, 부적분포(negatively skewed distribution)는 분포의 꼬리 부분에 존재하는 낮은 점수의 극단값이 평균값을 감소시키게 된다.

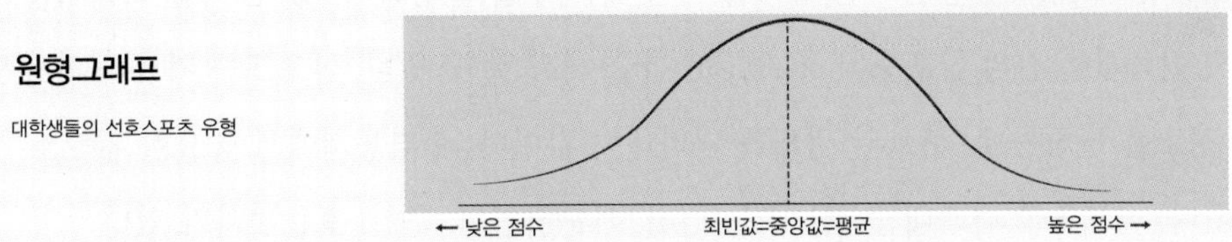

〈그림 10-2〉 정상분포(정규분포) 곡선과 집중경향치

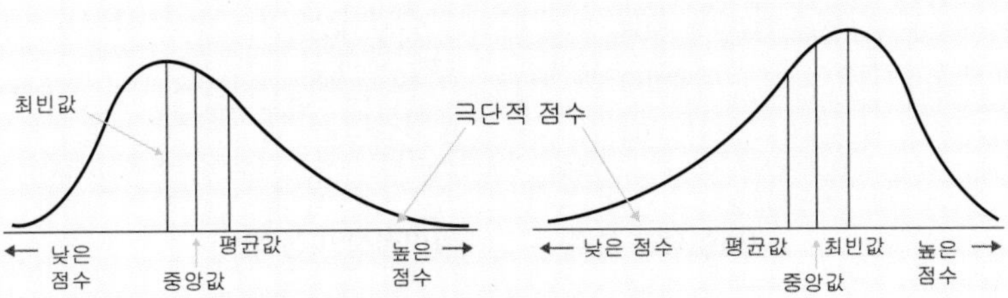

〈그림 10-3〉 정적분포와 부적분포

첨도(kurtosis)란 자료의 분포 모양이 정규분포보다 더 중앙에 집중하는 가의 정도를 나타낸다. 즉 다음 그림에서와 같이 자료의 분포가 정규분포의 모양보다 더 뾰족한가 평평한가를 나타낸다.

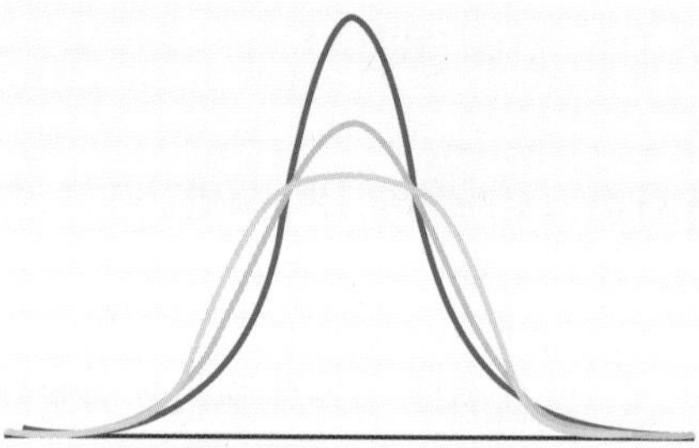

〈그림 10-4〉 자료의 첨도

3. 변산도

변산도는 최빈값, 중앙값, 평균 외에 자료를 더 설명하기 위해 사용된다. 자료의 분포 정도를 통해 자료가 동질적인 성격을 띠는 지 여부를 설명할 수 있다. 이를 위해서는 자료의 관측값들 간의 산포도(dispersion)를 통해서 알 수 있다. 산포도는 자료가 퍼져 있는 정도를 말하는데, 분포의 정도를 나타내는 값이다. 추리통계에서 중요한 값으로 사용된다. 산포도를 나타내는 값들로는 범위, 사분위범위, 분산, 표준편차가 있다.

[예시] 두 집단의 관측값의 분포

1집단	2집단
99	140
98	90
104	103
100	68
94	47
…	…
(동질적인 성격)	(이질적인 성격)

〈그림 10-5〉 관측값의 분포 사례

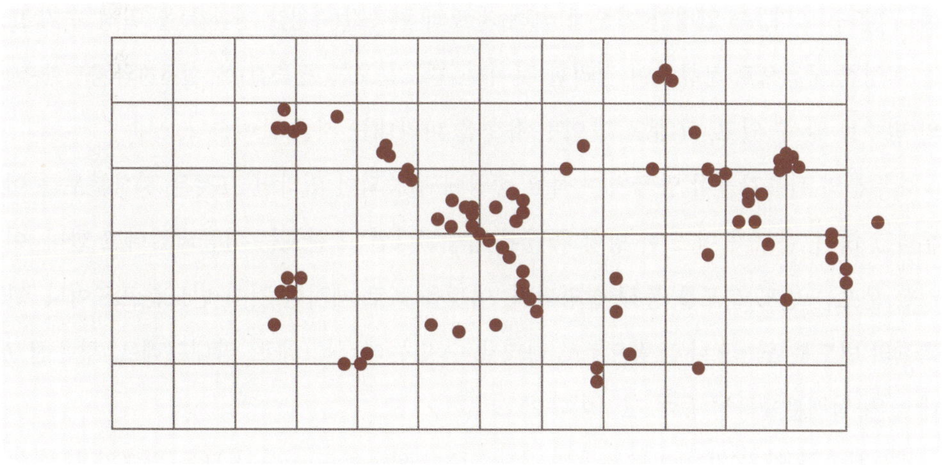

〈그림 10-6〉 산포도의 예

(1) 범위와 사분위범위

범위(range)는 가장 높은 관측값과 가장 낮은 관측값 간의 차이이다. 예를 들어 위 1집단의 경우 관측값이 94~104이면 범위는 10이다. 반면 2집단의 경우 관측값이 43~131이면 범위는 88이다. 사분위범위(interquartile range)는 자료의 중간 50%의 퍼짐 정도만을 측정한 범위를 말한다.

(2) 분산과 표준편차

분산(variance)은 변량이라고도 하는데, 편차점수의 제곱의 평균을 말하며 각 점수가 평균과 얼마나 차이가 있는지를 측정하여 산출한다. 표준편차(standard deviation)는 편차점수의 집중경향치로써 변량에 제곱근은 씌움으로써 얻어진다. 분산과 표준편차는 자료의 분산정도를 정확하게 나타낼 수 있다. 표준편차는 추리통계에서 많이 사용하는데, 약자 SD라고도 쓰며, 각 자료의 극단값에 대한 민감성을 표현한다.

4. 빈도분포(frequency, 도수)

1) 빈도분포

빈도분포는 가장 기초적인 통계치로써 전체자료를 범주별로 나누어 빈도수로 기록하여 구할 수 있다. 즉 일정한 기준에 의해 자료의 관측값(측정값, 관찰값)을 일정 수치 또는 적정한 구간으로 분류하여 정리한 것이다. 빈도분포는 관측값(예, 설문지의 응답한 것)의 범주를 알 수 있고, 그 분포가 어떤 유형을 나타내는 지를 보여준다.

대부분의 관측값들이 양극에는 적고 중앙에 집중되어 있다면 그것은 정상분포를 이룬다고 하며, 분포가 어느 한 방향 극단에 집중된다면 그 분포는 편중되었다고 한다. 이러한 분포는 빈도 분포를 통해 설명되며, 이것을 표로 제시한 것이 빈도분포표이다. 관측값의 빈도분포는 표나 그림으로도 나타낼 수 있는데, 원그래프, 막대그래프, 꺽은선그래프, 누적백분율곡선 등이 그것이다.

빈도분포를 알기 위한 빈도분석은 척도수준이 명목척도 이상인 모든 변수가 분석 가능하다. 또한 빈도분석을 통해 빈도뿐만 아니라 평균, 분산, 표준편차 등의 기술적 통계치를 동시에 확인할 수 있다.

2) 척도별 빈도분석

(1) 명목척도의 빈도분석과 해석

명목척도는 상호배타성과 포괄성을 조건으로 한 척도로써, 예를 들어 의료법상 의료인의 종류 등을 들 수 있다. 조사대상자의 의료인을 분석하기 위해서는 의사=1, 치과의사=2, 한의사=3, 간호사=4, 조산사=5 라고 각 범주에 숫자를 부여하였다면, 이 척도를 질문 문항으로 하여 관측된 값을 빈도 분석하여 제시할 수 있다.

〈표 10-1〉 의료법상 의료인의 유형에 대한 빈도분석표 예시

(사례수=40, 단위; 명)

변수		빈도
의료인의 유형	의사	10
	치과의사	12
	한의사	11
	간호사	5
	조산사	2

위 빈도분석표를 해석해보면, 31명을 대상으로 조사를 하였다. 빈도분석 결과, 치과의사는 12명으로 가장 많았고, 다음은 한의사가 11명인 것으로 나타났다.

(2) 서열척도의 빈도분석과 해석

서열척도는 대상들의 크기나 중요성에 따라 측정결과의 순위를 부여한 척도로써 순위에 관한 정보를 알려주는 척도이다. 이 척도의 경우 산술적으로 더하기, 빼기 같은 분석이 가능하지 않다.

서열척도는 일반적으로 등간척도인 것처럼 사용되는 경우가 종종 있다. 그 이유는 서열척도를 등간척도인 것처럼 사용하는 이유는 자료의 크기가 클수록 정상분포곡선을 가정할 수 있기 때문이다. 즉 등간척도는 빈도분포, 집중경향치 모두를 수용하는 척도로 볼 수 있는 것이다. 서열척도의 예로는 학력을 들 수 있는데, 학력을 초등학교를 졸업해야 중학교 졸업이 가능하고, 그 다음 단계가 고등학교 졸업, 대학교 졸업 등의 순서가 정해져 있음을 알 수 있다.

〈표 10-2〉 서열척도의 빈도분석표 예시

(단위; 명)

분류		빈도(f)
학력	초등학교 졸업	96
	중학교 졸업	175
	고등학교 졸업	253
	대학교 졸업	210
	대학원 졸업	66
	계	800

위 서열척도를 빈도분석한 표를 해석해보면, 800명을 대상으로 한 조사에서 응답자의 253명이 고등학교 졸업을 한 것으로 빈도가 가장 많았다. 그 다음은 대학교 졸업, 중학교 졸업, 초등학교 졸업, 대학원 졸업 순으로 나타났다.

서열척도가 등간척도로 사용되는 대표적인 사례는 5점 척도 등으로 물은 경우이다. 다음 예시에 의하면 교통접근의 편리함에 대한 중요도에 있어 '전혀 중요하지 않다'에서 '매우 중요하다'까지 선택문항을 제시할 수 있는 데, 이때 각 순서에 1~5점을 등간격으로 각각 부여함으로써 등간척도처럼 사용할 수 있게 된다.

[예시] 서열척도가 등간척도로 사용되는 사례
질문1. 병의원 선택 시 교통접근의 편리함이 얼마나 중요하다고 생각하십니까?

전혀중요하지않다	중요하지않다	보통이다	중요하다	매우중요하다
①	②	③	④	⑤

(3) 등간척도의 빈도 분석과 해석

등간척도는 앞서 측정된 결과들에 대한 순위를 부여하되 순위 사이의 간격이 양적으로 동일하다고 가정하는 척도라고 설명하였다. 예를 들어 연령을 크기가 같은 구간으로 나누어 폐쇄형 질문 형태로 묻고자 한다면, 다음 표에서와 같은 간격으로 제시할 수 있다. 연령을 10년 단위의 연령대로 구간을 나누어 등간척도로 한 후 1000명을 대상으로 조사를 한 결과는 다음 표에서와 같다. 이를 해석해보면, 조사대상자 중 가장 빈도가 높은 연령대는 30대로써 328명이었고, 다음으로 빈도가 높은 연령대는 40대 176명인 것으로 나타났다. 20대의 경우 86명만 표집 됨으로써 가장 낮은 빈도수를 보이고 있다.

〈표 10-3〉 등간척도의 빈도분석표 예시

(단위; 명)

분류		빈도(f)
연령	20대	86
	30대	328
	40대	176
	50대	136
	60대	127
	70대	148
	계	1000

(4) 비율척도의 빈도 분석과 해석

비율척도는 절대영점이 존재하는 척도로써 명목척도, 서열척도, 등간척도의 특성을 모두 갖고 있는 척도이다. 비율척도로 얻은 관측값은 빈도 뿐 아니라 평균도 구할 수 있으며, 다양한 통계방법을 사용하여 분석이 가능하다. 만약 다음과 같이 월평균 소득을 개방형 질문 형태로 물어 응답자가 숫자를 직접 기입하도록 할 수 있으며, 이렇게 얻어진 관측값은 비율척도로써 활용할 수 있다. 이 경우, 응답자가 기입한 숫자 그대로 컴퓨터에 입력할 수 있으며, 관측값에 대한 평균을 통계프로그램을 통해 구할 수 있다. 비율척도로 얻은 관측값을 빈도로 분석하고자 한다면, 입력된 관측값의 분포를 파악하여 일정한 구간으로 나누어 제시할 수 있다(은난순, 2015).

질문 : 귀댁의 월평균 소득은 얼마입니까? (　　　　만원)

⇩

관측값 : 응답1 - 200 , 응답2 - 150 , 응답3 - 300 , 응답4 - 350

⇩

구간 분류 : 100만원대, 200만원대, 300만원대

구간별 빈도 : 100만원대 1명, 200만원대 1명, 300만원대 2명

……… 참고하기

척도	비교방법	평균측정	적용가능 분석방법	예
명목척도	확인분류	최빈값	빈도분석, 교차분석, 비모수통계	질병명, 성별분류, 상품유형별분류, 종교
서열척도	순위분류	중앙값	서열상관관계, 비모수통계	상표우선순위, 경제상태, 사회계층, 계급, 석차
등간척도	간격비교	산술평균	모수통계	온도, 체온, 주가지수
비율척도	절대 크기 비교	기하평균, 조화평균	모수통계	신장, 나이, 거리, 시간, 매출액, 소득

3) 빈도분석의 활용

빈도분포를 통해 입력된 자료에 대한 전반적인 검토를 할 수 있는데, 빈도 분석은 설문지에 포함된 척도의 형태가 무엇이든지 모든 변인에 대해 분석이 가능하다. 즉 각 질문에 대한 선택응답의 빈도를 알려줌으로써 모든 질문에 대한 응답(관측값)의 분포를 알아볼 수 있는 것이다.

빈도분석을 활용하여 컴퓨터에 코딩하는 과정에서 발생할 수 있는 오류를 발견할 수

도 있다. 예를 들어, 성별을 묻는 질문에서 응답의 범주가 1.남자, 2.여자 라면, 성별에 대한 빈도분석 결과 1과 2라는 숫자 외에 3과 같은 다른 숫자가 나타나서는 안된다. 만약 1과 2 외의 다른 숫자가 빈도분석에서 보여진다면 이는 자료 입력상에서 발생하는 잘못된 자료(missing data)이므로, 이는 해당 설문지의 문항을 확인하여 바로잡은 후 분석을 계속해야 한다. 이러한 과정을 거치지 않는다면 오류가 포함된 분석 결과를 제시하게 된다.

하지만 빈도분석을 통해 모든 잘못 입력된 자료들이 노출되는 것은 아니다. 예를 들어 5점 척도를 응답한 문항은 1~5점까지의 숫자가 빈도분석에서 나오게 되는 데, 2라고 입력해야 하는 것을 3이라고 입력하더라도 이를 빈도분석을 통해 잘못된 입력임을 찾아내기는 어렵기 때문이다. 하지만 연령에서 빈도분석 결과 130세라는 숫자나 나타난 경우, 이는 통상적인 관측값에 비해 극단값(극단치)에 해당하므로 평균에 영향을 미칠 수 있다. 빈도분석을 통해 최소값과 최대값을 확인하고 혹시 극단값이 존재한다면 원자료와의 대조를 통해 확인 과정이 요구된다.

5. 백분율

빈도분포에서 전체 자료를 100으로 하여 각 구간별 관측값이 차지하는 비율을 나타낸 것이 백분율이다. 빈도와 백분율이 제시된 다음 표에서 백분율을 중심으로 해석해 보면 다음과 같다. 998명으로 대상으로 진료시 의료기관 선택조건에 대한 인식을 조사하였는데, 의료기관 선택조건에 대한 인식을 네 가지로 나누어 응답하도록 한 결과 '의료인의 명성'에 응답이 60.4%로 가장 높게 나타났다 라고 해석할 수 있다.

〈표 10-4〉 의료기관 선택에 대한 빈도와 백분율 예시

분류		빈도	백분율 (%)
현 임대조건에 대한 인식	의료기관의 종별	177	17.7
	지인의 추천	8	0.8
	의료기관의 접근성	210	21.0
	의료인의 명성	603	60.4
	계	998	100.0

6. 평균(mean)

평균 $\overline{X}$은 변수의 총합(ΣX)을 변수의 개수(N)로 나눈 것으로, 기술통계의 집중경향치의 한 가지 유형이면서 가장 보편적으로 사용되는 중심경향값이기도 하다. 평균을 구하기 위한 조건으로는 질문 문항이 등간척도 이상이어야 하는데, 평균은 계산도 용이하고 자료의 대표치를 잘 나타주기 때문에 널리 사용된다. 하지만 극단적인 수치(극단값)이 포함되어 있는 경우, 평균의 왜곡으로 인해 대표치를 잘못 나타낼 수 있다는 단점도 있다.

예) 키 : 156 160 165 161 195(극단값)

다음 표의 경우, 지역사회의 의료기관 이용 시 진료비가 차지하는 비중을 알기 위해 주민 300명에게 5점 척도로 물은 결과이며, 빈도와 백분율로 보면 보통이라는 의견이 200명(66.7%)로 가장 많았으며, 평균은 5점 만점에 3.10인 것으로 나타났다고 해석할 수 있다.

〈표 10-5〉 주민들의 지역의료기관 선택에 있어 진료비가 차지하는 비중

(단위 : n,%)

응답자	평균	전혀 없음	없음	보통	많음	매우 많음	전 체
진료비	3.10	10 (3.3)	20 (6.7)	200 (66.7)	70 (23.3)	0 (0.0)	300 (100.0)

Ⅲ. 교차분석과 카이제곱검증

1. 교차분석

1) 교차분석 의미

교차분석이란 두 변수의 각 범주가 지니는 값을 교차시켜 제시함으로써 두 변수간의 관계를 나타내는 분석으로, 두 변인간의 관계를 빈도값을 통해 비교할 수 있다. 빈도로 제시되어야 하기 때문에 두 변인 모두 명목척도의 성격을 띠어야 한다. 교차분석은 두 변수간의 관련성을 분석하기 보다는 단순히 전반적인 경향을 기술할 때 사용되며, 두 변수간의 관계를 설명하고자 할 때에는 카이제곱검증을 사용하게 된다.

2) 교차분석표과 해석

교차분석의 예를 살펴보면, 진료비차이가 의료기관유형별로 어떻게 다른지를 기술하고자 교차분석을 하였다. 의료기관유형을 의원, 종합병원, 상급종합병원으로 응답범주로 나누고 진료비 차이에 대해서는 심함, 보통, 약함으로 나누어 교차분석을 실시하였다. 그 결과 의원의 경우 진료비차이가 심하다고 응답한 빈도가 34명으로 가장 높았으며, 종합병원도 심하다는 응답이 26명으로 높았다. 반면 상급종합병원의 경우 약하다는 응답이 22명으로 가장 많았다.

〈표 10-6〉 진료비에 대한 의료기관별 차이에 대한 교차분석 예시

(단위 : 명)

진료비 차이 / 의료기관유형	심함	보통	약함
의원	34	24	11
종합병원	26	15	13
상급종합병원	15	20	22

[예시] 교차분석을 위한 질문과 교차분석표

질문 1. 귀하는 한국병원의 근무환경에 대해 만족하는가?
① 매우 불만족 ② 약간 불만족 ③ 보통 ④ 약간 만족 ⑤ 매우 만족

질문 2. 귀하가 근무하는 한국병원의 신입직원 연봉은 얼마입니까?
① 1500만원 미만
② 1500만원 이상 2000만원 미만
③ 2000만원 이상 2500만원 미만
④ 2500만원 이상

〈표 10-7〉 연봉에 따른 근무환경 만족도의 교차분석

N = 994, 단위 : 명(%)

연봉 \ 근무환경 만족도	매우 불만족	약간 불만족	보통	약간 만족	매우 만족	전체
1500만원 미만	3 (1.4)	15 (6.9)	105 (48.2)	67 (30.7)	28 (12.8)	218 (100.0)
1500만원 이상 2000만원 미만	6 (1.6)	23 (6.0)	115 (29.9)	83 (21.6)	157 (40.9)	384 (100.0)
2000만원 이상 2500만원 미만	4 (1.9)	24 (11.3)	73 (34.3)	43 (20.2)	69 (32.4)	213 (100.0)
2500만원 이상	3 (1.7)	18 (10.1)	79 (44.1)	40 (22.3)	39 (21.8)	179 (100.0)
전체	16 (1.6)	80 (8.0)	372 (37.4)	233 (23.4)	293 (29.5)	994 (100.0)

현재 근무하고 있는 병원의 연봉과 근무환경 만족도 간의 관계를 분석하기 위해 교차분석을 실시하였다. 그 결과 연봉이 1500만원 이상 2000만원 미만인 집단의 경우 근무환경 만족도에 있어 매우 만족한다는 응답이 157명(40.9%)으로 가장 높게 나타났다.

2. 카이제곱검증(x^2-test)

1) 카이제곱검증의 의미

카이제곱검증은 두 변수간의 관련성을 보다 자세하게 해석하기 위한 방법으로, 교차분석과 같이 두 변수간의 관계를 단순히 빈도로 비교하는 것이 아니라, 기대값(기대빈도)과 관측값(관찰빈도)의 차이가 있는지를 검증하는 통계기법이다. 카이제곱검증은 비모수통계에 속하는 데, 비모수통계는 앞에서 살펴본 바와 같이 모집단이 정상분포라는 확신을 가질 수 없으며, 집단간의변량이 동일하다는 근거가 없을 때 사용하는 방법이다. 또한 카이제곱검증은 추리통계에 해당하며 모집단으로부터 대표성 있는 표본을 추출해야 한다는 전제를 갖는다. 또한 빈도로 비교하게 되므로 두 변수 모두 명목척도의 성격을 가져야 한다. 또한 가설을 설정하여 이 가설을 검증하기 위한 과정을 거치게 된다. 이 검증에서 영가설(Ho)은 "두 변수간의 관련성이 없다"로 설정할 수 있으며, 이를 검증하기 위해서 먼저 두 변수 각각의 빈도분포를 바탕으로 두 변수가 서로 교차되어 형성되는 교차분석표를 만든다(은난순, 2015).

교차분석표에서 제시되는 빈도는 '관찰빈도'라고 하며, 카이제곱검증표에서는 각 칸(cell)에 관찰빈도 뿐 아니라 통계적으로 기대되는 '기대빈도'가 함께 제시된다. 각 칸에 제시된 관찰빈도와 기대빈도 간의 차이를 서로 비교함으로써 그 차이가 통계적으로 유의미한 차이가 있는 것인지 확인한다. 이 때 각 칸(cell)의 기대빈도는 5 이상이어야 하며, 기대빈도가 0인 칸이 없어야 한다. 기대빈도가 5 미만인 칸이 전체 칸 수의 20% 이상일 경우에도 분석이 적합하지 않다. 조건을 충족하지 못하는 경우 응답범주의 수를 줄이거나 더 많은 표본을 확보함으로써 보완할 수 있다.

2) 카이제곱검증표와 해석

다음 표는 연봉과 근무환경 만족도 간의 차이가 있는지를 분석하기 위해 카이제곱검증의 결과표이다. 이 두 변수 간에는 통계적으로 유의미한 관련성이 있는 것으로 나타났다($p<.001$). x^2의 값이 크면, 관찰빈도와 기대빈도 간의 차이가 크다는 것을 의미하기

때문에 두 변수간의 상관관계가 높다는 것을 의미하기도 한다.

연봉이 1800만원 미만인 집단은 근무만족도에 있어 약간 만족 혹은 만족한다 라는 응답이 기대빈도보다 높았으며, 1800~2000만원 미만인 집단은 만족도가 보통 혹은 약간 만족한다는 응답이 기대빈도보다 높은 것으로 나타났다 등으로 해석 가능하다.

〈표 10-8〉 연봉과 근무환경 만족도 간의 카이제곱검증

근무환경만족도 / 연봉	불만족	약간 불만족	보통	약간 만족	만족	계	비고
	관찰빈도 f (기대빈도E)						
1800만원 미만	5(5.0)	19(27.9)	83(138.4)	106(89.7)	123(74.9)	336	$\chi^2 =$ 104.36***
1800만원~2000만원 미만	4(4.0)	17(22.0)	121(109.2)	78(70.8)	45(59.1)	265	
2000만원~2500만원 미만	3(3.9)	35(21.8)	137(108.4)	51(70.2)	37(58.6)	263	
25000만원 이상	3(2.0)	12(11.3)	71(56.0)	32(36.3)	18(30.3)	136	
계	15	83	412	267	223	1000	

*** p〈.001

IV. t-검증과 분산분석

1. 교차분석

1) t-검증(t-test)

(1) t-검증의 의미와 조건

t-검증은 두 집단 간 평균의 차이를 파악하기 위한 분석이다. 예를 들어 연구자가 근무환경에 대해 성별에 따른 차이를 알아보고자 한다면, 남자와 여자로 나누어 근무환경에 차이가 있는지를 분석하게 되는 데, 이때 t-검증을 사용할 수 있다. t-검증을 하기 위

한 전제 조건으로는 두 변수 중 하나는 명목척도(명명척도) 이상, 다른 하나는 등간척도 이상이어야 한다. 예를 들어 성별은 명목척도에 해당하며 근무환경은 5점 척도로 질문하였다면 등간척도로 사용할 수 있을 것이다. 또 다른 조건으로는 모집단이 정상분포이어야 한다는 것이다. t-검증의 경우 사례수가 30 이하인 소집단 분석도 가능하다.

(2) 독립적 t-검증과 종속적 t-검증

t-검증은 독립적 t-검증과 종속적 t-검증으로 나눌 수 있다. 독립적 t-검증은 독립표본 t-검증 이라고도 부르는 데, 조사대상이 변수의 두 하위집단(응답범주)에 무작위로 할당되어 질 때 두 표본이 독립적이라는 전제 조건을 충족한 경우 사용할 수 있다. 예를 들면, 공업도시와 상업도시 간의 오염도의 차이를 검증하는 경우 등이 있다. 종속적 t-검증은 짝지워진 t-검증(paired t-test) 등으로 불리기도 하는데, 조사대상이 반복측정 또는 짝을 이룬 측정일 경우 가능한 방법이다. 예를 들면, 조사자 10명에 대한 식이요법 전후의 혈청콜레스테롤을 줄이는 데 영향을 미쳤는지를 검증하는 경우 등이 있다.

(3) t-검증의 사례와 해석

남녀에 따라 근무환경에 대한 만족도에 차이가 있는 지 알아보기 위해 분석하고자 할 경우, 우선 변수가 등간척도 이상의 조건을 만족하는 지, 두 하위집단이 독립적인지 등 전제조건을 확인한다.

다음의 예시는 독립적 t-검증을 실시한 결과표로써 해석은 다음과 같다.

근무환경에 대한 만족도를 5점 척도로 질문하였는데, 남녀에 따라 통계적으로 유의미한 차이가 있는 것으로 나타났다($p<.01$). 즉 남자집단의 경우 만족도 평균 4.0점으로, 여자집단(평균 3.87점)보다 만족도가 높은 것으로 나타났다.

〈표 10-9〉 남녀차이에 따른 근무환경에 대한 만족도 차이의 t-검증

성별 / 만족도	남자	여자	t
	평균(표준편차)	평균(표준편차)	
근무환경에 대한 만족도	4.00(0.00)	3.87(0.00)	1.265**

** p〈.01

2) 분산분석(변량분석)

(1) 분산분석의 의미와 조건

분산분석은 변량분석이라고도 하는데, Fisher에 의해 개발되었다고 하여 F-검증이라고도 한다. 분산분석은 세 집단 이상의 집단 간 평균의 차이에 대한 분석방법이다. 이 분석방법은 표본의 분산을 분석함으로써 그 표본이 추출된 모집단의 평균과 동일한지 여부를 분석하도록 한다.

t-검증과의 차이점을 살펴보면, t-검증의 경우 두 집단(예. 남자와 여자)의 평균의 차에 대한 검증이라면, 분산분석은 집단이 세 집단 이상(예. 전문대졸, 대졸, 대학원졸 등)의 평균 차에 대한 검증시 사용하는 방법이다. 집단이 셋 이상이 될 경우 t-검증을 사용하게 되면 여러 번 검증해야 하고, 집단 전체에 대한 정보를 주기 어려운 단점이 있기 때문에 이러한 t-검증의 한계를 보완하고, 셋 이상의 집단간 평균의 차에 대해 검증하는 방법으로 분산분석을 사용하게 된다. 예를 들어 보건조사방법론을 수강한 학생들의 점수(종속변수)에 대해 학년별(독립변수) 평균의 차이가 있는지를 검증하는 경우 등이다(은난순, 2015).

종류로는 일원분산분석, 단일요인분산분석, 다변량분산분석 등이 있다. 분산분석을 하기 위한 전제 조건으로는 종속변수가 등간척도 이상이어야 한다는 것과 t-검증과 마찬가지로 모집단의 분포가 정상분포이고, 표집은 서로 독립적이어야 한다.

(2) 일원분산분석과 다원분산분석

분산분석은 일원분산분석과 다원분산분석으로 나눌 수 있다. 일원분산분석이란 하나의 독립변수에 의한 종속변수에 대한 평균의 차이를 검증하는 방법이다. 이때 종속변수 역시 하나이어야 한다.

다원분산분석은 독립변수의 수에 따라 이원분산분석, 삼원분산분석 등으로 불리는데, 독립변수가 2개인 경우를 이원분산분석, 3개인 경우 삼원분산분석이라고 한다. 독립변수가 여러 개일 경우 변수가 서로 독립적이라는 가정 하에 변수간 상호작용은 없다라고 할 수 있다. 독립변수가 2개인 경우 만약 이 두 변수에 의한 효과가 나타난다면 상호작용은 존재한다고 할 수 있기 때문에, 두 변수 각각의 종속변수에 대한 효과뿐만 아니라 두 변수간의 상호작용도 분석 시 고려해야 한다. 이를 위해서는 두 독립변수 간의 상관관계 검증을 통해 두 변수간의 상호작용이 없음을 검증해야 하며, 만약 상호작용이 존재할 경우 이를 제거한 후 분석해야 한다.

(3) 집단 간 상호비교 검증

분산분석은 집단 간의 차이가 있는 지 여부만을 보여주기 때문에 어느 집단 간에 차이가 있는 지 구체적인 정보를 알기 위해서는 후속 검증이 필요하다. 이 후속 검증을 하는 방법으로 집단 간 상호비교검증(multiple comparison tests)가 있으며, 다중비교검증이라고도 한다. 집단간 상호비교검증은 사전비교와 사후비교가 있다.

◆ 사후검증(사후비교)의 방법
- Fisher' s LSD(Least Significance Difference)
- Duncan Test(Duncan 's Multiple Range Test, MRT)
- SNK(Sudent-Newman-Keuls)
- Scheffe Test
- Turkey' s Test

사후검증방법 중 피셔(Fisher)의 LSD가 가장 흔히 쓰는 방법이다. 이 방법은 집단간의 표본수가 달라도 사용이 가능하지만, 모든 집단의 평균을 비교를 하는 것은 아니다. 쉐페(Scheffe)의 검증방법 역시 집단간의 표본수가 달라도 사용 가능한데, 절차가 간단하고 모든 평균 비교에 적용될 수 있지만 검증력은 다소 약한 편이다. 던컨(Duncan)의 MRT 방법과 튜키(Turkey)의 검증은 표본수가 똑같을 때 사용할 수 있다(은난순, 2015).

(4) 분산분석의 사례와 해석

다음 사례는 직무만족도에 따른 직원간 교류 횟수의 변화를 분석하기 위해 일원분산분석을 한 것이다. 독립변수는 직무만족도로 하고 종속변수를 직원과의 교류횟수로 하였으며, 직무만족도는 불만족, 보통, 만족하는 세 개 집단으로 나누어 분석하였다. 다음 결과표에서와 같이 직무만족도에 따른 직원과의 교류횟수의 변화에는 통계적으로 99.9% 내에서 유의미한 차이가 있는 것으로 나타났다. 각 집단간의 차이를 더 자세히 설명하기 위해 사후분석으로 쉐페 검증을 하였으며, 그 결과 직무만족에 대해 만족하는 집단이 그렇지 않은 집단에 비해 평균값이 유의미하게 높은 것으로 나타났다. 즉 만족하는 집단이 직원과의 교류 횟수가 더 높은 것으로 나타났다.

〈표 10-10〉 직무만족도에 따른 직원간 교류 횟수의 변화 차이에 대한 분산분석표

구분		빈도	평균	F값	Scheffe'	
직무 만족도	만족	590	2.19		A	
	보통	327	1.93	23.29***		B
	불만족	59	1.76			B

*** p〈.001

(5) 다분산분석

다분산분석(multivariate analysis of variance)은 종속변수가 둘 이상인 경우에 사용하는 분석방법이다. 앞에서 소개한 이원분산분석이나 다원분산분석의 경우 종속변수가 하나일 때 사용되는 단분산분석(univariate analysis of variance)에 해당한다.

(6) 공분산분석

공분산분석(analysis of covariance)은 종속변수에 영향을 미치는 외생변수(외적변수)가 있을 때, 이 외적변수의 효과를 설명하거나 제거하는 데 사용하는 분석방법이다. 종속변수에 영향을 주는 외생변수를 통제하기가 불가능하거나 관찰할 수 없는 경우가 있는데, 공분산분석은 외생변수 효과를 연속형 자료의 형태를 갖는 공분산을 사용해 제거해 내는 분석방법이다. 공변수(covariate variable)이란 종속변수에 영향을 주는 외생변수를 의미하는 데, 공분산분석을 사용하기 위해서는 공변수와 종속변수 간에 상관관계가 있어야 한다.

V. 상관관계분석

1. 교차분석

1) 상관관계와 상관성

상관관계분석이란 변수간의 관계를 측정하는 것으로 상관계수를 통해 그 관계의 정도를 알 수 있다. 즉 두 변수 사이의 관계가 어느 정도 밀접한가를 측정하기 위한 분석 기법이다. 예를 들면 소득액과 지출액 간의 관련성 여부, 응답자의 연간 자동차주행거리와 연령과의 관련성 여부 등이 있다. 상관관계분석에 사용되는 두 변수는 등간척도 이상이어야 한다. 그리고 이들 두 변수는 어느 것이 종속이고 어느 것이 독립인지 구별이 없다. 한 변수의 변화에 따른 다른 한 변수의 증감을 측정하여 두 변수간의 관계성 정도를 찾는 방법이다. 상관관계를 설명하기 전에 우선 '관계성'에 대한 이해가 필요하다. X와 Y라는 두 변인의 관계성이란 X가 얼마 변할 때, 그에 따라 Y도 어느 정도 변하는 것을 의미한다. 그런데 Y의 변화가 반드시 X에 의한다는 것을 의미하지는 않는다. X는 원인이 될 수 있으며, Y의 변화에는 다른 여러 가지 변인들이 영향을 줄 수 있기 때문이다(홍성열, 2005).

2) 상관계수

상관계수(r)는 +1에서 -1까지의 범위를 가지는 데, 두 변수간의 상관관계가 있는지 여부에 대한 정보를 준다. +1의 상관(r = +1)은 변수들 간의 완전한 정적 관계를 나타내며, 0의 상관(r = 0)은 아무런 관계도 없음을, -1의 상관(r = -1)은 완전한 부적 관계가 있음을 나타낸다.

상관계수와 상관정도

상관계수		
상관계수	0.0~0.2	매우 약한 상관
	0.2~0.4	약한 상관
	0.4~0.7	중간 정도의 상관
	0.7~0.9	상관이 높음
	0.9~1.0	매우 상관이 높음

(출처 : 은난순, 2015)

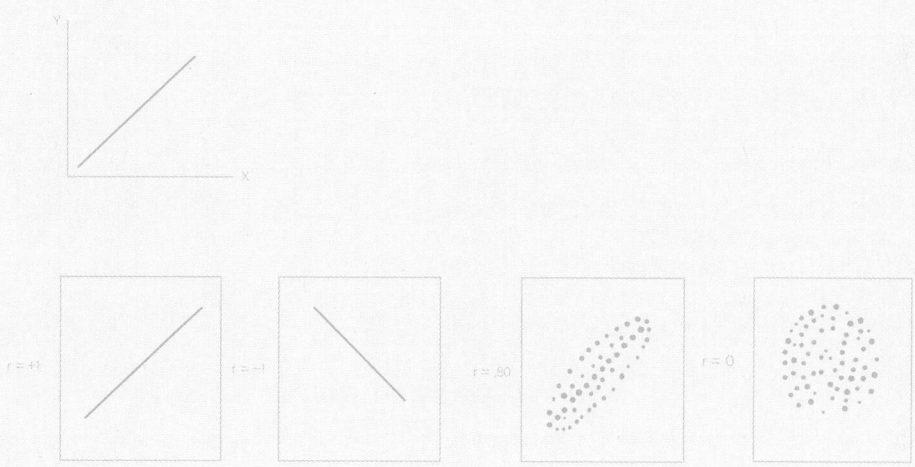

〈그림 10-7〉 상관계수에 따른 산포도 예

상관관계를 사용하는 목적은 두 변인간의 상관관계를 이해하는 것 자체일 수도 있지만, 더 중요한 것은 다른 통계기법의 기초자료로 이용할 수 있다는 것이다. 예를 들어 회귀분석, 요인분석 같은 분석 방법을 이용하고자 할 때 상관관계를 기초자료로 이용한다. 상관이 있다 혹은 하나가 증가하면 다른 하나도 증가 또는 감소한다는 말에서, 한 변인가 측정되면 다른 한 변인의 값도 예측될 수 있다는 의미를 알 수 있다. 즉, 상관관계 분석은 자료에 대한 '예측'을 할 수 있는 정보를 제공한다. 예측을 하기 위한 분석방법으로는 회귀분석을 들 수 있다. 예를 들면 결근율과 생산량 사이의 관계 등에 사용된다. 예측의 목적은 향후 추정되는 수익이나 매출액을 알고자 할 때 사용된다. 독립변수의 개수에 따라 단순회귀분석과 다중회귀분석으로 구분된다(권현주 외, 2015).

다음의 단순회귀분석에서 X와 Y 라는 두 변인은 서로 상관관계가 있음을 알 수 있다(r=+1). 그림에서 알 수 있듯이 한 변인을 측정하면 다른 한 변인의 정확한 측정이 가능하며, X값을 알면 Y도 정확하게 알 수 있다. 만약 X값이 4라면 Y값은 9이며, 다음의 X값이 5일 경우 Y값은 11일 것이라고 예측할 수 있다. 하지만 두 변인간의 관계는 완벽히 직선관계를 갖기는 어려우며 다양한 형태로 나타날 수 있다.

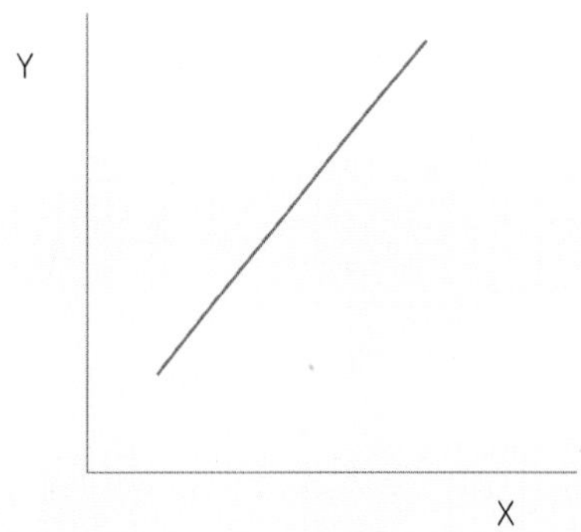

X	Y
1	3
2	5
3	7
4	9
..	..

〈그림 10-8〉 단순회귀 분석의 예

VI. 요인분석

1. 교차분석

1) 요인분석(Factor Analysis)

자료를 분석하는 방법 중에는 주어진 자료를 집약된 몇 개의 변수로 요약하여 간결하게 설명하고자 하는 목적을 가진 분석이 있는데 요인분석이 바로 그것이다. 변수들 중 서로 관련성이 높은 변수들끼리 묶인 것을 요인(factor)이라고 하며, 그 요인을 통해 자료의 특성을 분석할 수 있다. 즉 요인으로 묶인 변수들 간에 상관관계분석을 해보면 상관성이 높은 것으로 나오게 된다. 요인분석에 사용되는 변수들은 모두 독립변수이고 관련성이 높아 묶여진 요인들이 종속변수의 특성을 띠게 된다.

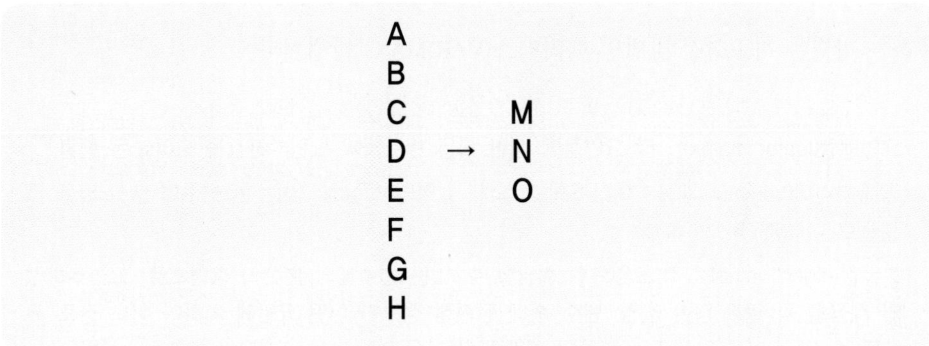

(출처 : 은난순, 2015)

〈그림 10-9〉 요인분석의 개념

요인분석의 목적을 정리해보면, 첫째, 많은 수의 변수들 속에 숨어 있는 공통된 자료의 특성을 토대로 보다 적은 수의 요인들로 요약하는 것, 둘째, 많은 수의 대상자들을 보다 작은 수의 집단으로 분류하기 위한 것, 셋째, 상관관계분석, 회귀분석 또는 판별분석에서 사용할 작은 수의 변수를 추출해 내기 위한 것이라 할 수 있다.

2) 요인추출과 요인회전

요인추출이란 여러 변수들을 집약된 몇 개의 요인으로 묶는 과정을 말한다. 요인을 추출하는 과정에서 변수들간의 상관관계분석을 통해 관련성을 찾고 통계적으로 관련성이 있는 변수들끼리 묶어서 새로운 요인으로 명명한다. 요인을 추출하는 방법으로는 주성분분석(principal component analysis)와 주요인분석(principal factor analysis)가 있다. 요인 추출 후 각 변수들과 추출된 요인과의 관계를 확인할 수 있는데, 이때 확인하는 것이 요인부하값(factor loading)이다. 요인부하값은 요인부하량, 요인적재값이라 하며, 요인분석의 결과로 얻어지는 요인구조에서 요인과 변수간의 관계를 나타내는 계수이다. 각 요인에서 부하값의 절대값이 큰 것들을 선택하여 변수들을 묶으면 된다.

요인회전(factor rotation)은 각 요인이 상대적으로 큰 부하값을 갖도록 요인을 회전하는 것을 의미한다. 만약 하나의 변수에 부하값이 큰 요인이 2개 이상 존재한다면 이 변수를 어느 요인으로 묶을 것인지 판단하기 어려울 수 있다. 요인부하값의 크기가 명확하지 않아 변수들을 그룹화하기 어려울 때 이를 보완하기 위한 방법으로 요인회전을 사용하게 된다. 요인회전 방법으로는 직교회전과 사각회전이 있다. 이중 가장 많이 사용하는 방법은 직교회전 방법인 베리맥스(VARIMAX) 방법이다.

- 요인행렬(factor matrix) : 각 요인들에 대한 모든 변수들의 요인부하값을 모아놓은 행렬
- 공통분산비(communality) : 여러 요인에 의해 설명되어 질 수 있는 한 변수의 분산 양을 백분율로 나타낸 것
- 고유값(eigen value) : 각 요인으로 설명할 수 있는 변수들의 분산의 총합으로, 요인부하값의 제곱을 각 열로 더한 값임. 변수 속에 담겨진 정보가 어떤 요인에 의하여 어느 정도 표현될 수 있는 가를 말해주는 비율임. 요인들은 고유값의 크기 순서대로 추출됨.

Ⅶ. 회귀분석

1. 회귀분석이란

회귀(regression)이란 평균에 돌아가려는 하는 현상이라는 뜻으로, 회귀분석(Regression analysis)은 어떤 변수와 하나 또는 그 이상의 다른 변수와의 인과관계를 분석하는 추리통계의 하나이다. 즉 한 개 혹은 한 개 이상의 독립변수가 종속변수의 변화에 어떻게 영향을 미치는 지를 분석하고자 할 때 사용된다. 예를 들면 결근율과 생산량 사이의 관계 등에 사용된다. 이는 향후 추정되는 수익이나 매출액을 알고자 할 때 사용된다. 독립변수의 개수에 따라 단순회귀분석과 다중회귀분석으로 구분된다.

회귀분석은 독립변수 값의 변화와 종속변수 값의 변화가 가지는 수학적 선형의 함수식을 파악함으로써 상호관계를 추론하게 되는데 이때 추정된 함수식을 회귀식이라고 한다. 이 두 변수간의 어떤 관련성이 있는지, 또 얼마나 영향을 미치는 지 등 영향력에 대

한 자세한 정보를 얻을 수 있다.

회귀분석은 독립변수 X와 종속변수 Y의 관계가 존재한다고 보며, 그 관계는 직선으로 설정할 수 있다. 가장 단순한 회귀식은 다음과 같다.

$$Y = \alpha + \beta X$$

회귀분석의 가정으로는 첫째, 각 독립변수 간에는 상관관계가 없어야 한다. 독립변수들 간에는 다공선성(multicollinearity)이 없어야 한다는 것이다.

만약 상관관계가 존재하게 되면 각 독립변수의 회귀계수는 왜곡되어 의미가 없을 수 있기 때문이다. 둘째, 독립변수와 종속변수 간에는 통계적으로 유의한 인과관계가 있어야 하며, 선형관계가 존재해야 한다. 셋째, 모든 회귀계수가 통계적으로 유의한지를 검증해야 한다. 회귀계수 중에서 어느 하나라도 통계적으로 유의하지 않다면 해당 독립변수가 종속변수에 미치는 인과관계는 없는 것으로 보아야 한다. 회귀분석과 상관관계분석의 차이점을 살펴보면, 상관관계분석은 두 변수의 관계가 있는 지 정도만을 보는 것으로 수학적 관계식을 필요로 하지 않는 반면, 회귀분석은 한 개 혹은 두 개 이상의 변수가 종속변수에 미치는 영향력의 크기를 수학적 관계식으로 추정하고 분석하는 것이다.

2. 단순회귀분석과 다중회귀분석

회귀분석은 독립변수의 수에 따라 단순회귀분석(simple regression analysis)과 다중회귀분석(multiple regression analysis)으로 나눌 수 있다. 독립변수가 하나인 경우를 단순회귀분석이라 하고, 독립변수가 두 개 이상인 경우를 다중회귀분석(중다회귀분석)이라고 한다. 다중회귀분석의 회귀식은 다음과 같다.

$$Y = \alpha + \beta 1X1 + \beta 2X2 + \beta 3X3 + \beta 4X4 + \cdot\cdot\cdot\cdot\cdot\cdot + \beta nXn$$

- 결정계수 : 총변동량에 대한 회귀변동량의 비율. 독립변수의 '설명력' 이 얼마나 되는 지를 알려줌. R_2으로 표시함.
- 다공선성 : 다중공선성이라고도 함. 독립변수간에 상관관계가 강한 것을 말하며, 높은 상관성을 갖는 두 개 이상의 변인이 회귀분석에 포함됨으로써 결과를 왜곡시킬 수 있음. 다공선성이 우려되는 변인이 두 개 있다면, 둘 중 하나는 분석에서 제외시킴.

다중회귀분석 시 여러 개의 독립변수 중 종속변수에 영향력이 있는 가장 적합한 변수들을 찾기 위해서 단계적 회귀분석(stepwise regression analysis)를 사용한다. 즉 단계적 회귀분석에서는 독립변수의 설명력(R_2)을 가장 많이 증가시킬 수 있는 순서대로 독립변수를 선정해준다(은난순, 2015 : 254-294).

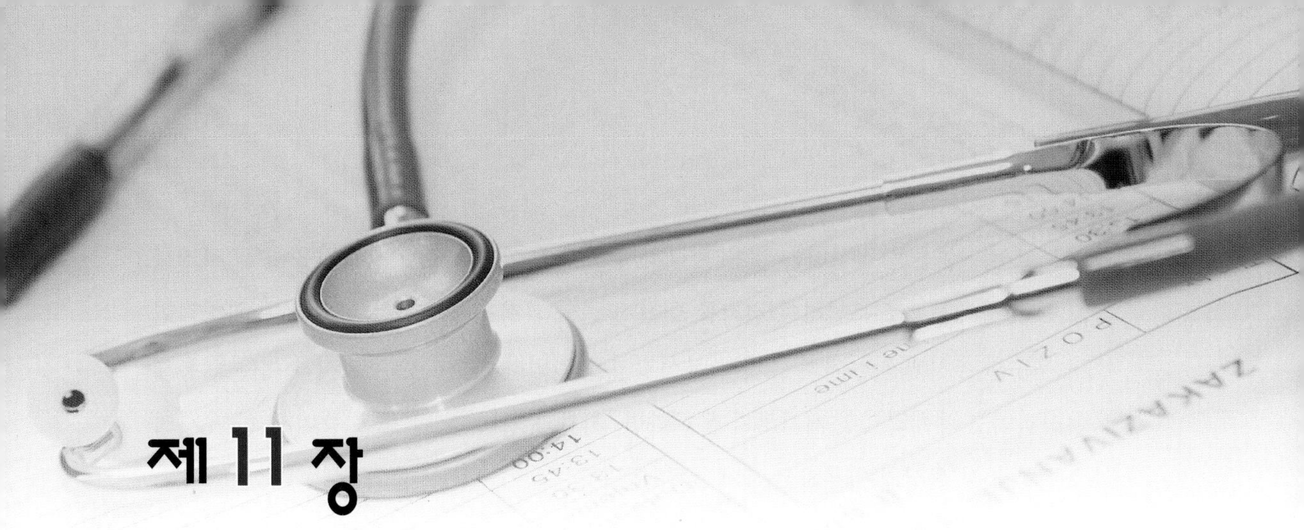

제 11 장

연구보고서 작성

보고서나 논문을 작성하는 것은 지금까지 조사를 설계하고, 조사과정을 통해 사례를 모으고, 통계적으로 분석하여 결과를 내는 일련의 과정을 종료하는 단계이다. 과학적이고 우수한 조사과정을 거쳐 조사와 분석결과를 얻었다 하더라도 보고서나 논문을 통해 논리적이고 체계적으로 제시하지 못한다면, 시간과 경비, 노력 등을 들여서 한 조사의 모든 과정이 완성되지 못하고 퇴색될 수 있다.

앞서서 기술한 바와 같이 방법론이란 추상화된 수준의 명제와 경험적 수준의 연구가설 사이의 논리적 관계를 올바르게 파악하고, 이를 통하여 자연현상이나 사회현상을 설명하고 예측할 수 있도록 지식이나 이론을 개발하는 체계적인 방법을 말한다. 이런 체계적인 방법을 통해서 밝혀진 지식이나 정보는 발표를 해야 한다. 그러므로 연구가 완성되고 난 뒤 그것을 다른 사람에게 보고해야 한다.

보고에는 구두보고와 서면보고가 있지만 본 장에서는 서면보고 즉 연구논문의 작성에 초점을 두고 있다. 이런 연구논문을 작성하는 것은 연구를 진행하는 것만큼이나 중요하다. 체계적인 구성과 명확하고 솔직한 전달은 연구자의 중요한 책임이기 때문이다. 따라서 이 장에서는 연구자가 자칫하면 간과되기 쉬운 연구논문작성의 체계와 방법 등을 중심으로 살펴보고자 한다.

Ⅰ. 연구논문의 개념과 종류

1. 연구논문(Research paper)의 개념

연구자는 자신의 주장을 세우기 위해 논리적인 바탕에서 이를 뒷받침할 수 있는 자료를 제시하고, 분석하고, 해석하여 그 결과를 보고해야 한다. 이렇게 제시된 결과물을 연구논문이라고 한다. 좋은 연구논물이 되기 위한 필요충분조건은 논리적인 주장과 연구방법이 갖추어지지 않으면 안 된다.

2. 연구논문의 종류

학술논문에서는 일반적으로 실증연구의 보고, 고찰보고, 이론적 논문이 있다.

1) 실증연구의 보고(Reports of Empirical Study)

실증연구의 결과물로 나오는 논문으로서, 가설에 대한 실증적인 검증을 거쳐 결론을 도출하는 형태이다. 이것은 논문작성자가 스스로 연구하여 결과를 제시하는 것이기 때문에 독창성을 갖는다. 따라서 실증연구의 보고는 독창적 연구의 보고서라고 할 수 있으며, 학위논문의 대부분이 이러한 형태이다.

2) 고찰논문(Review Article)

이미 연구하여 발표된 내용들에 대하여 비판적인 평가를 한 것을 말한다. 고찰논문의 연구자는 이미 출판된 논문의 조직, 통합, 평가를 통하여 문제해결을 위한 현재의 연구경향을 다루는 등 한 분야에 관련된 여러 다른 논문들을 재정리하여 그 분야에 대한 전체적인 성향을 알아보는 데 목적이 있다.

3) 이론적 논문(Theoretical Article)

지금까지 발표되지 않은 새로운 이론을 개발해 낸 논문으로서, 논리 또는 개념을 새로이 창조해 내는 것이라고 할 수 있다. 그러나 실질적으로 이론적 논문은 여러 분야에서 연구자가 기존 연구문헌을 기초로 이론을 개발하는 논문이라고 보는 것이 더 타당할 것이다. 고찰논문과 이론적 논문은 구조상 서로 유사하지만, 이론적 논문은 이론적 쟁점에 영향을 미칠 때에만 경험적 정보를 제시한다.

4) 종합

연구논문의 형태는 이상의 세 가지로 구분할 수 있다. 그러나 실제로 대부분의 연구논문에는 이 세 가지 유형을 모두가 포함하고 있다. 즉 첫째로 연구결과를 통해 새로운 논리를 창조해 낸다는 점에서 이론적 논문의 관점으로 볼 수 있고, 둘째로 연구내용의 바탕을 마련하기 위해 기존의 연구를 섭렵하고 정리하는 것은 고찰논문의 관점이며, 셋째로 연구를 위해 자료를 모으고 분석하는 것은 실증연구의 보고라는 관점으로 볼 수 있다. 따라서 연구의 핵심은 실증연구의 보고이지만, 실제로는 모든 형태의 논문이 포함되게 된다. 그래서 대부분의 논문은 "고찰(Review) ▶ 실증(Empirical) ▶ 이론(Theoretical)"의 작업순서로 진행된다.

II. 연구논문의 체계

사회과학 분야에서 각기 다른 연구가 진행되더라도 연구자들이 자신들이 논문을 쓸 때 하나의 지침으로서 참고할 수 있는 가장 일반적으로 보여 지고 있는 연구논문의 체계는 다음과 같다(이군희, 2001 : 740-744).

〈표 11-1〉 연구논문의 일반적 체계

- 제목 및 표지
- 요약
- 주요용어
- 목차
- 서론
- 연구배경
- 연구방법, 연구분석 및 연구결과
- 결론 및 정책적 제언
- 참고문헌
- 부록

1. 제목 및 표지

조사연구자의 제목, 의뢰기관의 이름, 연구자의 이름, 보고서 작성일자, 보고서 제출처 등이 들어간다. 학술지에 제출하는 논문이라면 제목, 연구자 이름만 있으면 되고, 의뢰기관은 각주로 처리한다(최일섭, 2001 : 278). 제목은 연구의 모든 내용을 함축적으로 내포하고 있으며, 짧고 간결해야 하며, 제목만으로도 비슷한 분야의 다른 연구자들의 관심을 끌 수 있어야 한다.

2. 요약

조사연구의 핵심적인 내용들을 요약해 놓은 것이다. 요약부분에서는 읽는 사람들에게 그 연구의 내용을 알아보고자 하는 상황이므로, 짧으면서 지나치게 전문적인 용어를 사용하지 않고, 읽는 사람들의 관심을 끌어 논문으로까지 안내할 수 있도록 작성되어야 하며 다음과 같은 내용이 포함된다. 첫째로 이 연구가 어떠한 연구와 관계되어 있는지를 기술한다. 둘째로 왜 연구가 중요한 의미를 갖고 있는지를 기술한다. 셋째로 어떠한 방법을 사용하여 연구가 진행되고 있는지를 기술한다. 넷째로 어떠한 연구결과가 나타났으며, 그 결과가 주는 의미는 무엇인지 등의 내용이 간결하게 요약되어 있어야 한다.

3. 주요용어

주요용어는 참고문헌으로 분류되는데 필요하다. 동일한 분야의 연구자들이 쉽게 접근할 수 있는 가장 일반적인 용어를 사용하여 누구든지 그 연구를 찾아볼 수 있는 용어를 선별하여야 한다. 예를 들어 '지역의료서비스 전달체계에 있어서 보건소의 역할에 관한 연구'에서 지역의료서비스, 전달체계, 보건소 등이 주요용어에 해당된다.

4. 목차

목차는 간결한 요약문과 같다고 볼 수 있다. 전체 보고서의 구조 및 항목별로 제시하는 것으로 대개 장, 절, 항 등을 해당 쪽의 번호와 함께 나타낸다. 본문 중에 제시한 도표나 그림에 대해서도 제목과 쪽 번호를 알려주고, 부록, 참고문헌, 찾아보기에서도 모두 쪽 번호를 알려주어야 한다. 학술지의 경우에는 쪽 번호 없이 간단히 내용의 목차만 포함하는 경우도 있다. 각 장의 제목과 소제목 등을 소개하고, 이들을 쉽게 찾을 수 있도록 쪽 번호를 알려주어야 한다.

5. 서론

서론에서는 그 연구의 방향을 제시하면서 연구자가 연구를 왜 해야 하는지와 문제제기와 이론적 근거와 정당성을 서술한다. 그러므로 연구의 목적과 연구문제, 가설정도는 이 부분에서 기술될 수 있다. 때로는 연구의 핵심이 되는 변수에 관한 개념적 정의나 조작적 정의도 여기서 내리고 있다. 이 부분은 연구에서 매우 중요하며, 명확하지 않으면 독자가 연구의 결과나 결론을 이해하지 못한다. 또한 본 연구논문이 어떤 체계로 구성되어 있는지에 대해 개략적인 구성과 경로(연구흐름도)를 기술하는 것이 바람직하다.

6. 연구배경

연구의 배경에서는 일반적으로 넓은 연구 분야로부터 그 범위를 좁혀나가면서 다는 연구자들이 이미 연구해왔던 문제들을 검토하여 새로운 연구가 필요하다는 것을 밝혀 과학적이고 전문적인 연구의 뒷받침을 기술하는 것이 좋다. 그러기 위해서는 다음과 같은 내용들이 포함되어야 할 것이다. 첫째, 왜 특별히 본 연구주제를 선택하게 되었는가? 둘째, 이전부터 계속적으로 관심을 가져왔던 분야인가? 셋째, 이 주제를 위하여 본 연구는 어떠한 맥락에서 진행될 것인가? 넷째, 다른 사람들에 의해 이미 진행되었던 연구결과는 어떤 것들인가? 등을 설명한다.

7. 연구방법과 연구결과

1) 연구방법

연구를 관찰하기 위해 사용된 전문적인 도구나 기술 혹은 다른 측정방법 등에 대하여 기술한다. 연구나 실험 방법에 대하여 충분히 기술하고, 어떤 컴퓨터 프로그램을 이용하였는지, 자료의 분석을 위해 구체적으로 사용된 통계적인 방법 및 절차 등이 무엇인지를 모두 기술하여야 한다. 위의 사례에서 제시된 논문을 기초로 하여 실례를 제시하면 다음과 같다.

〈표 11-2〉 연구방법의 실례

본 연구는 효율적인 지역의료서비스 전달체계를 마련하는데 있다. 현재 지역의료서비스 전달체계의 실태를 파악하고 향후 이를 보다 효율적으로 개선 할 수 있는 방안이 무엇인지를 크게 문헌연구, 비교연구와 실증적 조사를 통해 모색하고자 한다. 그리고 본 연구는 지역의료서비스 전달체계의 개선을 위한 정책대안의 모색에 관한 것으로서 ㅇㅇ도 ㅇㅇ시를 사례로 선정하여 지역의료서비스 전달체계 실태에 관한 설문조사를 한다.
본 연구에 필요한 자료수집방법은 기존 문헌검색을 통한 자료수집, 지역병원, 의료관계공무원과 시민을 대상으로 한 설문지를 통한 자료수집, 국내외 인터넷 사이트를 통한 자료수집, 지역의료서비스 제공자 · 의료관련부처 및 자치단체 공무원 · 시민을 대상으로 한 인터뷰조사 등의 방법을 활용하고자 한다. 활용한 구체적 연구방법을 상술하면 다음과 같다.

첫째, 문헌연구를 실시한다. 이론적 배경을 검토하기 위하여 질적 연구방법인 문헌조사를 실시한다. 즉 우리나라의 지역의료서비스 전달체계를 분석하기 위하여 국내외 서적과 논문, 정부기관의 각종 통계자료, 의료단체의 내부자료, 언론 보도자료, 인터넷자료 등을 적극 활용한다.
둘째, 비교연구를 실시한다. 각국의 지역의료서비스 전달체계의 실태를 지역의료서비스의 주체, 지역의료서비스전달의 경로 등을 중심으로 비교 분석한다. 비교 분석적 접근방법은 의료 선진국들의 실태비교분석을 통해 우리나라의 지역실정에 맞는 지역의료서비스 전달체계를 수립하기 위한 것이다.
셋째, 현실적인 대안도출을 위해 실증연구를 실시한다. ㅇㅇ시의 지역의료서비스 전달체계에 대한 실증분석을 하기 위한 조사대상자들은 다음과 같다. 보건복지부 공무원, ㅇㅇ도 도청 의료담당공무원, ㅇㅇ시 공무원, ㅇㅇ시민과 지역의료공급자 및 주민 등이다. 또한 설문조사를 보완하기 위하여 인터뷰조사도 병행하여 실시하였다. 설문조사의 구체적인 방법을 살펴보면, 조사기간은 2016년 3월 중순부터 6월 중순까지 약 3.5개월 동안 실시하였다.

그리고 수집된 자료는 SPSS(Statistical Package for the Social Sciences)를 활용하여 빈도분석(frequency analysis), 백분율(percentage), 평균(mean), 교차분석(χ2-test) 등을 통해 분석하였다.
다음으로 면접조사는 정부의 지역의료서비스 담당 관련부처 실무진과 지방자치단체의 지역의료서비스 담당공무원, 시민 등을 대상으로 면접조사를 병행함으로써 타당한 정책분석 및 결론도출에 기여함을 목적으로 실시하였다.

2) 연구분석 및 연구결과

연구에 대한 가장 결정적인 정보를 제공해 주는 연구결과 부분은 보통 논문에서 가장 어려운 부분이다. 연구자는 수집된 자료의 결과를 논리적 순서에 따라 서술하거나 표나 도표로 요약하여 제시한다. 하지만 명심하여야 할 것은 하나의 도표나 그림이 천 단어보다 효과적으로 내용을 표현할 수 있지만, 이러한 사실이 항상 성립하는 것은 아니다. 지루한 도표나 그림 사용은 오히려 지면의 낭비만을 초래할 수도 있으므로 어떤 방법으로 어떻게 결과를 표현하는 것이 가장 효율적이고 의사전달의 효과를 높일 수 있는지를 연구자는 항상 생각하여야 한다. 그리고 자료분석과정에서 컴퓨터를 사용하였다면 사용된 프로그램을 밝히고 누락 자료에 대한 분석도 언급되어야 한다.

8. 결과 및 정책적 제언

결론부분에서는 다음과 같은 내용들을 포함한다고 볼 수 있다.

1) 처음의 연구목적을 달성하였는가?
2) 새로운 발견을 하였는가?
3) 비록 부정적인 결과만을 얻었다고 할지라도 이 분야에서의 지금까지의 지식에 새로운 점을 추가시켰는가?
4) 어떤 점에 기여하였는가?
5) 앞으로 진행될 연구들을 위해 어떤 제언이 있는가?
6) 연구를 진행하는 동안 계획이나 의도와는 달리 잘못된 방향으로 진행된 부분은 없었는가? 등을 포함하면서, 연구진행 과정에서 실수가 있다면, 이런 부분까지 모두 기술함으로써 앞으로 유사한 연구를 진행할 다른 연구자들에게 똑같은 절차를 되풀이하지 않도록 언급하는 것이 바람직한 자세가 될 것이다.

9. 참고문헌

참고문헌은 독자가 연구에 대해 좀더 자세히 알기를 원한다면 참고문헌을 통해 알 수 있어야 한다. 참고문헌에 있는 학술논문과 책은 논문에서 상세히 밝히지 않지만 연구자가 행한 연구방법과 이유를 명확하게 이해할 수 있으며 이것에 대한 정보를 받게 된다. 어떤 특정 참고문헌을 읽기 전에 인용문이 있는 구문이나 문장들을 논문을 통해 재고찰해 볼 수가 있다. 인용된 참고문헌의 목록은 완전해야 될 뿐 아니라, 각 학회지 또는 논문 제출 기관의 기준에 맞게 작성되어야 한다(조복희, 2002 : 103). 또한 각 참고문헌은 누구든지 쉽게 찾아볼 수 있게 표준화된 형식으로 작성되어야 한다.

1) 연구학회지 : 저자, 연도, 제목(인용부호), 학회지 이름, 권, 호, 쪽 등
2) 책 : 저자, 연도, 제목, 출판사 등

10. 부록

부록은 학술지에서 흔히 생략하나, 학위논문에서는 연구방법에 언급된 것 외 사용된 질문지나 제시된 측정도구, 결과부분에서 제외된 통계자료나 컴퓨터의 계산 결과 등이 포함된다. 따라서 부록은 연구와 밀접하게 관련된 정보이어야 한고, 연구방법이나 경과의 이해를 위하여 도움이 되는 연구와 밀접한 추가적이 내용만을 제시하는 형태가 되어야 한다. 단지 논문의 양만을 증가시키기 위한 도구로 사용되어서는 안 된다.

참고 문헌

〈국내문헌〉

강신택, 「사회과학연구의 이론」, 서울 : 박영사, 1981.

김경동 · 이온죽, 「사회과학조사연구방법 : 사회과학의 이론과 기법」, 서울 : 박영사, 1986.

김광웅, 「사회과학연구방법론」, 서울 : 박영사, 1995.

김병진, 「조사방법론」, 서울 : 삼영사, 2005.

김영종, 「사회복지조사방법론」, 서울 : 학지사, 2005.

김해동, 「조사방법론 : 이론과 기법」, 서울 : 법문사, 1986.

남궁 근, 「행정조사방법론」, 서울 : 법문사, 2003.

박성복 외 3인, 「사회조사방법론」, 서울 : 현학사, 2003.

박정민 · 나상균, 「SPSS 11.0 통계분석」, 서울 : 법문사, 2002.

소재진, 「PSAT 상황판단」, 서울 : 법문사, 2005.

소재진, 「상황판단과 추론분석」, 서울 : 신정, 2015.

소재진, 「사회복지조사방법론」, 서울 : 신정, 2013.

양정하 외 6인, 「사회복지조사방법론」, 서울 : 현학사, 2003.

이관우, 「조사분석방법론」, 대구 : 형설출판사, 1985.

이군희, 「사회과학방법론」, 서울 : 법문사, 2001.

이만갑, 「사회조사방법론」, 서울 : 진명출판사, 1972.

이만갑 · 한완상 · 김경동, 「사회조사방법론」, 서울 : 한국학습교재사, 1982.

이주열 · 신승배, 「보건조사방법론」, 서울 : 청구문화사, 2009.

은난순, 「주거환경조사론」, 서울 : 주거복지교육지원단, 2015.

조복희, 「생활과학 연구방법론」, 서울 : 교문사, 2002.

차인석, 「사회인식론 : 인식과 실천」, 서울 : 민음사, 1987.

채구묵, 「사회복지조사방법론」, 서울 : 양서원, 2001.

최일섭 외 2인, 「사회복지조사론」, 서울 : 동인, 2001.

한국가정관리학회, 「사회과학 조사자료수집과 다변량분석의 이론과 실제」, 2001.

한국사회과학연구소 편, 「현대사회과학방법론」, 서울 : 민음사, 1987.

한승준, 「조사방법의 이해와 SPSS 활용」, 서울 : 대영문화사, 2006.

〈국외문헌〉

A. L. Edwards & Kathering C. Kenney, "A Comparison of the Thurstone & Likert Technique of Attitude Scale Construction", Journal of Applied Psychology 30(1946), pp. 72~83.

Allen Newell and Herbert A. Simon, 'Simulation' in David L. Sills ed. International Encyclopedia of the Social Sciences, Vol. 14(New York : The Macmillan Company and The Free Press, 1968), p. 262.

B.L Smith, K.F. Johnson, D.W Paulsen and F. Shocket, Political Research Methods : Foundations and Techniques(Boston, Mass. : Houghton Mifflin Comp.,1976),pp. 219~224.

B.L Smith, K.F. Shocket, Political Research Methods : Foundations and Techniques(Boston : Hough-ton Mifflin Company, 1976), p. 181.

Bernard Berelson, 'Content Analysis,' In Handbook of Social Psychology, edited by Gardner Lindzey(Cambridge, Ma. : Addison-Wesley), p.489.

Bernard Berelson, Content Analysis in Communication Research(New York : The Free Press, 1952), p. 18

C. F. cannell and R. L. Kahn, "The Collection of Data by Interviewing" in L. Festinger and D. Kat(eds.), Research Methods on the Behavioral Science(New York : 1953), p. 330.

C. Nachmias and D. Nachmias, Research Methods in the Social Science(New York : St. Martin's Press, 1981), pp. 294~295

C.A Moser and G. Kalton, Survey Methods in Social Investigation(London : Heinemann Educational Books, 1971), pp. 133~134.

C.F. Cannell, A study of Effects of Interviewers Exceptions Upon Interviewing Results, Ph. D. Dis-sertation, Ohio State University.

C.P. Cartwright, 'Analysis of Qualitative Material,' In Research Methods in the Behavioral Sciences. Edited by L. Festinger and D. Katz(New York : Holt, Rinehart and Winston, 1953), p. 424.

Chava Nachmias and David Nachmias, Research Methods in the Social Sciences, 2nd ed.(New York : St. Martin's Press, 1981), p. 259.

Christopher Scott, "Research on Mail Survey," Jounal of the Royal Statistical Society, 127, Series A : pp. 143~195.

Claire Seltiz, Lawrence S. Wrightsman and Stuart W. Cook, Research Methods in Social Relations, 3rd ed.(New York : Holt, Rinehart and Winston, 1976), p. 239.

Claire Seltiz, Marie Jahoda, Morton Deutsch, and Stuart Cook, Research Methods in Social Relations(New York Harper & Row, Publishers, 1959), p. 363.

D. Bailey Kenneth, Methods of Social Research, 2nd ed.(New York: The Free Press, 1982), p. 317.
D. Forcese and S. Richer, Social Research Methods(New Jersey : Englewood Cliffs, Prentice Hall, Inc., 1973), pp. 196~201.

D. Gold, "Statistical Test and Substantive Significance," American Sociologist 4(Feb., 1969), p. 46.
D. R. Heise, "The Semantic Differential and research", inG. F. Summers(ed.) Attitude Measurement(Chicago : Rand McNally, 1970), pp. 235~253.

David Freedman, Robert Pisani, and Roger Purves, Statistics(New York : Norton, 1978), pp. 302~307.
David R. Heise, "the Semantic Differential & Attitude Research", in Goene F. Summers, ed. Attitude Measurement(Chicago : Rand McNally & Company, 1970), pp. 235~253.

Dennis P. Forcese and Stephen Richer, Social Research Methods(Englewood Cliffs, New Jersey : Prentice-Hall, Inc., 1973), p. 149.

Dina Zinnes and Howard E. Koch, "Document As a Source of Data." in R, North, O.R. Holsti, M.G. Fannovich and Dina Zinnes, Content Analysis(Evanston, Ill. : Northwestern University Press, 1963), pp. 19~20.

Don A Dillman, James A. Christensen, Edward H. Carperter, and Ralph M. Brooks, "Increasing Mail Questionnaire Response : A Four State Comparison", American Sociological Review, 39(October 1974) : p. 755.

Dorothy Meiser, 'Simulation Techniques in a Realistic Policy Content,' Journal of Human Relations, Vol. 13(1965), pp. 365~371.

Earl Babbieie, The Practice of Social Research, 3rd ed.(Belmont, California : Wadsworth Publishing Company, 1983), p. 367.

____________, The Practice of Social Research, 3rd ed.(Belmont, California : Wadsworth, 1983), pp. 226~227.

____________, The practice of social research, 3rd ed.(Belmont, California : wadsworth publishing company, 1983), pp. 228~229.

____________, The Practice of Social Research, 3rd ed.(Belmont, California. : Wadsworth Publish-ing Company, 1983), p. 113.

____________, The Practice of Social Research, 3rd ed.(Belmont, California : Wadsworth Publish-ing Company, 1983), p. 146.

Elizbethann O'Sullivan, Gary R. Rassel, 3rd ed.(Belmont, California : Longman Publishing Company, 1999), p. 124~128.

F.L. Mott, Trends in newspaper Content Annals, (1942), pp. 60~65.

F.N. Kerlinger, Foundations of Behavioral Research : Educational and Psychological Inquiry(New York : Holt, Rinehart and Winston, 1964), p. 429.
Frederick F. Stephen, "History of the Uses of Modern Sampling Procedures," Journal of the American Statistical Association, 43(1948) : 13.

G. D. Garson, Hand book of Political Science Methods(Boston : Holbrook Press, 1971), p. 95.

G. David Garson, Handbook of Political Science(Boston; Holbrook Press, 1971), p.120.

George W. Bohrnstedt, "Reliability and Validity Assessment" in G. F. Summers(ed.), Attitude Measurement(Chicago : Rand McNally and Company, 1970), pp. 80~99.

H. W. Smith, strategies of Social Research : The Methodological Imagination, 2nd ed.(New jersey : Prentice-Hall, Inc., 1981), p.296.

Hubert Blalock, Social Statistics(New York : McGraw-Hill Book Company, 1960), p. 270

Hubert M. Blalock, Social Statistics(New York : McGraw-Hill Book Company, 1960), pp. 411~412.

J. Galtung, Theory and Methods of Social Research(New York : Columbia University Press, 1967), p. 60.

James A. Davis, Elementary Survey Analysis(Englewood Cliffs : N.J. : Prentice Hall), p. 49.

James H. Frey, Survey Research By Telephone, 2nd ed.(Newbury Park, Calif. : Sage Publication Ltd., 1989), p 26.

John R. Raser, Simulation and Society : An Exploration of Scientific Gaming(Boston : Allyn and Ba-con, 1969), p. 10.

Kenneth D. Bailey, Methods of Social Research, 2nd ed.(New York : The Free Press, 1982), p. 138.

Kenneth S. Bordens and Bruce B. Abbott, Research Design and Methods : A Process Approach, 2nd ed.(Mountain View, Calif. : Mayfield Publishing Company, 1991), p. 85.

L. L. Thurstone, "Attitudes can Be Measured," American Journal of Sociology, 33(January, 1928) : 529~554.

Lee J. Cronbach and Paul Meehl, 'Construct Validity in Psychological Tests,' Psychological Bulletin, 52(1955) : 281~302.

Lester Coch and John R. P. French,"Overcoming Resistance to Change,"Human Relations, 1(1948) : 512~532.

Louis Guttman, "The Basis for Scalogram Analysis", inSamuel A. Stouffer, et al.(eds), Measurement & Prediction(Princeton, N. J. : Princeton University Press, 1950), pp. 60~90.

Louis Thurstone and E.J. Chave, The Measurement of Meaning(Chicago: University of Chicago Press, 1929).

Michael T. Matterson, "Type of Transmittal letter and Questionnaire Color as Two Variables Influenc-ing Response Rates in a Mail Survey," Journal of Applied Psychology, 59(August 1974) : 532~536.

N.A. Oppenheim, Questionnaire Design and Attitude Measurement(New York : Basic Books, 1966), p. 55.

Norman M. Bradburn, Seymour Sudman, Ed Blair and Carol Stocking. "Question Threat and Re-sponse Bias," Public Opinion Quarterly, 42(Summer 1978) : pp. 221~234.

O.R Holsti, Content Analysis for the Social Sciences and Humanities(Reading, Ma : Addison-Wesley, 1966), p. 43.

P.J Stone, D.C. Dunphy, M.S. Smith, and D.M. Ogilive, The General Inquirer : A Computer Approach to Content Analysis in the Behavioral Sciences(Cambridge, Ma. : M.I.T. Press, 1996), p. 5.

Paul J. Lavrakas, Telephone Survey Methods : Sampling, Selection and Supervision(Newbury Park, CA. : 1987), pp. 28~29.

Peter R. Senn, Social Science and Its Methods(Boston : Holbrook Press, 1971), p. 255.

R. B. McCall, Fundamental Statistics for Psychology, 2nd ed.(New York : Harcourt Broce Jovanivich, Inc., 1975), p. 54.

Raymond L. Gold, "Roles in Sociological Field Observation," in George J. McCall and J. L. Simmons(eds.), Issues in participant Observation(Reading, MA. : Addison-Wesley, 1969), pp.30~39.

Robert Bales, "A set of Categories for the Analysis of Small Group Interraction,"American Sociological Review, Vol. 15(1950), pp. 257~263.

Royce Singleton Jr., Bruce C. Straits, Margaret M. Straits and Ronald J. McAllister, Approaches to Social Research(New York : Oxford University Press, 1988), pp. 156~158.

Royce Singleton Jr. Bruce C. Straits, Margaret M. Straits and Ronald J. McAllister, Approaches to Social Research(New York : The Oxford University Press, 1988), p. 347.

S. Sudman, Applied Sampling(New York : Academic Press,1976), pp. 88~89.

S.S. Stevens, 'Mathematics, Measurement nad Psychophysis', S.S. Stevens, ed. Handbook of Experimental Psychology(New York : Wiley, 1951), p. 8.

Seymour Sudman and M. Beadburn, Asking Questions : A Practical Guide to Questionnaire Design(San Francisco, Calif. : Jossey- Bass Inc., Publishers, 1982), pp. 281~282.

Seymur Sudman and Norman M. Bradburn, Asking Questions : A Practical Guide to Questionnaire Design(San Francisco : Calif. : Jossey-Bass Inc., Publishers, 1982, pp. 149~152.

Solomon E. Asch, "Effects of Group pressure upon the Modification Distortion of Judgments," in Eleanor Maccoby, Theodore Newcomb and Eugen Hartley, ed. Readings in Social Psychology(New York : Holt, Rinehart and Winston, 1958), p. 177.

W.A Wallis and H.V. Roberts, Statistics : A New approach(New York : Free Press, 1956), pp. 117~118.

William J. Goode and Paul K. Hatt, Methods in Social Research(New York : McGraw-Hill, 1957), p. 179.

William R. Klecka and Alfred J. Tuchfarber, Jr. "Structured design considerrations for Questionnaires used in a computer-assisted survey environment." Presented at the annual field direstors' conference, Snata monica, CA(June, 1981), p. 106.

찾아보기

소 재 진 So Jaejin

학력) • 경희대학교 졸업(학사)
• 경희대학교 대학원(행정학 석사)
• 경희대학교 대학원(행정학 박사)

학회 및 학술활동) • 한의학정책연구원 수석연구위원 역임
• 한국정책학회 연구위원 역임
• 한국보건경제정책학회 홍보이사 역임
• 반부패학회 학술이사 역임
• 한국취업진로학회 상임이사 역임
• 한방병원행정사 출제위원 역임
• 입법고등고시 출제위원 역임
• 현) 보건의료정보교육협회 편집위원

주요 저서

「21세기의 디지털 시대의 인간관계론, 공저」(서울 : 법문사, 2002)

「PSAT 상황판단, 공저」(서울 : 법문사, 2005)

「한방병원행정사, 공저」(서울 : 보문각, 2011년)

「보건행정학, 공저」(서울 : 수문사, 2012)

「사회복지조사방법론, 공저」(서울 : 신정, 2013)

「PSAT 상황판단과 추론분석, 공저」(서울 : 신정, 2015)

「병원관리학, 공저」(서울 : 에듀팩토리, 2015년)

「보건행정학, 공저」(서울 : 보문각, 2015년)

「병원행정사 · 건강보험사, 공저」(서울 : 보문각, 2016년)

"고령인력 활용 정책 비교사례 연구"

"한국의 노인복지시설 관련 제도의 분석과 개선방안"

"우리나라 지역보건의료 복지정책의 활성화 방안" 외 논문 수편

강의경력

경희대학교 연구박사 역임

경희대학교 사회과학부 · 행정대학원 외래교수 역임

안양대학교 행정학과 겸임교수 역임

경희사이버대학교 및 국제사이버대학교 외래교수

현) 경희대학교 후마니타스 외래교수

현) 두원공과대학교 보건의료행정과 교수/학과장